人体解剖生理学实验操作与临床实训综合教程

主　审　杨凤琼　广东岭南职业技术学院
主　编　黄丹丹　广东岭南职业技术学院
　　　　曹　华　广东岭南职业技术学院
副主编　陈桂江　广东岭南职业技术学院
　　　　曾琳玲　广州医药工业研究院
参　编　杨琼娃　广东医学院
　　　　李凤云　广东岭南职业技术学院
　　　　辛增辉　广东岭南职业技术学院

华中科技大学出版社
中国·武汉

内容简介

本书根据工学结合的人才培养理念以“必需、够用”为度，在知识与结构上有所创新。

本书共分为基础知识、实验、实训和综合练习题四部分。“基础知识”介绍人体解剖生理学实验、实训的背景知识以及实验、实训的基本操作方法。“实验”要求学生掌握最基本的人体解剖生理学的实验操作技能，为实训打下基础。“实训”要求学生结合急救和护理方面的知识和技能进行设计，将理论知识运用到医疗案例当中。“综合练习题”为学生提供了相关的习题，方便学生进行理论和实验知识的练习。

本书可供高职高专医药院校相关专业学生使用，也可供相关专业人士学习、参考。

图书在版编目(CIP)数据

人体解剖生理学实验操作与临床实训综合教程/黄丹丹，曹华主编. —武汉：华中科技大学出版社，2011.9 (2020.1 重印)

ISBN 978-7-5609-7192-6

Ⅰ.人… Ⅱ.①黄… ②曹… Ⅲ.人体解剖学：人体生理学-高等学校-教学参考资料 Ⅳ.R324

中国版本图书馆 CIP 数据核字(2011)第 129332 号

人体解剖生理学实验操作与临床实训综合教程 黄丹丹 曹华 主编

策划编辑：居 颖
责任编辑：孙基寿
封面设计：范翠璇
责任校对：刘 竣
责任监印：周治超

出版发行：华中科技大学出版社(中国·武汉) 电话：(027)81321913
武汉市东湖新技术开发区华工科技园 邮编：430223

录 排：华中科技大学惠友文印中心
印 刷：武汉市籍缘印刷厂
开 本：787mm×1092mm 1/16
印 张：12
字 数：274 千字
版 次：2020 年 1 月第 1 版第 9 次印刷
定 价：28.00 元

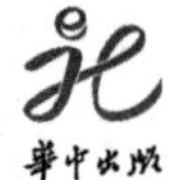

前言

Qianyan

教材建设是高职高专院校教育教学工作的重要组成部分，高质量的教材是培养高质量人才的基本保证，高职高专教材作为体现高职高专教育特色的知识载体和教学的基本工具，直接关系到高职高专教育能否为一线岗位培养符合要求的人才。近年来，各校根据市场的需求和办校条件，对课程和教学进行了有针对性的调整：教学内容以“必需、够用”为度，注重技能和能力的培养。

人体解剖生理学是医药院校学生的一门基础课程，也是一门实验性很强的课程，对学生的基础理论知识、动手能力要求较高。为了配合教学，为了使学生更好地理解人体解剖生理学的理论知识，为了提高学生的动手能力，我们编写了本书。

本书包括 5 个模拟实验、25 个基础实验、10 个实训项目，另外还收录了相关的练习题、实验背景资料、操作要求和统计资料。其中“模拟实验”让学生运用计算机模拟软件了解经典实验的操作过程及其操作要点；“基础实验”是人体解剖生理学的实验技能训练，要求学生从易到难地掌握相关的实验技能；“实训”是与急救和疾病护理相关的训练，要求学生将理论知识运用到实践中。每一个实验或实训都是一个项目，每个项目按 3～4 学时设计。

本书是广东岭南职业技术学院“人体解剖生理学”课程改革的重要成果。由黄丹丹、曹华担任主编，陈桂江、曾琳玲任担任副主编，杨琼娃、李凤云、辛增辉参编。具体分工为：黄丹丹编写第一章至第三章；曹华编写绪论和第四章；陈桂江编写第五章，第六章的实训七到实训十；曾琳玲编写第六章的实训一和实训二；李凤云编写第六章的实训三和实训四；

辛增辉编写第六章的实训五和实训六；杨琼娃编写第七章和附录。全书由黄丹丹统稿。本书在编写过程中得到了有关人士和广东岭南职业技术学院同行的大力支持，在此一并表示感谢。

本书可供高职高专医药院校相关专业学生使用，也可供相关专业人士学习、参考。

由于编者水平有限，书中难免有错误和不足之处，恳请读者批评指正。

编　者

2011 年 8 月

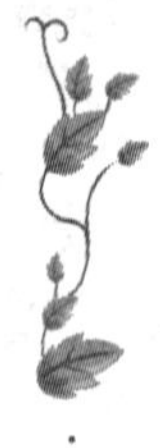

目录

Mulu

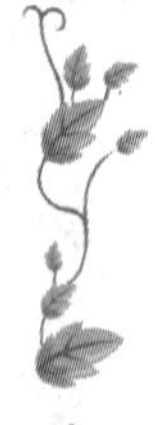

第三部分　实　　训

第四部分　综合练习题

附　　录

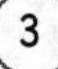

绪 论

一、人体解剖生理学实训课的目的

人体解剖生理学实训课是医药院校专业教学中一门重要的基础实验课程。它包括人体和动物的大体结构解剖学实验及生理学实验，具有较强的直观性和操作性，融观察、分析、检测、验证和操作等能力培养于一体，是一门理论性与实践性都很强的基础技能方法课。其主要目的有如下几点。

(1) 可让学生通过直接观察获得人体解剖生理学的基础知识。

(2) 可让学生掌握人体解剖生理学实验的基本操作，并学会使用常用的手术器械和部分实验仪器。

(3) 可培养学生理论联系实际和实事求是的科学作风，也可培养学生对事物观察、分析、综合判断和解决问题的能力。

二、人体解剖生理学实训课的要求

1. 实训前

(1) 仔细阅读实训教材，了解实训的目的、要求、方法、操作步骤和注意事项。

(2) 结合实训内容复习相关的理论知识，充分理解实训课的内容。

(3) 预测实验应得的结果，以及可能出现的结果。

(4) 检查实验器材是否完备；熟悉实验仪器的性能和基本操作方法。

2. 实验中

(1) 自觉遵守实训室的相关规章制度。

(2) 严格按实验步骤认真操作，不得进行与实训内容无关的活动。

(3) 爱护实验器材、实验动物和实验标本，尽量节省实验用品和药剂。

(4) 以实事求是的科学态度对待每一项实验，耐心、仔细地观察实验过程中出现的现象，及时在实训报告上做好记录，并联系理论知识思考如下问题。①发生了什么现象？②为什么会出现这样的现象？③这样的现象有何意义？

(5) 对教师讲解过程中提到的需要注意的问题做好记录。

3. 实验后

(1) 清点、清洗干净手术器械，整理仪器，使仪器控制面板上各旋钮恢复到起始挡位置。如缺少或已损坏，应立即向老师报告。

(2) 认真填写实验仪器的使用登记本(卡)。

（3）课堂上，当场将原始记录交任课教师签名确认；实训课后整理、分析实验结果，认真书写实训报告；按时交给任课教师批阅。

三、人体解剖生理学实训报告的写作

写实训报告时，实验方法和步骤仅需简单描述。

实验结果是实训中最重要的部分，应将实训过程中所观察到的现象做真实、详细的记录。为了客观地反映实验结果，可直接把由记录系统描记的曲线、统计的数据粘贴在实训报告上，或绘制简图，并附以图注、标号及必要的文字说明。如果观察的项目比较多，亦可列观察项目表以反映实验结果。

分析和讨论是根据学习的理论知识对实验结果进行解释和分析。分析和讨论是实训报告的核心部分，它能提高学生独立思考问题、分析问题和归纳问题的能力。分析和讨论时，应根据实验结果提出有创造性的见解和认识，切忌盲目抄书，更不能抄袭别人的劳动成果。在分析和讨论过程中，对引用的参考文献、书刊应注明出处。

结论是归纳出的一般性的概括性判断，即该实验所验证的基本概念、基本原理的简明总结。下结论时，应当用最精辟的语言进行概括，力求简明扼要、一目了然。结论中不用罗列具体结果，更不要将未得到证实的理论分析写入结论中。

（黄丹丹　曹　华）

第一部分

基础知识

JICHU ZHISHI

第一章
常用实验动物

实验动物是人工繁殖的，所携带的微生物实行严格控制的，专门用于科学研究、教学、生产、鉴定以及其他科学实验的动物。实验动物具有生物学特征明确、遗传背景明确或者来源清楚、对刺激的敏感性和反应性一致的特点。利用实验动物进行科学研究和实验教学时，能保证实验的准确性和可重复性，且只用少量动物就能获得相对精确、可靠的动物实验结果。

第一节　实验动物的种类、特点及选择

一、几种常用实验动物的特点及用途

1. 蟾蜍和青蛙

蟾蜍和青蛙(见图 1-1、图 1-2)均属于脊椎动物门。两栖纲，无尾目。蟾蜍和青蛙具有以下生理特点。

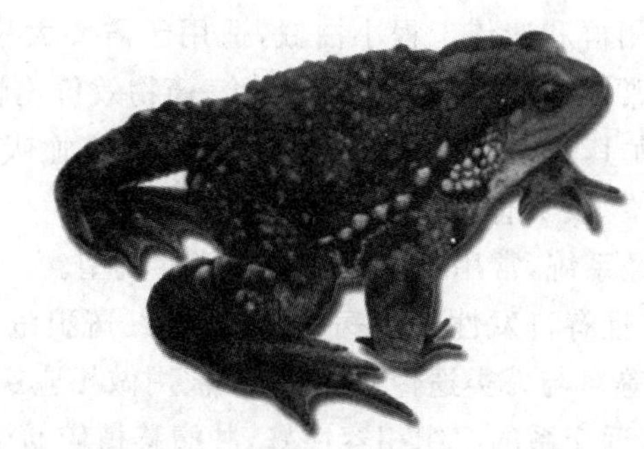

图 1-1　蟾蜍

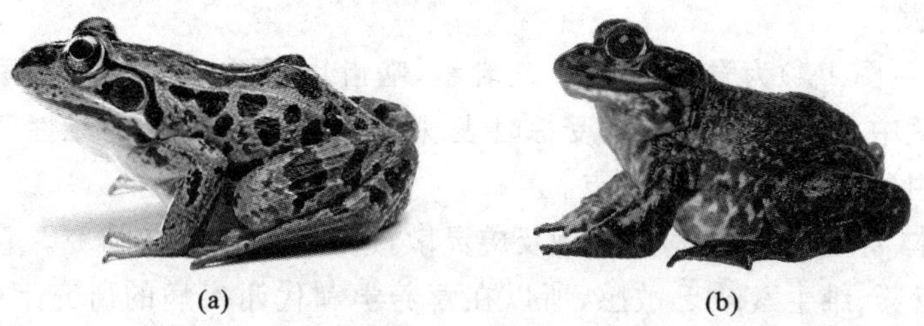

(a)　(b)

图 1-2　青蛙

(1) 基本生命活动和生理功能与温血动物近似，其离体组织和器官所需的生存条件比较简单（不用人工给氧和维持恒温环境），容易控制和掌握。

(2) 其心脏在离体情况下仍可有节奏地长时间搏动，常用于研究心脏的生理（如心脏起搏点、心脏灌流方式等）、药物对心脏的作用等。

(3) 蛙的坐骨神经-腓肠肌标本易于制备且维持其活性方法简单，因而是研究外周神经、运动终板、横纹肌运动或神经接头等生理功能的理想材料。

(4) 价格便宜，容易获得。

2. 小白鼠

小白鼠又名小鼠（见图 1-3），为脊椎动物门，哺乳动物纲，啮齿目，鼠科，鼷鼠属，小家鼠种。小白鼠易于人工繁殖，价格便宜，操作方便，能用于制作多种疾病模型，是医学实验中用途最广泛和最常用的动物。小白鼠具有以下生理特点。

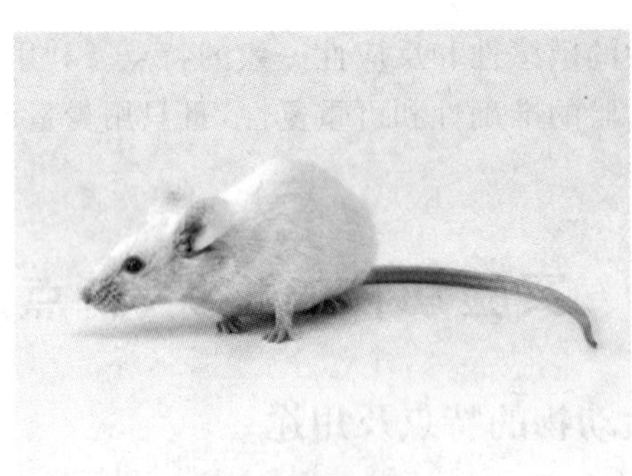

图 1-3 小白鼠

(1) 饲养管理方便，易于控制，基因研究最深入，有明确的质量控制标准，拥有大量的近交系、突变系、封闭群和遗传工程小白鼠，适用于需要大量动物的试验或实验，可满足统计学的要求。常用于药物筛选、毒性试验、药物效价比较等。

(2) 对多种病原体尤其是病毒具有敏感性，适用于研究血吸虫、疟疾、流行性感冒脑炎、狂犬病、脊髓灰质炎、支原体和沙门氏菌等。

(3) 具有发达的神经系统，常用于制作神经官能症模型。

(4) 繁殖速度快，而且有自发性遗传病，如系统性红斑狼疮、遗传性贫血、黑色素病、白化病、家族性肥胖等。与人类遗传病相似，可被用做相应疾病的动物模型。

(5) 肿瘤发病率高，近交系的组织相容性好，肿瘤移植较易生长（因此可用小白鼠自发性肿瘤筛选抗肿瘤药物），还可诱发各种肿瘤，制成各种肿瘤模型。

3. 大白鼠

大白鼠（见图 1-4）为脊椎动物门，哺乳纲，啮齿目，鼠科，家鼠属，褐家鼠种。大白鼠体形大小适中，繁殖快，易饲养，受惊时表现凶恶，易抓人、咬人，雄性间常发生殴斗和咬伤。大白鼠具有以下生理特点。

(1) 垂体、肾上腺系统发达，应激反应灵敏，适合进行内分泌研究。

(2) 对营养、维生素缺乏敏感，所以在营养学和代谢疾病的研究上（如对维生素 A、维生素 B、维生素 C、氨基酸、蛋白质缺乏和营养代谢异常的研究）是首选的实验

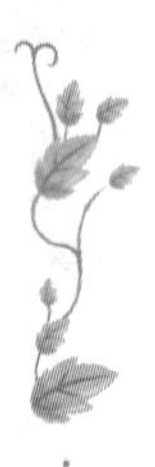

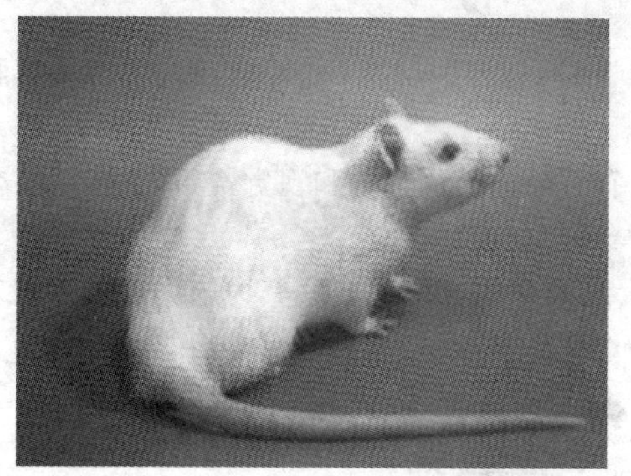

图 1-4　大白鼠

动物。

(3) 因为大白鼠无胆囊,可进行胆管插管收集胆汁,进行消化功能的研究。

(4) 大白鼠还可用于高级神经活动实验,或从胸导管采集淋巴液进行免疫学研究。

4. 豚鼠

豚鼠又叫荷兰猪、天竺鼠(见图 1-5),为脊椎动物门,哺乳纲,啮齿目,豚鼠科,豚鼠属。豚鼠性情温顺,胆小易惊,轻易不伤人,喜欢群居和干燥清洁的生活环境,不善于攀登和跳跃。豚鼠具有以下生理特点。

(1) 豚鼠对结核杆菌、白喉杆菌、鼠疫杆菌、布氏杆菌、沙门氏菌、霍乱弧菌、淋巴细胞性脉络丛脑膜炎病毒等均十分敏感,所以是微生物感染试验中常用的实验动物。

(2) 豚鼠不能自行合成维生素 C,如果饲料中不含维生素 C 就会使豚鼠出现维生素 C 缺乏症,所以豚鼠是研究败血症和维生素 C 生理功能的重要动物模型。

(3) 豚鼠对组胺敏感,医学上常用其进行变态反应的研究。

(4) 豚鼠的耳蜗特别敏感,耳朵也大,通过它的中耳和内耳给药容易,常用于听力试验、内耳迷路以及一些内耳疾病的研究。

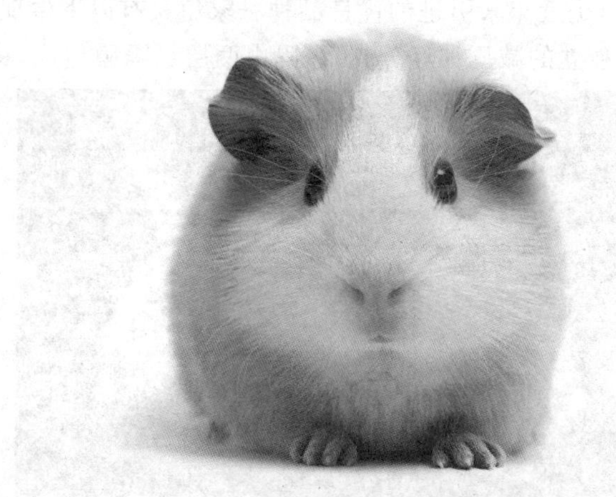

图 1-5　豚鼠

5. 鸽

鸽又名鸽子(见图 1-6),为脊椎动物门,鸟纲,鸽形目,鸠鸽科,鸽属。鸽具有以下生理特点。

(1) 鸽的小脑、三个半规管以及听觉和视觉都很发达,对姿势的平衡反应很敏锐,常用来观察内耳迷路与姿势之间的关系。

(2) 可用切除鸽大脑半球的方法来观察其大脑半球的一般功能。

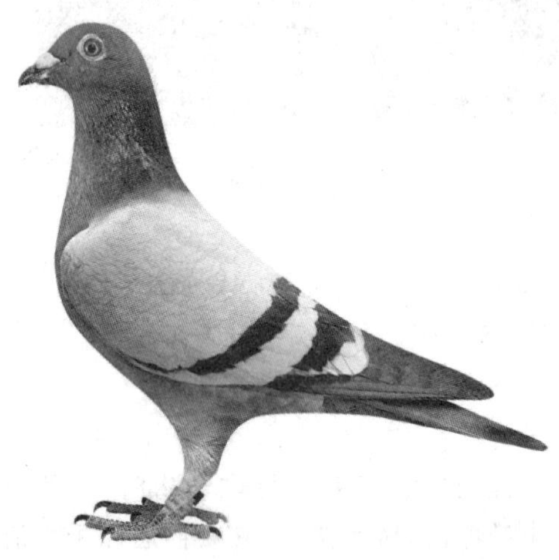

图 1-6 鸽

6. 家兔

家兔(见图 1-7)为脊椎动物门,哺乳纲,兔形目,兔科,欧洲穴兔属,穴兔种,家兔变种。家兔性情温顺、安静,胆小易惊,是人体解剖生理学实验教学中较多采用的实验动物。最常用的家兔品种如下。①中国本地兔:毛色多为纯白,红眼睛,是我国长期培育的品种,抗病力强,适应性好。②日本大耳白兔:毛色纯白,红眼睛,发育快,繁殖力强,适应性好。由于耳朵比较大,耳静脉明显,是一种较理想的实验兔。③新西兰白兔:繁殖快,生长迅速,是近年来引进的优良品种。家兔具有以下生理特点。

(1) 家兔颈部有独立的减压神经分支,纵隔由两层纵隔膜组成,将胸腔一分为二,

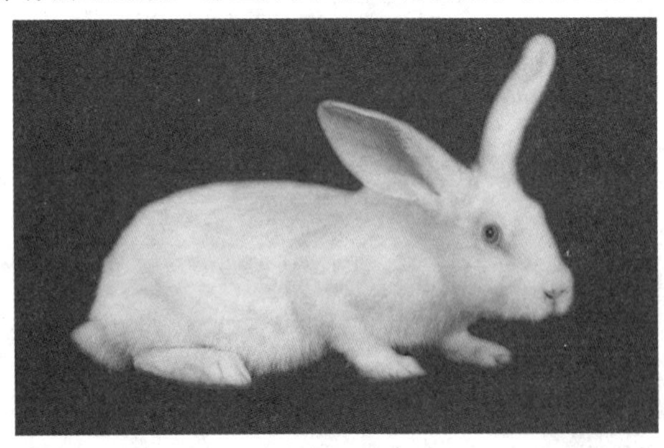

图 1-7 家兔

左右互不相通，而心包膜将心脏单独隔出，做心脏手术时可以避免造成气胸，因此适用于急性心血管实验及呼吸实验。

(2) 家兔的肠管长而且壁薄，对儿茶酚胺类药物反应灵敏，可进行小肠平滑肌的生理学特性的观察。

(3) 雌兔只在交配后排卵，并能准确判定其排卵时间，所以常用于卵巢、妊娠诊断等实验。

(4) 家兔耳静脉粗，抽取血样方便，其血清占体重比例比其他动物多，所以被广泛运用于各种抗血清的制备和制造预防家畜疫病的疫苗，如兔化猪瘟弱毒疫苗等。

(5) 由于家兔的许多器官和人相似，并且有自己的特点，所以在中等教育与高等教育教学中，生理学和药理学等课程中常采用家兔作为实验动物。

7. 猫

猫(见图 1-8)为脊椎动物门，哺乳纲，食肉目，猫科，猫属。猫的神经系统和循环系统比较发达，和人很类似，常用于呼吸系统、循环系统和神经系统的实验。猫具有以下生理特点。

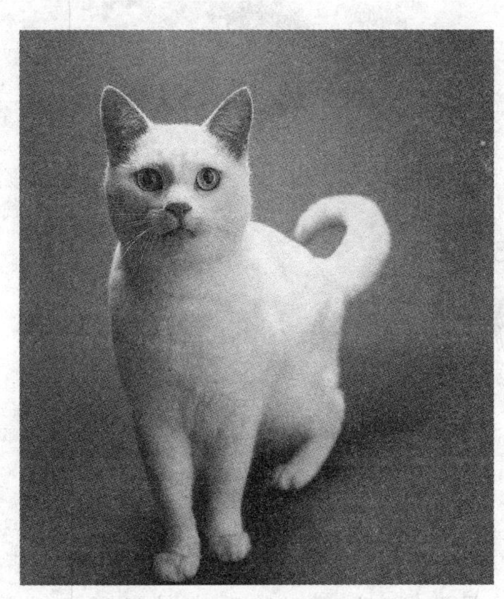

图 1-8　猫

(1) 猫的循环系统发达，血压稳定，血管壁坚韧，对强心苷比较敏感，适合循环系统的急性实验。

(2) 猫的大、小脑发达，其头盖骨和脑的形态具有一定的特征，常用来进行姿势反射、去大脑僵直等神经生理学实验。

8. 狗

狗(见图 1-9)为脊椎动物门，哺乳纲，食肉目，犬科，犬属，犬种。狗的品种多而复杂，目前世界公认的理想实验用狗是比格犬。狗的听觉、嗅觉很灵敏，对外界环境适应力强。而且狗喜欢接近人，容易驯养，通过训练能很好地配合实验。但是，由于狗的价格比较昂贵，所以一般只用于科研实验和一些大型、复杂的教学实验中，普通教学实验并不使用。狗具有以下生理特点。

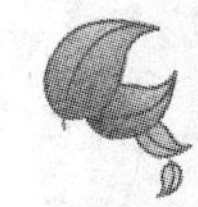

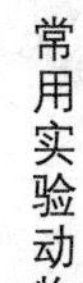

（1）狗的神经系统、循环系统和消化系统发达，适合做弥漫性高血压、失血性休克、大脑皮层定位、条件反射、内分泌腺摘除等实验，也用于做腺瘘、肠瘘、胃瘘、胆囊瘘、唾液腺瘘、胰液管瘘和各种消化道插管实验。

（2）狗的体形大，血管、输尿管和消化腺的排出管粗大、坚韧，易于分离和插管。狗的神经系统比较发达，外周神经干粗且容易辨认，内脏构造及其比例与人类很相似。临床医生研究新的手术方案或麻醉方法时往往选用狗来做试验，如做脑外科、心血管外科、断肢再植、器官和组织移植等。

（3）由于狗容易训练，可以作为行为学、肿瘤学研究以及核辐射研究等的实验动物。

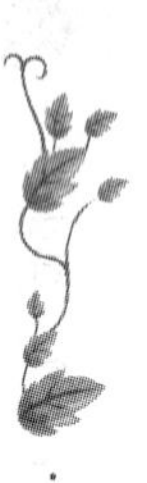

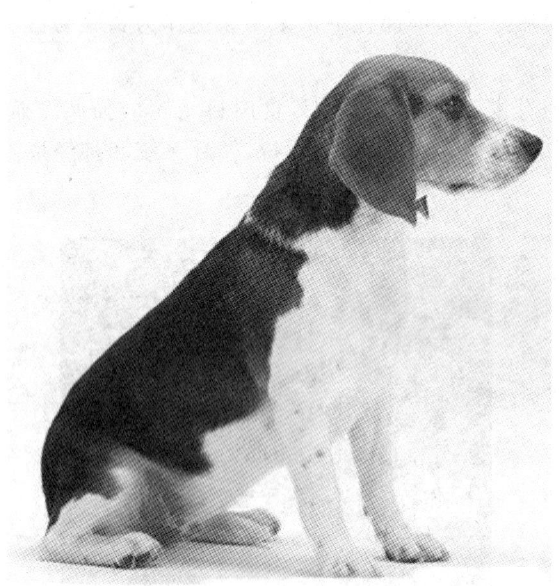

图 1-9　狗

9. 猪

猪（见图 1-10）为脊椎动物门，哺乳纲，偶蹄目，野猪科，猪属。猪的消化系统、循环系统、皮肤、营养需求、骨骼发育以及矿物质代谢等都与人的情况极其相似，猪的体型大小和驯服习性可允许对其进行反复采样和各种外科手术。另外，猪的遗传稳定性强、繁殖周期短、生产效率高，一窝产仔数多，易于根据特殊需要进行选育。猪具有以下生理特点。

（1）猪的皮肤，包括体表毛发的疏密、表皮厚薄、表皮具有的脂肪层等都与人类的相似，所以猪是进行烧伤研究的较理想动物。猪皮用于烧伤、烫伤后创面敷盖，不但愈合速度快、能减少疼痛和感染，还无排斥反应，血管愈合也好。

（2）小型猪的冠状动脉循环在解剖学、血流动力学方面与人很相似，猪和人对高胆固醇饮食的反应是一样的，猪的粥样硬化病变前期症状与人相似。因此猪是研究动脉粥样硬化最好的动物模型。

（3）猪的自发性人畜共患疾病有几十种，可作为人的疾病研究模型。例如猪的病毒性胃肠炎可做婴儿病毒性腹泻模型；猪的霉形体关节炎可做人的关节炎模型等。猪

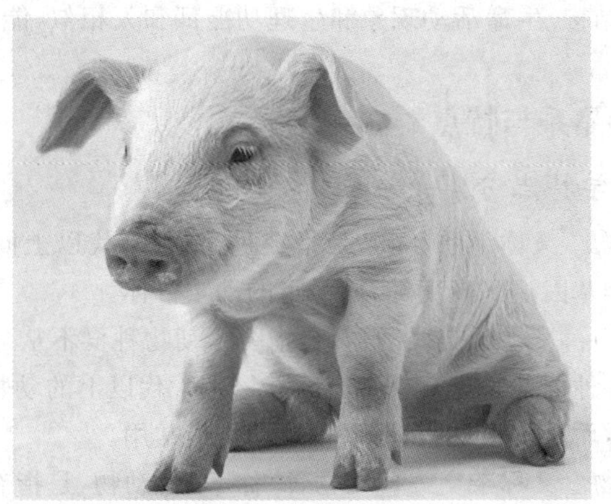

图 1-10 猪

还可用于进行十二指肠溃疡、胰腺炎、血友病等疾病的研究。

(4) 猪的心脏和人相似，因此可利用猪的心脏瓣膜修补人的心脏瓣膜缺损。

10. 猴

猴(见图 1-11)为脊椎动物门，哺乳纲，灵长目，猴科。在医学研究中应用最多的是猕猴。灵长类动物在亲缘关系上和人类最接近，从 20 世纪上半叶开始广泛应用于生物医学的研究。猴具有以下生理特点。

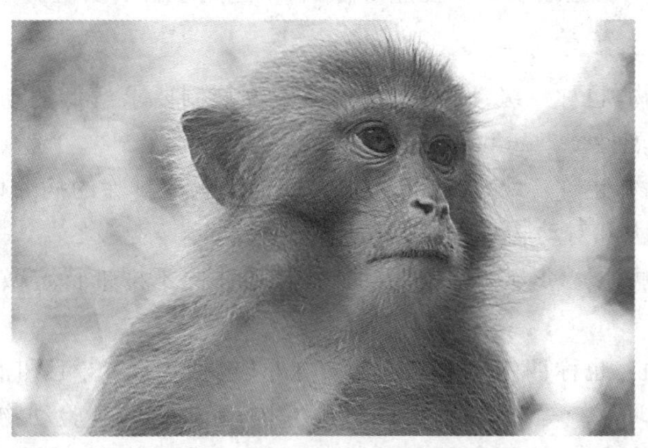

图 1-11 猴

(1) 猴可以感染人传染病，特别是其他动物所不能罹患的传染病，如脊髓灰质炎(小儿麻痹症)、痢疾和结核病等。猴也是研究病毒性肝炎、疟疾、麻疹等传染性疾病的理想实验动物，但要注意的是，猴患病毒性肝炎、结核病、痢疾、沙门氏菌病或感染疱疹病毒等均会传染给人。要注意人畜共患病的防治。

(2) 猴的生殖生理和人类非常接近，是研究人避孕药物极为理想的实验对象。研究镇痛剂的依赖性时，使用猴作为实验模型较为理想，因为猴对镇痛剂的依赖性表现与人接近，其戒断症状明显且易于观察，所以猴是新镇痛剂和其他新药进入临床试用前必做的动物实验模型。

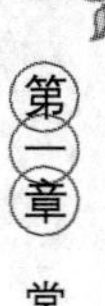
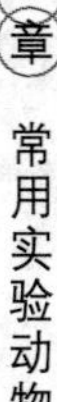

(3) 猴的身体结构、生命活动现象和生理功能都和人相似，能做成各种疾病模型，供基础医学研究。

二、实验动物品系与特点

(一) 按遗传学特点分类

(1) 近交系动物　又称纯系动物，是指经过连续20代以上同胞兄弟姐妹交配或亲代与子代交配，群基因达到高度纯合、稳定的动物群体。

(2) 封闭群动物　又称远交群动物，是指一个动物种群不从外部引进其他任何品种的新血缘，由同一种群动物进行任意交配并繁殖4代以上的动物群。其生命力和繁殖力都比近交系强，而且价格便宜，所以该群动物最常用。

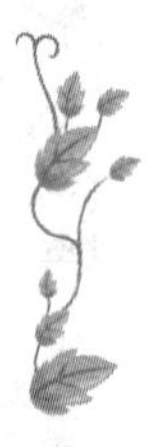

(3) 杂交系动物　又称杂交一代动物，简称F1代动物，是指有计划地在两个近交系之间进行交配所获得的子一代动物。杂交系动物具有生命力旺盛、遗传特征相对稳定、繁殖率高、生长快、体质好、抗病力强、实验结果重复率高等优点，可以获得和近交系动物一样的实验效果。

(4) 突变系动物，是指遗传基因发生突变(自然或人工方式导致)而具有某种特殊性状表型或遗传缺陷的品系动物。

(5) 非纯系动物，是指任意交配繁殖的一般杂种动物，因其生命力旺盛、适应性强、繁殖率高、生长速度快、容易饲养、成本较低，常用于教学实验。但由于其个体差异性大、反应无规律、实验结果重复性差等原因，不适用于科研实验。

(二) 按微生物学分类

(1) 普通动物，也称一级动物，是指对微生物控制要求最低的动物。这类动物只要求不携带动物烈性传染病和人畜共患病的病原体。

(2) 清洁动物，也称二级动物，除不携带普通动物应排除的病原体外，还需不携带对科学实验干扰大和对动物危害大的病原体。

(3) 无特定病原体动物，也称三级动物，是指体内不携带特定微生物和寄生虫的实验动物。

(4) 无菌动物，也称四级动物，是指体内外(包括皮肤、皮毛和消化系统、呼吸系统、泌尿系统、循环系统等)都检不出任何微生物、寄生虫的实验动物。无菌动物是在无菌条件下剖宫产出，又在无菌的、恒温的、恒湿的环境下饲养，所用的食物、饮料等全部经无菌处理的实验动物。

(5) 悉生动物，又称已知菌动物，属于四级动物，一般是指动物体内所携带的其他生命体是已知的，并在屏障系统内饲养的动物。

后三类实验动物因其饲养条件复杂、价格昂贵，所以不适用于教学，但对某些生物医学研究具有极为重要的意义。

三、实验动物选择的基本原则

实验动物的种类很多，根据不同的实验目的，选择使用相应的种属、品系和个体实验动物，是实验研究成败的关键之一。教学实验的动物用量较少，正确选择实验动物尤为重要。选择实验动物应遵守以下原则。

1. 实验动物种属的选择

实验动物的选择应注意影响实验效果的各种因素。大多数医学、药学、生物学研究的最终结果是要应用到人身上。因此尽可能选择一些实验动物，其结构、功能和代谢特点接近于人，这样构造的动物模型和最终的动物实验结果才能推导到人。不同种属的动物对于同一刺激的反应往往不同。例如，由于豚鼠易于致敏，所以过敏反应(变态反应)的研究多选用豚鼠；而家兔体温变化灵敏，容易测量，故常用于发热、致热原测定、解热药等的实验；肿瘤研究则大量采用小白鼠和大白鼠，主要是因为鼠类致癌模型制作容易。

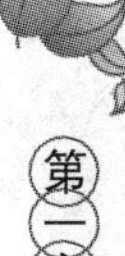

2. 实验动物品系的选择

同一种属不同品系的动物，对同一刺激的反应也有很大的不同。例如，津白 2 号小白鼠容易致癌。津白 1 号小白鼠却不易致癌。还有，以嗜酸性粒细胞为变化指标，C57BL 小白鼠对肾上腺皮质激素的敏感性比 DBA 小白鼠高 12 倍。

3. 实验动物个体的选择

同一品系不同个体的实验动物，对同一刺激反应同样存在差异。年龄、性别、体重、生理状态和健康状况不同，可导致对同一刺激产生不同的结果。

(1) 年龄　幼年动物一般较成年动物敏感。要根据实验目的选用适龄动物。而动物年龄一般可按其体重大小来估计。通常，成年小白鼠的体重为 18～25 g；成年大白鼠为 120～200 g；成年豚鼠为 300～500 g；成年家兔为 1.5～2.5 kg；成年猫为 1.5～2.5 kg；成年狗为 9～15 kg。急性实验一般选用成年动物。而慢性实验最好选用年轻一些的动物。同一批实验动物应选用年龄相近的，这样可以增加实验结果的准确性。

(2) 性别　不同性别对同一刺激的反应也不同。在实验研究中，对性别没有特殊要求时，各实验组应选择雌雄各半。若已证明性别对实验结果无影响，则可雌雄不限。

(3) 生理状态　动物的特殊生理状态，如怀孕期、哺乳期等，机体的反应性有很大变化。所以选择时，应该予以考虑。

(4) 健康状况　动物处于饥饿、衰弱、寒冷、炎热、疾病等状况下，对刺激的反应是很不稳定的。实验时要避免使用健康状况不佳的动物，以防影响实验结果。判定哺乳动物健康状况的标准如下。

① 整体状态：身体匀称、完整、无残缺，发育良好，眼睛有神，喜动，反应灵活，食欲良好。

② 头部：眼结膜无充血，瞳孔清晰。眼、鼻无分泌物流出或残留。呼吸平稳，不急促，无啰音，不打喷嚏。

③ 皮毛：清洁、柔软、有光泽，无脱毛，无蓬乱现象。

④ 皮肤：无真菌感染。

⑤ 腹部：不膨大，肛门区清洁，无稀便，无分泌物。

⑥ 外生殖器：无损伤，无脓痂，无分泌物。

⑦ 爪趾：无溃疡，无结痂。

4. 实验动物价格的选择

实验动物还要符合生命力强、离体器官活性容易保持、经济、易于获得的原则。

第二节　实验动物的编号及性别鉴别

一、实验动物的编号

常用的动物编号方法有如下几种。

(1) 染色法　使用化学药品在动物明显部位的被毛上进行涂染，并用不同颜色来区别各组动物，这是实验室最常用且最易掌握的方法(见图 1-12)。可用黄色的苦味酸染料在大白鼠、小白鼠和豚鼠的背部被毛上做标记；可用硝酸银溶液在家兔、猫等动物的被毛上做标记。

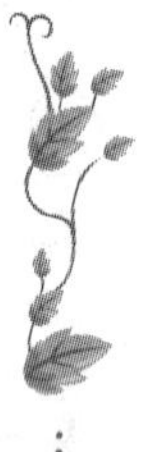

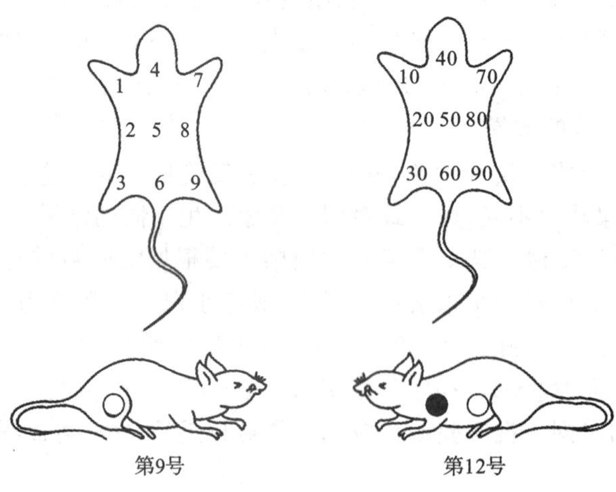

图 1-12　小白鼠标记法

(2) 挂牌法　通常用于狗、猫等大型实验动物。可将金属制号码牌固定在实验动物的耳、腿、颈部等处。

(3) 剪毛法　用剪刀在动物背部剪毛做标记。

(4) 笼号法　用笼号代替动物个体编号。

二、实验动物的性别鉴别

(1) 蟾蜍和青蛙　用拇指及食指捏住脊椎两侧提起动物时，雄性的通常会发出叫声，雌性不会叫；在雄性的前肢拇指和食指蹼上有黑色或棕色小突起，即婚垫，雌性没有；将动物提起时，前肢呈怀抱状的是雄性，作伸直状的为雌性。

(2) 家兔　用拇指和食指按压生殖器部位。雄性，可见一圆孔中露出微向下弯曲的阴茎(幼年雄性只见凸起物，即是阴茎)，雌性则是一条椭圆形长缝，朝向尾部，即阴道开口，此间隙越向下越窄，并且雌性具有乳头。

(3) 小白鼠和大白鼠　根据动物肛门与生殖器之间的距离来区分，雄性距离较远，雌性距离较近(见图 1-13)。雄性可见阴囊内睾丸下垂，天热时尤为明显；雌性可见性器官部位有开孔(阴道口)，腹部乳头明显。

(4) 豚鼠　一手抓住动物颈部，另一手扒开靠近生殖器的皮肤，雄性在圆孔处露出性器官的突起，而雌性则为三角形间隙。还有，成年雌性有两个乳头。

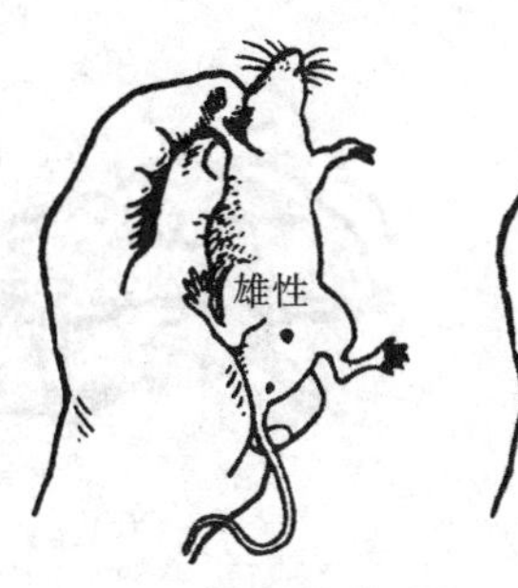

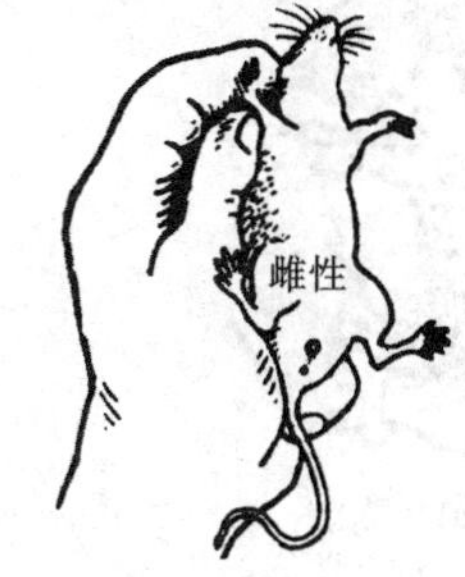

图 1-13　小白鼠性别的特征

第三节　实验动物的抓持和固定方法

一、青蛙和蟾蜍

（1）青蛙和蟾蜍的抓持　左手食指、中指和拇指掐住青蛙或蟾蜍的脊椎，无名指和小指夹住两后肢；或者用左手握青蛙或蟾蜍，使其俯卧于手掌中，以食指与中指夹住一前肢，无名指与小指夹住两后肢，拇指按压头部前端及另一前肢（见图 1-14）。在抓持蟾蜍时勿碰压耳侧的毒腺，提防毒液射入眼中。

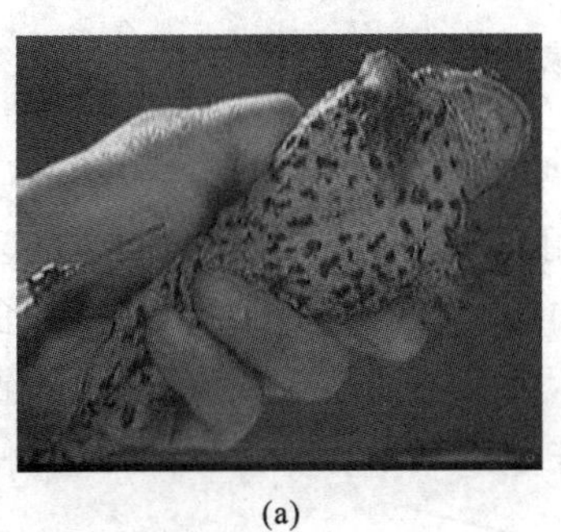

(a)

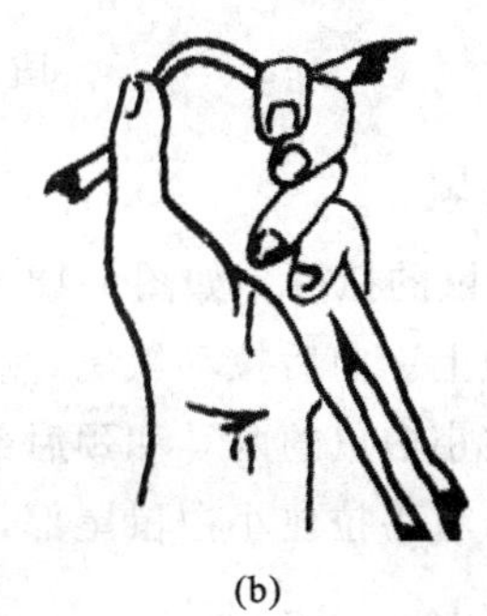

(b)

图 1-14　青蛙的抓持

（2）青蛙和蟾蜍的固定　在麻醉或破坏脑脊髓后使其仰卧于蛙板上，用大头针或蛙腿夹固定四肢（见图 1-15）。

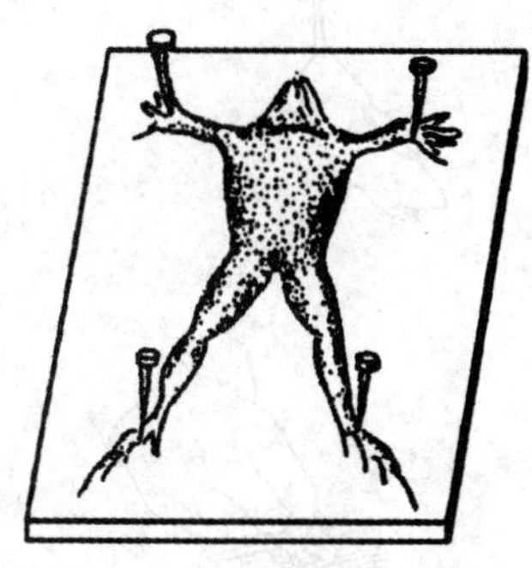

图 1-15　青蛙的固定

二、家兔

（1）家兔的抓持　右手抓住家兔颈部皮肤，将其轻轻提起，再用左手托住其臀部，将其抱于怀中（见图 1-16），然后按实验要求加以固定。因家兔的耳朵非常敏感，一定不要抓住兔耳来提取家兔。家兔脚爪锐利、有力，所以尽量不要抓取其四肢，以免挣扎时抓伤实验者。

（2）家兔头部的固定　实验手术时，将家兔麻醉，然后用粗棉绳拴紧其上门齿，绑于实验台的固定柱上，此法适用于仰卧位固定头部。如实验需采用俯卧位固定动物时，则可选用兔头固定器固定（见图 1-17(a)）。

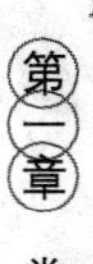

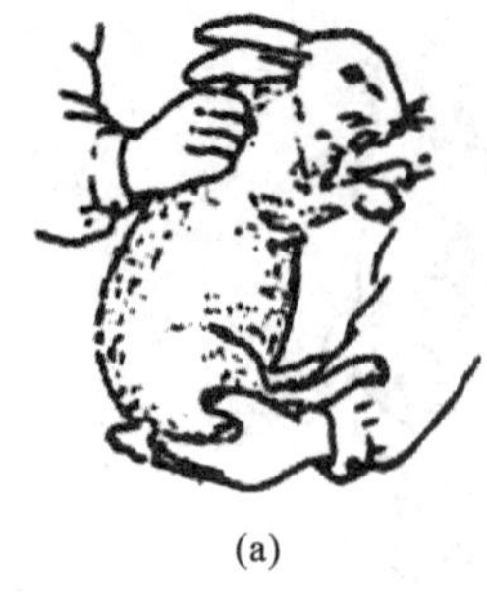

(a)

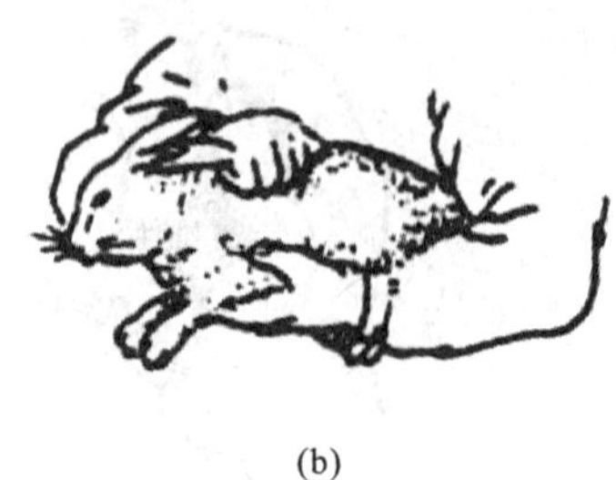

(b)

图 1-16　家兔的抓持

(3) 家兔四肢的固定　可用布带打好活结(见图 1-17(b)),然后将活结端系于家兔的踝关节上部,前肢平直置于躯干两侧,两后肢左右分开,分别绑在手术台两侧的固定柱上(见图 1-17(c))。

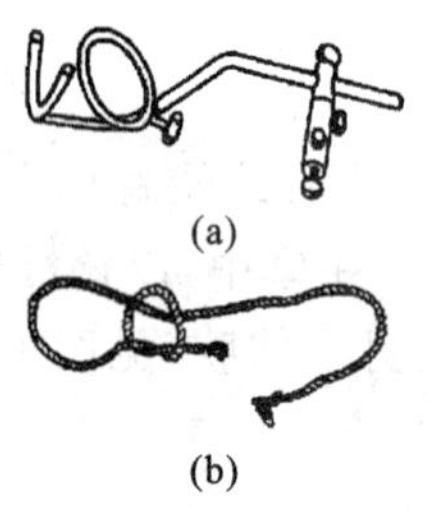

(a)

(b)

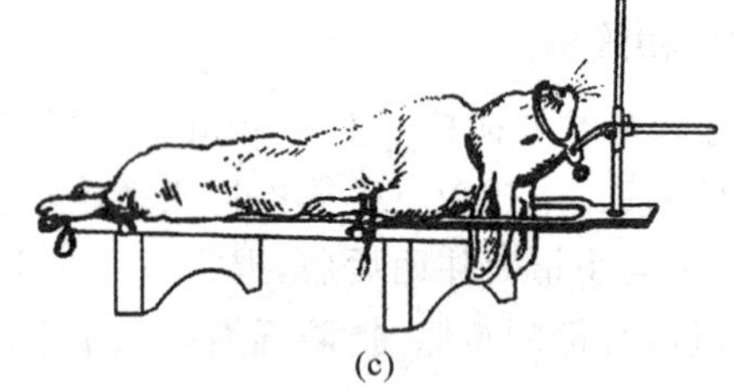

(c)

图 1-17　家兔的固定

三、小白鼠

(1) 小白鼠的抓持　如图 1-18 所示,用右手抓住鼠尾将小白鼠提起,放在粗糙的台面或鼠笼盖上。向后拉动鼠尾,刺激其向前爬行,然后用左手拇指和食指沿其背部向前迅速捏住小白鼠的两耳和颈后部皮肤,使其不能转头,然后将鼠体置于左手拇指上,翻转左手,右手拉住小白鼠尾部,并以左手无名指或小指压紧尾部,使小白鼠呈一

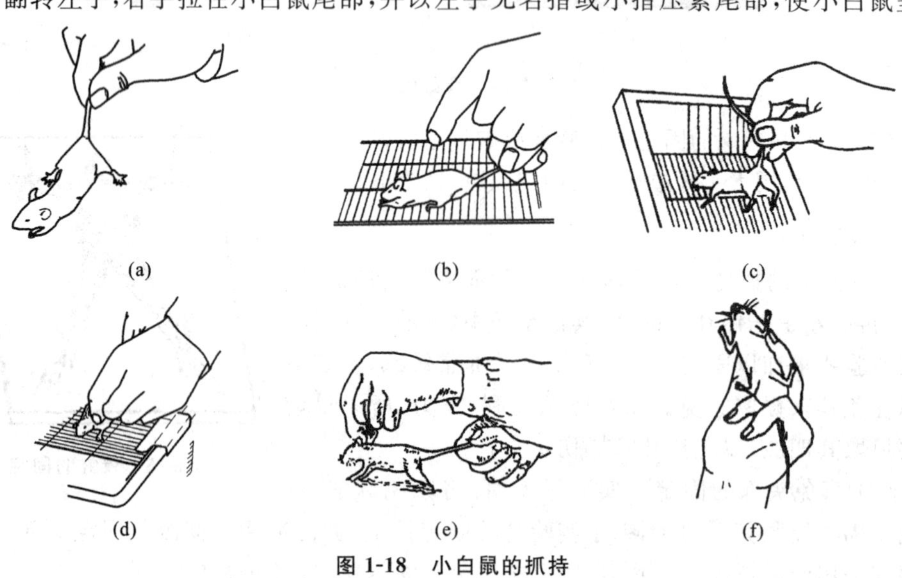

(a)　(b)　(c)

(d)　(e)　(f)

图 1-18　小白鼠的抓持

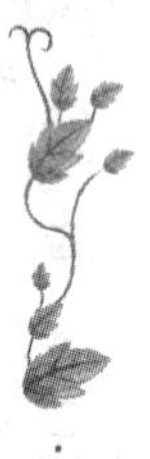

条直线。熟练者也可使用单手抓取法。抓取时应注意,用力过轻小白鼠头部会反转咬伤实验者的手,但是过分用力却会使小白鼠窒息或颈椎脱臼。

(2) 小白鼠的固定　进行手术时,可使用固定板固定。将麻醉后的小白鼠仰卧或俯卧于固定板上,用棉线绳绑住小白鼠四肢,线绳另一端系于固定板左右两侧的钉子上;在上颚牙齿上栓一线绳系在固定板前方的钉子上,以达到完全固定。

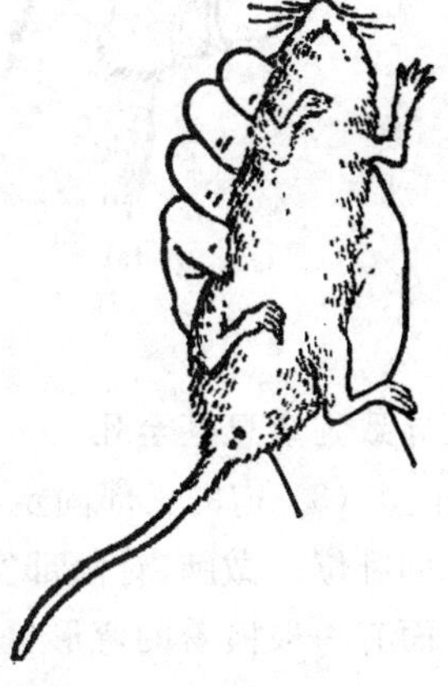

图 1-19　大白鼠的抓持

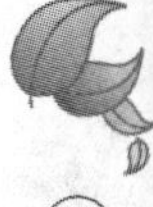

四、大白鼠

(1) 大白鼠的抓持　方法基本与小白鼠相同,但最好带帆布手套进行。大白鼠个头较大时,可用右手捉住其尾巴基部,而左手从背部中央捏住其胸部。另一种方法是,以右手抓住鼠尾,左手带防护手套或用厚布盖住鼠身作防护,握住其整个身体,并固定其头部防止被咬伤(见图 1-19),但不要用力过大,勿握其颈部,以免窒息死亡。

(2) 大白鼠的固定　同小白鼠,或使用特制的固定架固定。

五、豚鼠

(1) 豚鼠的抓持　用右手掌轻轻握住豚鼠背部,位置在其肩胛骨下方,以拇指和食指抓住其颈部轻轻提起。体重较大或怀孕的豚鼠,可用左手托其臀部(见图 1-20)。豚鼠胆子小,当其受惊时,会在笼子内急转,容易自伤,所以抓取时要稳、准、快,不能太粗野,也不要抓其腰腹部,以免因肝破裂造成死亡。

(2) 豚鼠的固定　固定方法同大白鼠、小白鼠,用木制固定板和棉线绳固定。

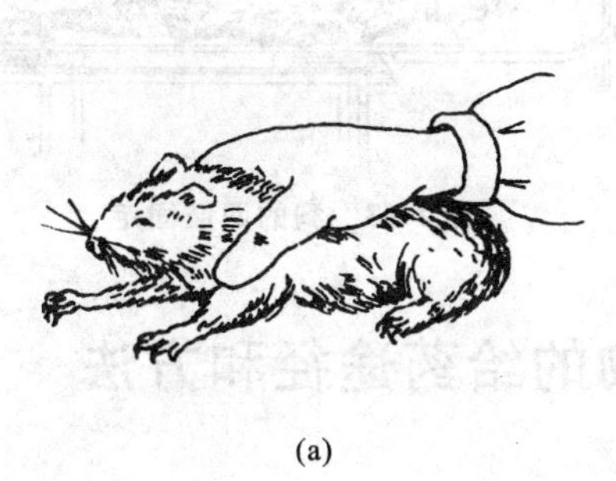

(a)

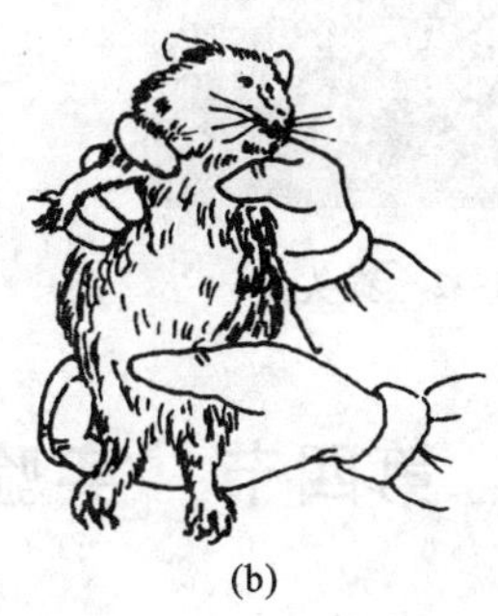

(b)

图 1-20　豚鼠的抓持

六、狗

(1) 狗的抓持　用特制的长柄钳夹住狗的颈部,将其按压在地,然后再按实验要求固定。

(2) 狗的嘴部固定　先用棉绳打一活结圈,将绳圈套住狗嘴后,在嘴部上方拉紧绳结,然后绕到嘴部下方打第二个结,最后绕至颈后打第三个结固定(见图 1-21)。捆绑狗嘴的目的只是防止咬人,所以打结时不能过紧,以免激怒狗或使狗受伤。当狗进入麻醉状态时应立即松绑。因为此时狗只能依赖鼻子呼吸,鼻腔积存的黏液过多可能

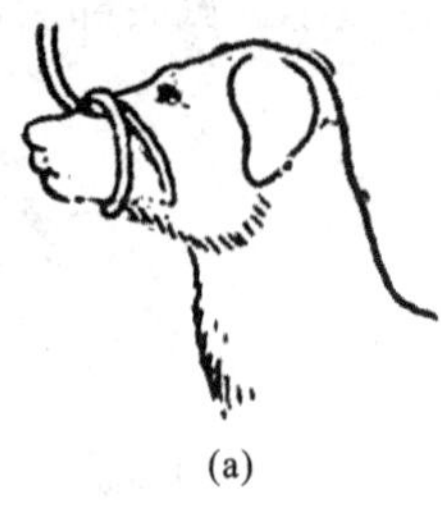
(a)

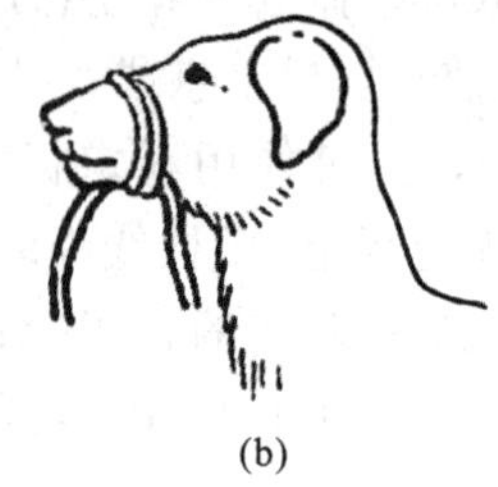
(b)

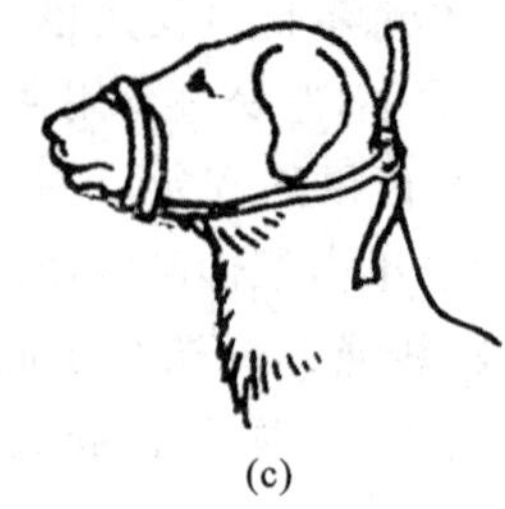
(c)

图 1-21　狗的嘴部固定

导致狗窒息甚至死亡。使用容易引发呕吐的麻醉药物时尤其要注意。

(3) 狗的头部固定　固定姿势按实验要求而定，一般做颈、胸、腹、股部实验，多用仰卧位。做脑、脊髓部实验，多用俯卧位。常用狗头夹固定狗头(狗头夹为一铁圈，上面有一根横着的弯形铁条与螺旋铁棒相连，下面有一平直可移动的铁条，见图 1-22。固定时先拉出狗的舌头，用铁圈套住狗嘴，再将平直铁条插入上下颌间，旋紧螺旋铁棒，使弯形铁条恰好压在狗的鼻梁（俯卧位）或下颌处(仰卧位)，最后将铁圈的铁柄固定于实验台上。

(4) 狗的四肢固定　在头部固定前、后进行均可，方法基本同家兔的固定(见图 1-23)。

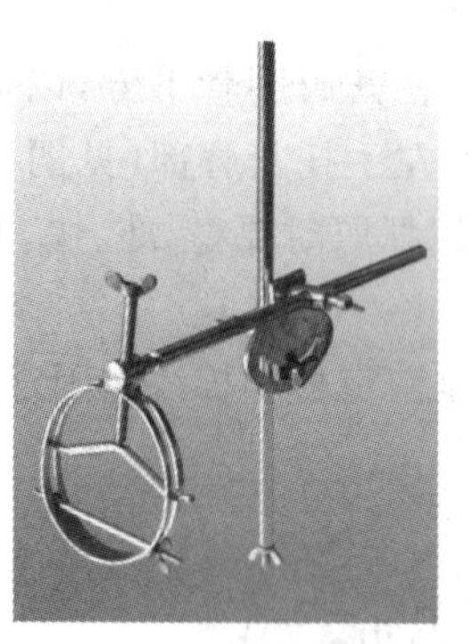
图 1-22　狗头夹

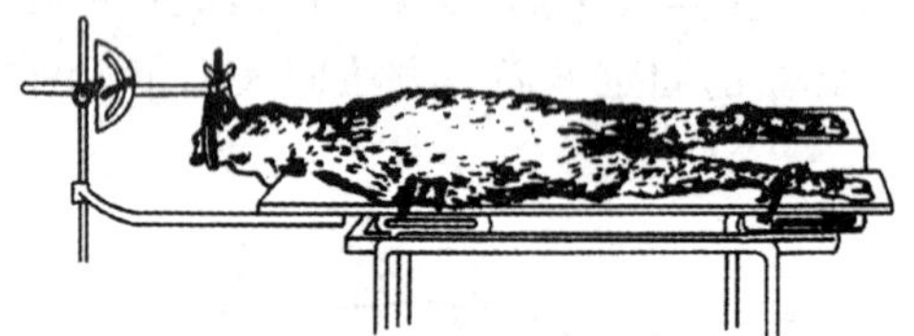
图 1-23　狗的四肢固定

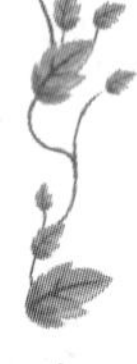

第四节　实验动物的给药途径和方法

一、静脉注射法

1. 静脉注射的分类

(1) 耳缘静脉注射法　家兔、豚鼠等多采用此种静脉注射法。其具体操作方法如下(见图 1-24)。①固定动物耳朵，找到耳的外侧耳缘静脉(见图 1-25)，拔去或剪去注射部位的被毛，用 75%乙醇棉球涂擦注射部位的皮肤，并用手指轻轻弹动该处，或用一动脉夹夹闭静脉近心端部分，使静脉充盈。②然后左手持平耳缘部，右手持注射器从血管远心端刺入，沿血管平行方向进针约 1 cm，放松对静脉近心端的压迫，缓慢推入药液。

(2) 前肢皮下静脉或后肢小隐静脉注射法　狗、豚鼠等多采用此种静脉注射法(见图 1-26、图 1-27)。前肢皮下静脉位于前肢内侧的皮下，后肢小隐静脉位于后肢的

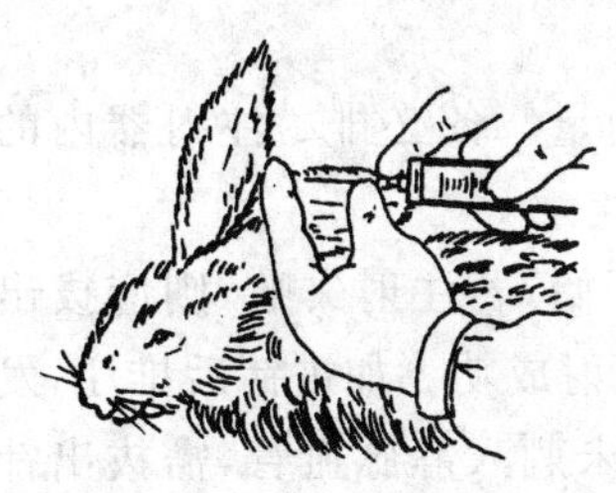
图 1-24　耳缘静脉注射

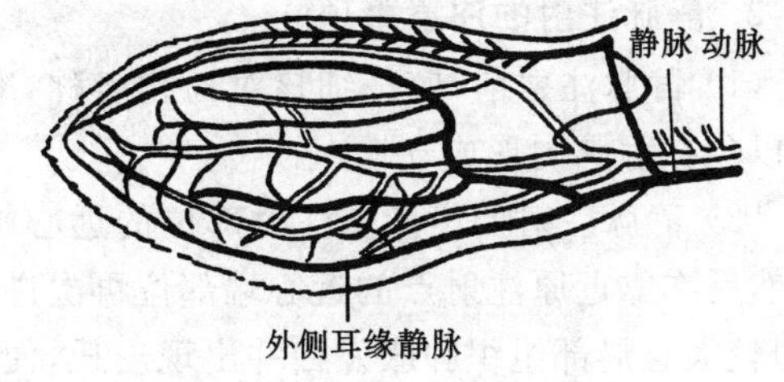

图 1-25　家兔耳部血管分布

外踝部。注射方法：①先剪去注射部位的被毛，用 75％乙醇和碘酊消毒皮肤，用止血带扎紧或以手箍紧静脉的近心端处，使血管充盈；②将针头刺入血管旁的皮肤，再与血管平行刺入血管；③松开止血带，缓慢注入药液。

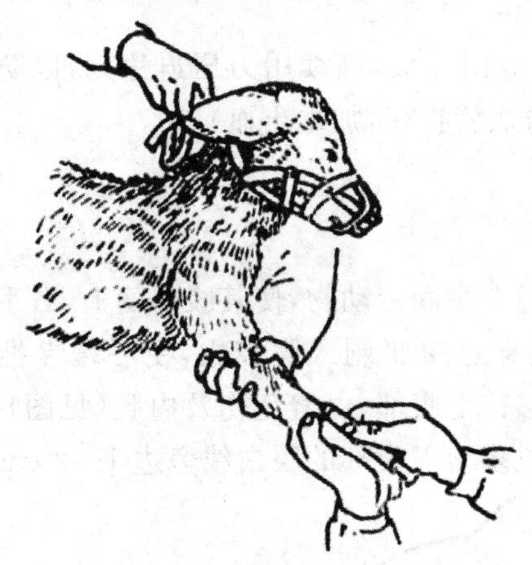
图 1-26　前肢皮下静脉注射

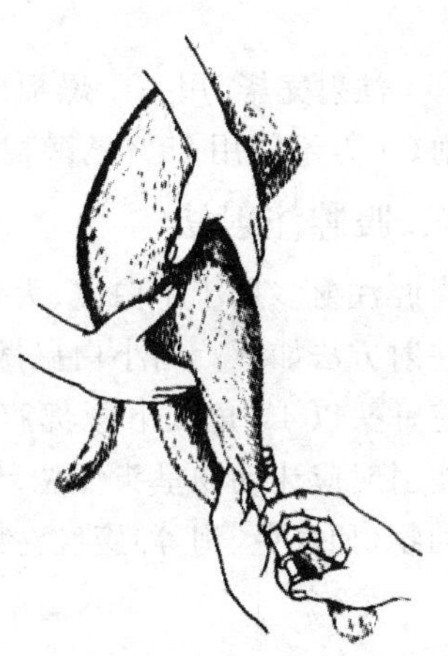
图 1-27　后肢小隐静脉注射

(3) 尾静脉注射法　大白鼠、小白鼠等多采用此种静脉注射法。注射方法如下(见图 1-28)。①把动物固定在鼠类固定器中，露出尾部。②用 75％乙醇棉球反复涂擦尾部或将鼠尾浸于 45 ℃左右的温水中加温，使静脉血管充分扩张、表皮角质软化。③左手拉直鼠尾，在鼠尾左或右侧选择扩张明显的静脉血管并使其朝上，方便注射。④右手持注射器，在血管靠近尾端 1/4 处，轻轻刺入，在尾静脉血管内平行进针，用左手拇指、食指和中指固定针头与鼠尾，右手以适当速度推注药液(见图 1-28)。

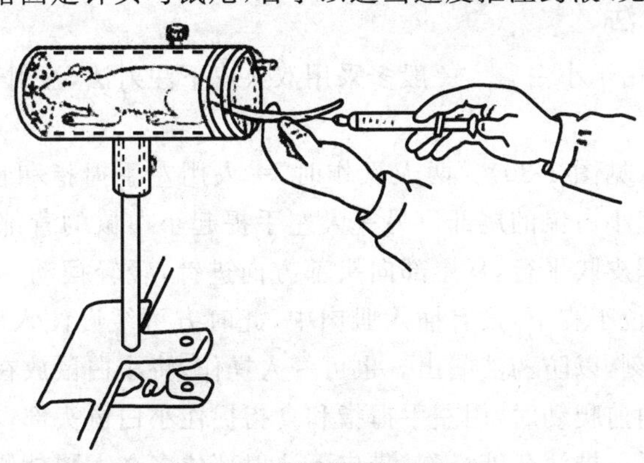
图 1-28　鼠类的尾静脉注射

2. 静脉注射的注意事项

(1) 静脉注射前,应仔细核对药物名称,准确吸取药量。务必排尽注射器内的空气,以免在静脉内形成气栓。

(2) 静脉注射要尽量从注射部位的远心端血管处开始,若注射失败,则应拔出针头,然后在靠近原注射点的近心端部位再次进针,直至注射成功。如进针后推注,发现阻力较大且局部组织肿胀发白并出现皮丘,便说明针头未刺入静脉血管,需拔出针头重新进针。

(3) 注射过程中应控制动物注射部位,避免移动,防止针头滑出。若动物挣扎应暂停推注,固定好针头,待动物安静后再继续。

(4) 静脉注射给药的速度要缓慢均匀,以防干扰循环系统和呼吸系统的生理功能。

(5) 注射完毕,用一干燥棉球按住针眼,拔出针头,继续用力压迫片刻,以防针眼处出血(千万不能用75%乙醇棉球止血,以防血管扩张,加重出血)。

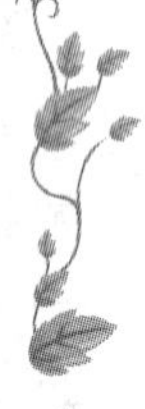

二、腹腔注射法

腹腔注射多用于小白鼠、大白鼠和豚鼠。

注射方法如下。用小白鼠做实验时,一般左手固定动物,使其腹部朝上,右手持注射器将针头以45°角从下腹部腹白线偏左侧穿过腹肌刺入腹腔内,便可缓慢推注药液。注射时应让动物呈头低位,使内脏尽量移往上腹部,以避免伤及内脏(见图1-29)。较大动物(如家兔、狗等)腹腔注射的进针部位多为下腹部的腹白线旁边1~2 cm处。

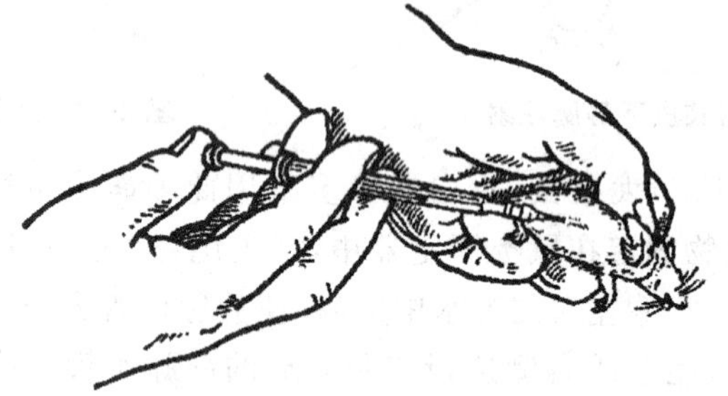

图1-29 小白鼠腹腔注射

三、皮下注射法

皮下注射最常用于小白鼠。一般多采用双人皮下注射法,注射部位多在小白鼠的颈背部。

注射方法如下(见图1-30)。两人操作时,一人用左手拇指和食指提起小白鼠颈背部皮肤,右手拉起小白鼠的尾部。另一人左手提起小白鼠的背部皮肤,右手持注射器,注射针头与背部皮肤平行,从尾部向头部方向进针,轻轻摆动一下针头,若容易摆动则表明针尖确实位于皮下,没有插入肌肉中,此时方可缓慢注入药液。拔针时用棉签按住针孔部位片刻,以防药液漏出。也可一人操作,将小白鼠放在粗糙平面上,左手拉鼠尾,趁小白鼠向前爬动时,用左手拇指和食指捏住小白鼠头部,右手持注射器迅速将针头刺入头部皮下,推注药液。狗、猫皮下注射部位多在大腿外侧,豚鼠在后肢大腿的内侧或小腹部，大白鼠在左下腹部，家兔在背部或耳根部。

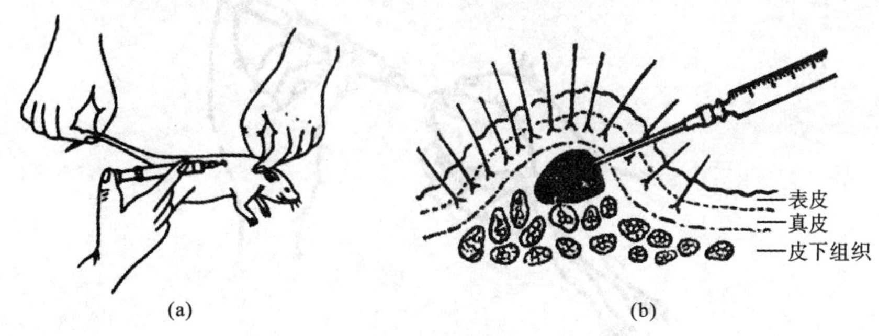

图 1-30　小白鼠皮下注射

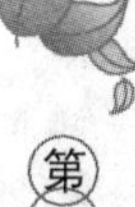

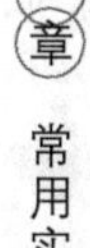

四、肌肉注射法

肌肉注射多用于豚鼠等动物，注射时应选择肌肉发达、毛细血管丰富、无大血管通过的部位，一般多采用臀部或股部。

注射方法如下。先剪去或拨开注射部位皮肤的被毛，右手持注射器，将针头垂直迅速刺入肌肉，即可推注药液。注射完毕，用手轻轻按摩注射部位，促进药液吸收。

五、淋巴囊注射法

淋巴囊注射主要用于蛙类。蛙类皮下有数个淋巴囊，注入的药液容易吸收。注射部位一般多选用腹部和胸部淋巴囊(见图 1-31)。

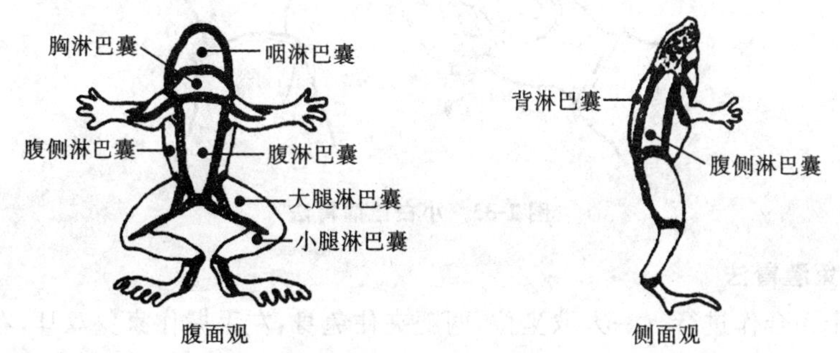

图 1-31　蛙类淋巴囊

注射方法如下。

(1) 腹部淋巴囊注射　左手掐住蛙的脊椎，使其腹部向上。针头从大腿上部刺入，穿过大腿肌肉和腹壁肌层，针头上挑进入腹壁皮下的腹部淋巴囊，然后注入药液。

(2) 胸部淋巴囊注射　先将针头刺入口腔，使之穿过下颌肌层进入皮下组织，再进入胸部淋巴囊内，注入药液(见图 1-32)。一次最大注射量为每只 1 mL。经肌肉或黏膜刺入淋巴囊的目的是因为蛙类的皮肤弹性较差，针孔难愈合，为了防止药液的外溢，必须通过弹性较好的肌肉层。

六、灌胃法

1. 小白鼠灌胃法

用左手捉持固定小白鼠，使其腹部朝上，颈部拉直。右手持配有灌胃针头的注射

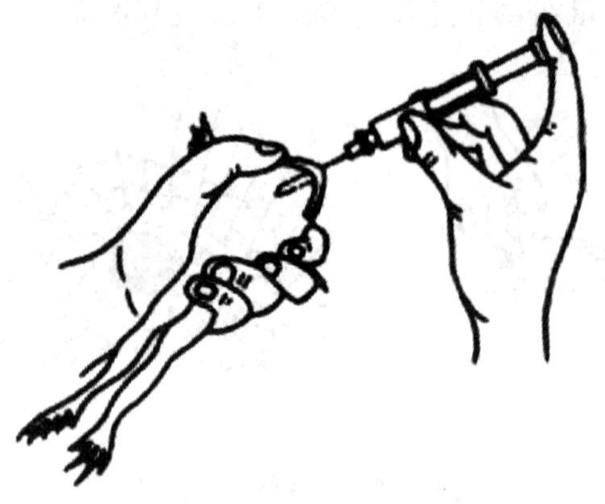

图 1-32　蛙类胸部淋巴囊注射

器，自小白鼠口角处插入口腔，再从舌头上面沿上腭进入食管（见图 1-33）。若遇阻力，应退出后再重新插入。不能用强力猛插，以免针头刺破食管或药液灌入气管，造成动物死亡。

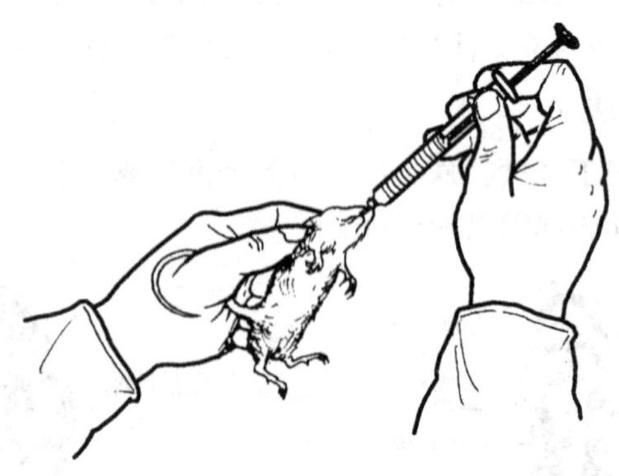

图 1-33　小白鼠灌胃法

2. 家兔灌胃法

需两个人合作进行。一人取坐位，两腿夹住兔身，左手握住家兔双耳，右手抓住其前肢；另一人将木制开口器横插入家兔口内，压住家兔舌头并固定之。取 10 号导尿管从开口器中部小孔插入食管（见图 1-34）。插管时容易误入气管，判别方法是将导尿管的外端浸入水中，观察有无气泡出现，有气泡表明已插入气管。也可以谨慎观察插管后动物的反应，误入气管会引起家兔剧烈挣扎和呼吸困难。如果确定导尿管是在食管内，就可以利用注射器将药物缓慢推入导尿管，最后要推注少量空气，使导尿管中不致残留药液。注射完毕后缓慢拔出导尿管，取出开口器。

第五节　实验动物的采血

做动物实验经常要采集动物血液，故必须掌握正确的采血方法。而采血方法的选择，主要由实验目的和所需血量以及动物种类决定。

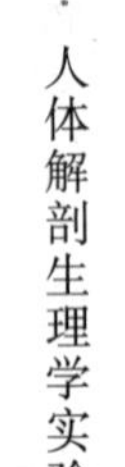

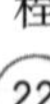

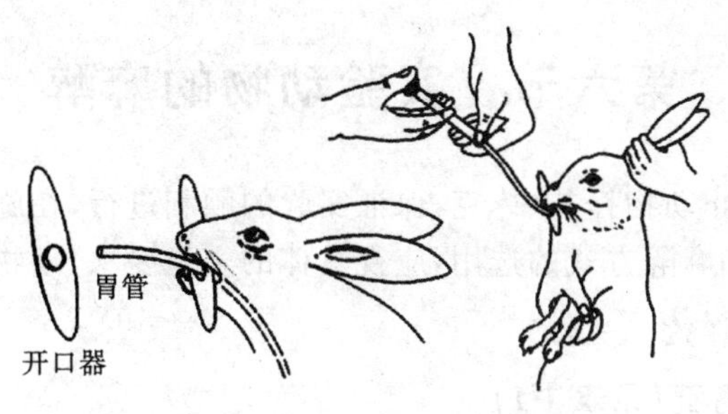

图 1-34 家兔灌胃法

一、大白鼠、小白鼠的采血方法

(1) 剪尾采血　需血量很少时常用此法。动物麻醉后，将尾尖剪去约 5 mm，从尾根部向尾尖部按摩，血即从断端流出。也可不麻醉动物，但采血量较小。采血结束后，伤口必须消毒、止血。用此法每只鼠可采血 10 余次。小白鼠每次采血量约 0.1 mL，大白鼠约 0.4 mL。

(2) 眼眶后静脉丛采血　此法需采用一根特制的长 7～10 cm 硬的玻璃取血管(其一端内径为 1～1.5 mm，另一端逐渐扩大，细端长 1 cm)，将其浸入 1% 肝素溶液中，干燥后使用。采血时，左手拇指及食指抓住鼠两耳之间的皮肤固定鼠的头部，并轻轻压迫颈部两侧，使眼球充分外突，促使眼眶后静脉丛充血。右手持取血管，将其细端以 45°角插入内眼角与眼球之间，轻轻向眼底方向刺入，进针深度小白鼠 2～3 mm，大白鼠 4～5 mm。当感到有阻力时即停止刺入，旋转取血管以切开静脉丛，血液即流入取血管中(见图 1-35)。采血结束后，拔出取血管，放松左手减少压迫，出血即停止。用此法在短期内可重复采血。小白鼠一次可采血 0.2～0.3 mL，大白鼠一次可采血 0.5～1.0 mL。

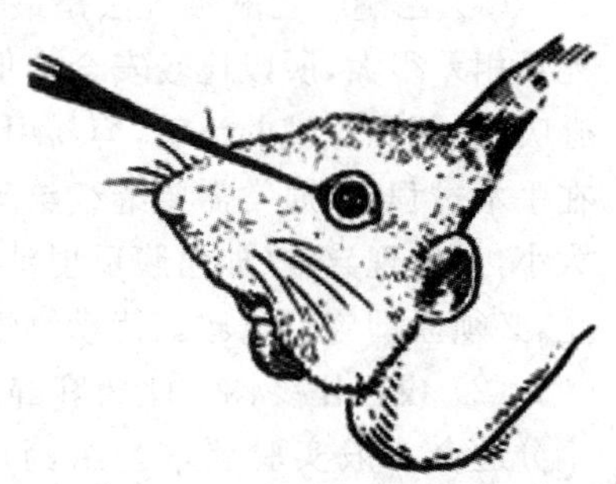

图 1-35 小白鼠眼眶后静脉丛采血

(3) 摘眼球采血　此法多用于鼠类大量采血。采血时，左手拇指及食指抓住鼠两耳之间的皮肤固定鼠的头部，并轻轻压迫颈部两侧，尽量使眼球突出。右手用眼科镊子迅速摘除眼球，眼眶内很快流出血液。

(4) 断头采血　用手术剪迅速剪掉动物头部，颈部朝下将动物提起，血液即流入已准备好的容器中。

二、家兔的采血方法

(1) 耳缘静脉采血　将家兔固定，拔去或剪去耳缘静脉局部的被毛，消毒，用手指轻弹兔耳，使静脉扩张，用针头刺入耳缘静脉靠近耳尖部分，血液即流出。本法为家兔最常用的采血方法，可反复多次使用。

(2) 心脏采血　使家兔仰卧固定，将针头刺入心脏(穿刺部位在第三肋间胸骨左缘 3 mm 处)，持针手可感觉到家兔有节律的心脏跳动。此时如还抽不到血，可以前后进退调节针头的位置，但切忌使针头在胸腔内左右摆动，以防弄伤家兔的心、肺。

第六节　实验动物的麻醉

在实验中，为防止动物挣扎、休克，保证实验的顺利进行，在施行手术前，需将动物进行麻醉。麻醉药和麻醉方式的选用，应视具体的实验要求、动物种类而定。

一、常用的麻醉药

1. 常用局部麻醉药(见表 1-1)

表 1-1　常用局部麻醉药

药　名	药物浓度	麻醉方法	药　效
普鲁卡因	0.5%～1%	局部浸润麻醉	毒性小，见效快
利多卡因	0.25%～0.5%	局部浸润麻醉	见效快，组织穿透性好
	1%～2%	神经干阻滞麻醉	

2. 常用全身麻醉剂

(1) 乙醚　乙醚吸入法是最常用的麻醉方法，各种动物都可应用。其麻醉量和致死量相差很大，所以比较安全。但由于乙醚会刺激上呼吸道黏液分泌增加，还可扰乱呼吸、血压和心脏的活动，容易引起窒息，所以在麻醉过程中要随时注意动物的状态。在手术过程中，通常需要继续给动物吸入乙醚。这时要经常检查角膜反射和观察瞳孔大小，如发现异常(如角膜反射消失、瞳孔突然放大等)，应立即停止麻醉。一旦呼吸停止，必须立即施行急救。待动物恢复自动呼吸后再进行手术操作。

(2) 戊巴比妥钠　此药麻醉时间不长，一次给药的有效时间可持续 3～5 h，所以十分适合一般实验要求。给药后对动物血压、心脏和呼吸无显著影响。用时配成2%～3%生理盐水溶液，必要时可加温溶解，配好的药液在常温下可放置 1～2 个月。使用剂量：狗、猫、家兔静脉注射剂量为 25～30 mg/kg，腹腔注射剂量为 30～35 mg/kg。

(3) 硫喷妥钠　为黄色粉末，有特殊臭味，易吸水。其水溶液不稳定，所以必须现配现用，常用浓度为 2%～4%。此药做静脉注射时，动物麻醉快，苏醒也快，一次给药的麻醉时效仅维持 0.5～1 h。所以在时间较长的实验过程中，需重复注射，以维持一定的麻醉深度。此药对胃肠道无副作用，但对呼吸有一定抑制作用，因此注射时速度必须缓慢。注射剂量和方法：狗静脉注射剂量为 20～25 mg/kg；家兔静脉注射剂量为 25 mg/kg。小白鼠腹腔注射剂量为 15～20 mg/kg；大白鼠腹腔注射剂量为 40 mg/kg。

(4) 氨基甲酸乙酯(乌拉坦)　此药是比较温和的麻醉药，安全范围大。多数实验动物都可使用，更适合于小动物。麻醉时要注意动物保温。使用时常配成 20%水溶液，狗、家兔腹腔注射剂量为 0.75～1 g/kg，小白鼠腹腔注射剂量为 1.5～2 g/kg。但此药用于静脉注射时必须溶在生理盐水中，配成 5%或 10%的溶液，注射剂量为 10～20 mL/kg。

以上麻醉药种类虽较多，但各种动物使用的种类多有所侧重。对狗、猫、家兔和大白鼠常用戊巴比妥钠麻醉；对青蛙和蟾蜍常用氨基甲酸乙酯麻醉；对大白鼠和小白鼠常用戊巴比妥钠或氨基甲酸乙酯麻醉。

二、麻醉方法

1. 局部麻醉法

局部麻醉包括浸润麻醉、表面麻醉和阻断麻醉等。其中，浸润麻醉最为常用。

浸润麻醉方法　根据实验操作要求的麻醉深度，将1%～2%的盐酸普鲁卡因按皮下、筋膜、肌肉、腹膜或骨膜的顺序依次分别注入，阻断手术部位的痛觉神经冲动传导。适用于中型以上的动物。

2. 全身麻醉法

(1) 吸入麻醉法　先将沾满乙醚的棉球放入玻璃罩内，然后投入需要麻醉的动物。1～2 min后，动物逐渐失去运动能力。此方法麻醉时间有限，麻醉时要密切观察动物状态，防止动物因缺氧、窒息或麻醉过深而死亡。这种方法适用于大、小白鼠的短时间麻醉。

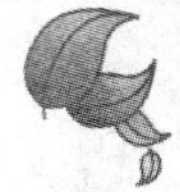

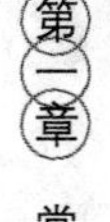

(2) 注射麻醉　经腹腔或静脉注射麻醉，其操作简便，所以多采用。腹腔给药麻醉法多用于鼠类和蛙类等动物。静脉给药麻醉法则多用于家兔、狗等较大的动物。各种动物的静脉注射部位及方法见本书相关内容。

三、动物麻醉的注意事项

动物的麻醉效果直接影响实验进行和实验结果。如果麻醉程度太浅，动物会因疼痛而挣扎、休克，甚至出现呼吸、心跳不规则，影响对实验结果的观察。麻醉程度太深，会使机体的反应性降低，甚至消失，更严重的是出现抑制心血管活动中枢和呼吸中枢的现象，使动物呼吸、心跳停止，导致其死亡。因此，在麻醉过程中必须善于判断麻醉程度。

1. 判断麻醉程度的指标

(1) 呼吸　动物呼吸加快或不规则，说明麻醉过浅，可再注射一些麻醉药。若动物呼吸规则而平稳，且以胸式呼吸为主，说明已达到麻醉深度。若动物呼吸变慢，且以腹式呼吸为主，偶尔出现深呼吸或呼吸停顿，说明麻醉过深，动物有生命危险。

(2) 反射活动　主要观察角膜反射，若动物的角膜反射灵敏(动物眼角受外界刺激会眨眼)，说明麻醉过浅；若角膜反射迟钝，麻醉程度适宜；角膜反射消失，伴随瞳孔放大，则麻醉过深。

(3) 肌张力　动物四肢肌肉紧张，受外力牵拉时会收缩，说明麻醉过浅；动物全身肌肉松弛，对外力牵拉无反应，说明麻醉合适。

2. 注意事项

在整个麻醉过程当中，除了要观察麻醉效果外，还要注意以下事项。

(1) 准确计算麻醉剂量　所有麻醉药使用过量均可引起动物中毒甚至死亡，故应特别注意麻醉药的剂量及给药途径。在严格按照体重计算麻醉剂量的同时，还应考虑动物个体差异导致其对药物耐受性发生改变。

(2) 缓慢注射，并随时观察动物情况　特别是静脉注射，一般参考用量的前1/3注射速度可略微快些，以迅速度过动物兴奋挣扎期。注射后2/3的剂量时要边缓慢注射边观察，检测动物肌肉紧张性、角膜反射、呼吸频率等指标，当这些反应明显减弱或消失时，应立刻停止注射。麻醉药宁可少注射些，术中补注，也不要一次性注射完。对于体质异常、剧烈挣扎的动物，以及注射不顺利或太顺利的情况都要特别小心。

(3) 注意保温　动物在麻醉期体温下降迅速，不采取保温措施容易导致动物死亡。在寒冷的冬季做慢性实验时，在注射前应将麻醉剂加热至动物体温水平。

(4) 抢救措施　万一麻醉过量，应及时抢救，可根据不同情况，实施心肺复苏、注射肾上腺素等抢救措施。

第七节　实验动物的处死

当实验或研究中途停止或结束时，实验者应站在实验动物的立场上以人道主义原则去处置动物。原则上是要求处置过程不让实验动物感到恐惧和痛苦，也就是要施行安乐死。实验动物安乐死方法的选择取决于动物的种类。

一、蛙类

处死蛙类常采用刺蛙针插入枕骨大孔，破坏脑脊髓的方法。通常用左手抓持蛙，并用食指按压其头部前端，拇指按压背部，使蛙头前倾；右手持刺蛙针由凹陷处垂直刺入，即入枕骨大孔(见图 1-36)。这时将刺蛙针尖端转向尾方，刺入椎管，旋转刺蛙针以破坏脊髓。这时蛙的下肢会突然绷直，甚至有尿液排出。如果这时将刺蛙针拔出，会发现蛙下肢肌肉完全松弛，失去紧张性。接着再把刺蛙针由枕骨大孔刺入并转向头方，向前深入颅腔，然后向各方搅动，以捣毁脑组织。随后检查蛙的上肢肌肉会发现紧张性完全消失。在操作过程中，要防止毒腺分泌物射入实验者眼内。如被射入，可立即用生理盐水冲洗眼睛。

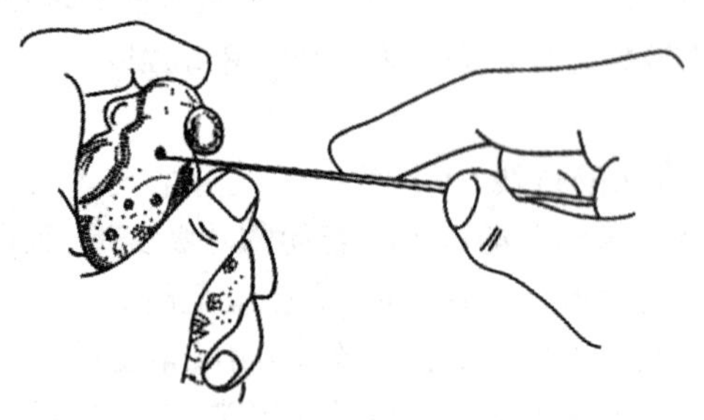

图 1-36　蛙类的处死

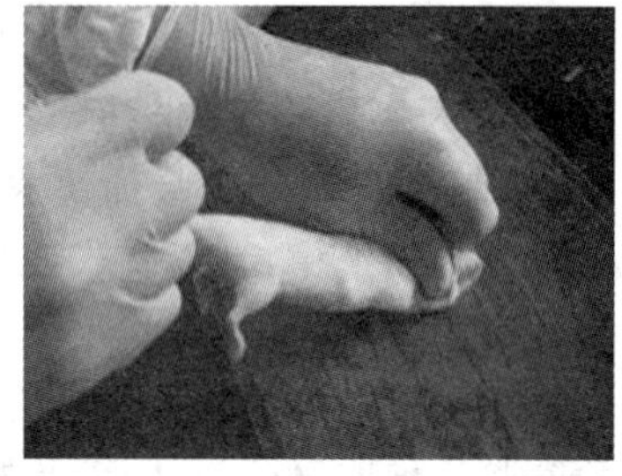

图 1-37　小白鼠的处死

二、大白鼠和小白鼠

(1) 颈椎脱臼法　左手抓住鼠尾用力向后拉，同时右手拇指与食指用力向下按住鼠头(见图 1-37)。将颈椎拉断，鼠立即死亡。

(2) 断头法　用剪刀在鼠颈部将鼠头剪掉，鼠立即死亡。

三、狗、家兔、豚鼠

空气栓塞法　当一定量的空气注入静脉后，可在右心因心脏的跳动将空气与血液搅成泡沫状，随血液循环到全身。如进到肺动脉，即可阻塞其分支；进入心脏冠状动脉，可造成冠状动脉阻塞，发生严重的循环障碍，导致动物死亡。一般狗由前肢或后肢皮下静脉注入 80～150 mL 空气，可很快致死；家兔、猫等静脉内注入 30～40 mL 空气即可致死。

(黄丹丹)

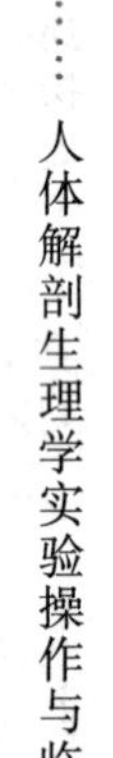

第二章
实验仪器

一、常用手术器械、用途及操作姿势

（一）手术器械及用途

1. 手术刀

现多使用由活动的刀片与刀柄组装而成的分离式手术刀，方便在刀片污染或刀刃变钝时能随时更换（见图 2-1 至图 2-3）。手术刀多用于切开皮肤和脏器，刀柄还可用于钝性分离。注意不能用手术刀切割坚硬的物件，以免刀片折断导致误伤。

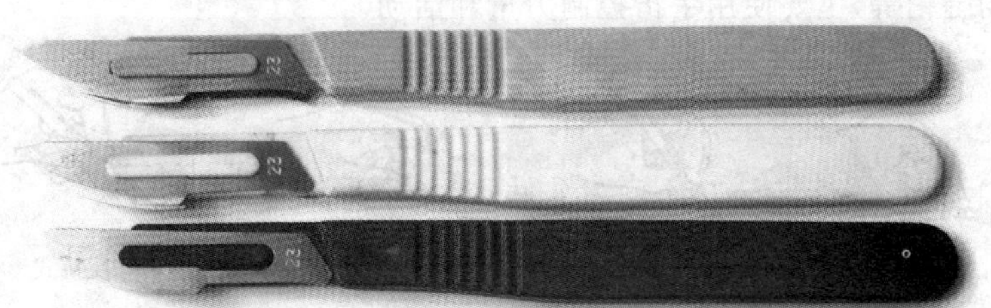

图 2-1　分离式手术刀

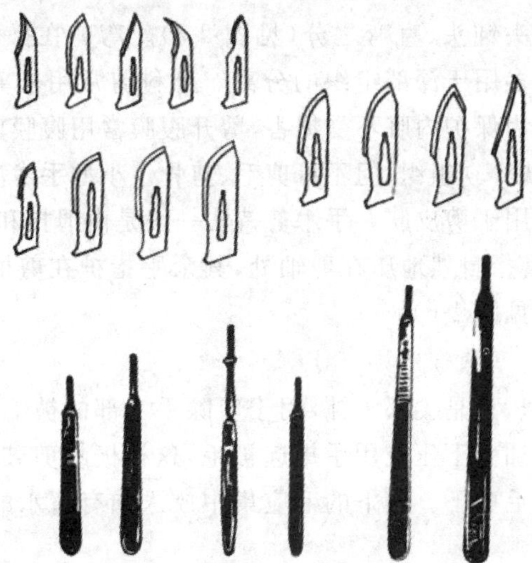

图 2-2　各种型号手术刀片、刀柄

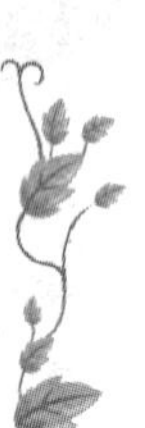

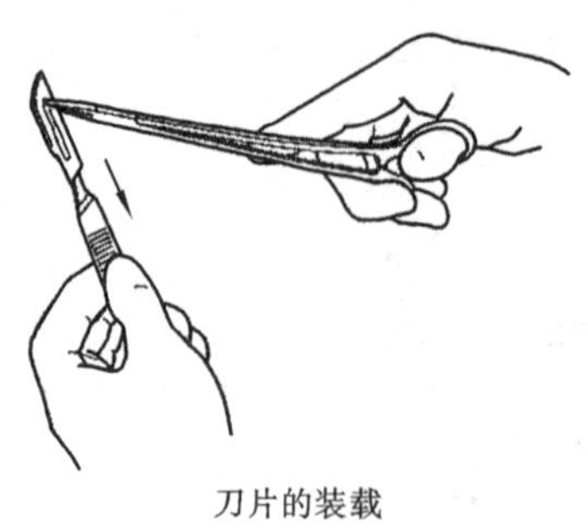

刀片的装载

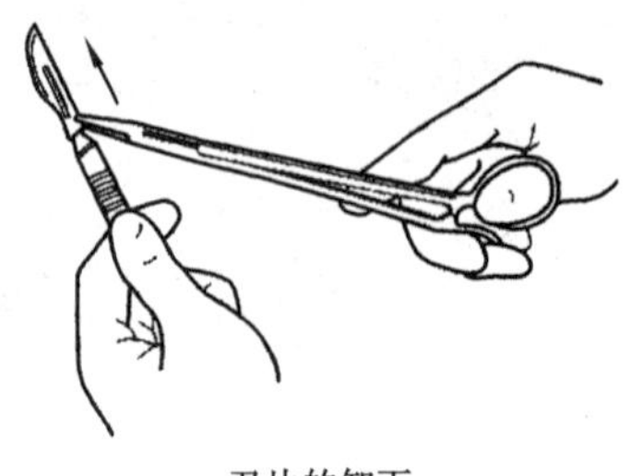

刀片的卸下

图 2-3　手术刀片的安装

准确使用手术刀的关键在于锻炼稳重而精确的动作。执刀姿势视切口大小、位置等不同而有执弓式、执笔式、握持式及反挑式等持法(见图 2-4)。执弓式为最常用的一种执刀方法,多用于切开腹部皮肤及钳夹的组织,主要运用手腕和手指的力量。执笔式多用以切割短小切口,力度轻柔而操作精细,如分离血管和神经以及切开腹膜小口等,主要使用手指控制力量和活动。握持式多用于需要费力切割、范围较广的坚硬组织,如筋腱、坏死组织、慢性增生组织等,主要使用手腕的力量。反挑式的手法是刀刃由内向外挑开(必须使用相应的刀片),以避免深部组织或器官损伤,如切开腹膜或挑开狭窄的腱鞘等,主要使用手指控制力量和活动。

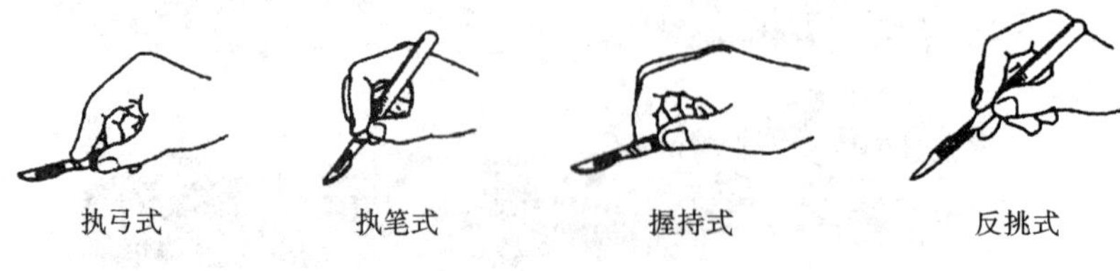

图 2-4　执刀姿势

2. 手术剪(外科剪、组织剪)

手术剪有长短、尖头钝头、直弯之分(见图 2-5)。弯剪在操作中手和剪柄不会妨碍操作者的视线,所以多用于深部组织的分离。外科剪常用来剪断皮肤、肌肉、血管、系膜、网膜等软组织。为保护内脏不受损害,剪开腹膜常用腹膜剪(尖头钝头剪),急性实验中也用其剪开皮肤等软组织,但不可剪毛、剪骨。小型手术剪又称眼科剪,多用于剪细小组织,一般不可用于剪皮肤。手术剪持法一般是由拇指和无名指分别插入两个柄环内,但不应太深,食指自然地压在剪轴处,其余手指护在剪柄相应部位,以协助掌握剪刀的方向和力度(见图 2-6)。

3. 剪毛剪

剪毛剪和弯剪类似,只是尖部平钝,用于剪除手术部的被毛,持法与手术剪相同。剪毛时,切忌将剪毛剪加力下压或用手提起被毛,这样极易剪破皮肤。应该让剪毛剪自然落下,逆毛方向将毛剪下。剪下的毛应集中放入加有清水的污物盒内,不要让其到处飞扬。

4. 止血钳(血管钳)

止血钳有弯直长短、有齿无齿之分(见图 2-7),常用的是蚊嘴式。其作用一是夹

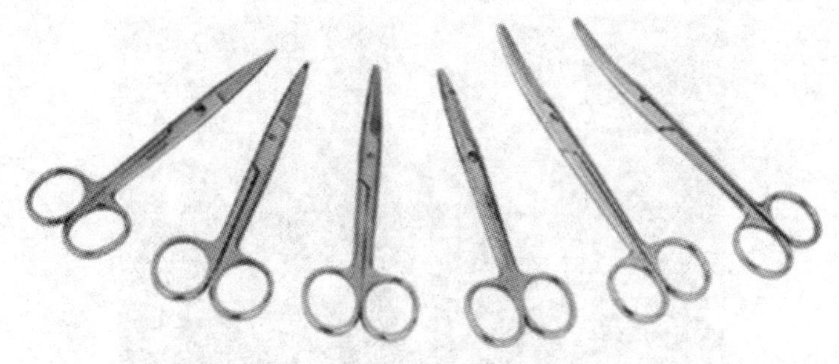

图 2-5　各种手术剪

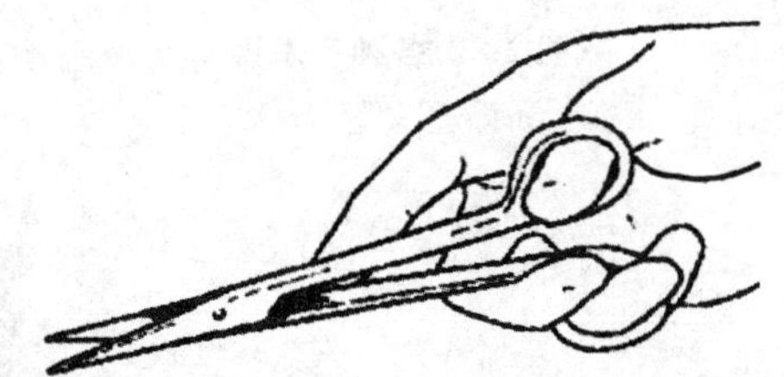

图 2-6　手术剪持法

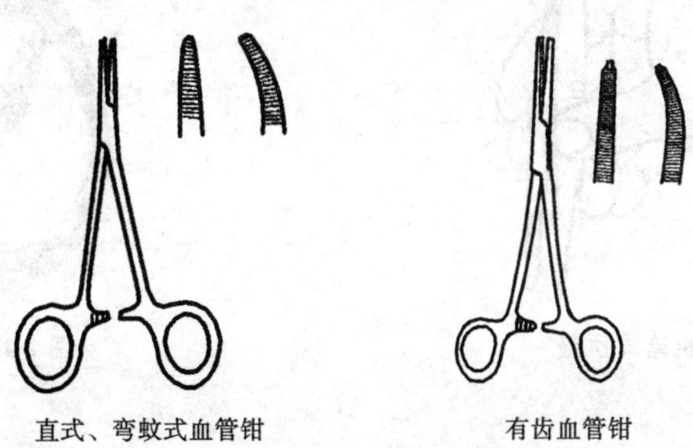

图 2-7　各种止血钳(血管钳)

住出血的血管或出血点达到止血目的;二是用于分离组织、提拉切口处组织等。止血钳是手术中最常用于钝性分离的器械,其余还有手术镊、手术刀柄、玻璃分针等。正确执止血钳的姿势,与执手术剪基本相似。但止血钳柄环间有齿,可咬合锁住,松开时手指不能向左右用力拉扯,而是应向上下用力分开止血钳的两柄环。

5. 手术镊

手术镊大小不一,有有齿(外科镊)无齿(解剖镊)、直头弯头之分(见图 2-8)。用于夹住和提起各种组织,方便手术操作者进行剥离、剪断和缝合等操作。有齿镊多用于夹持较牢固的组织,如皮肤、筋膜、肌腱等。无齿镊则多用于夹持较脆弱的组织,如黏膜、血管等。手术中一般多用左手以执笔式执镊(见图 2-9),持镊时切忌将镊柄握于掌心而妨碍操作的灵活性。

6. 铁剪刀

生理实验中剪骨和剪蛙头等专用铁剪刀如图 2-10 所示。日常持法。

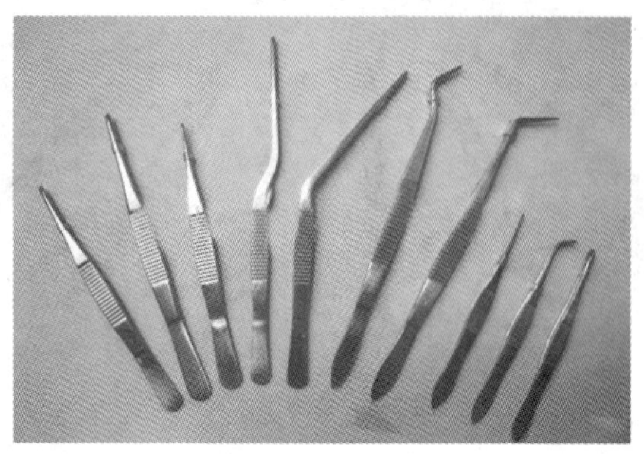

图 2-8　各种手术镊

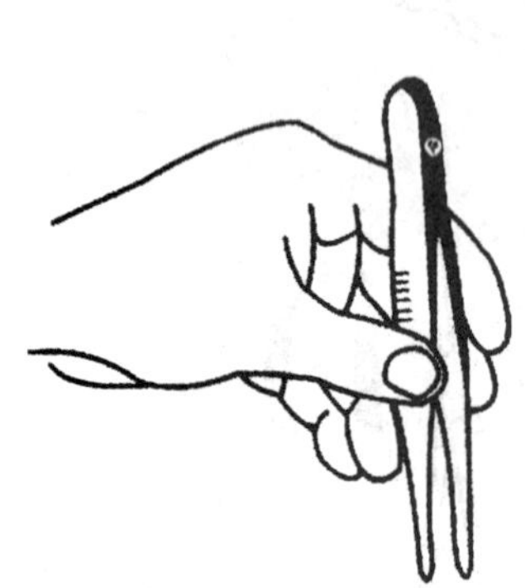

图 2-9　执笔式执镊

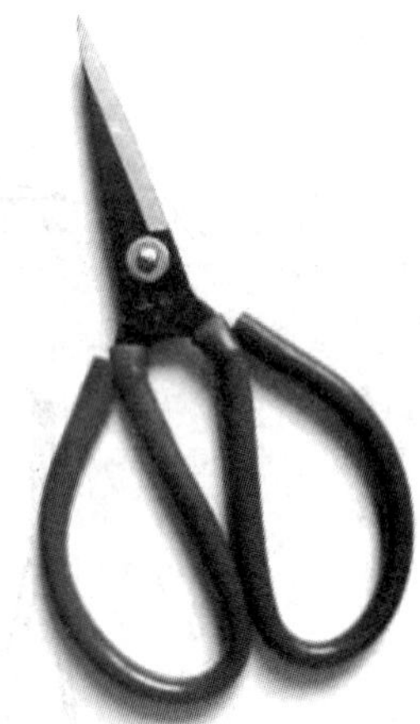

图 2-10　铁剪刀

7. 玻璃分针

专用于分离神经与血管的工具玻璃分针如图 2-11 所示。玻璃分针有直头与弯头之分，其尖端圆滑，且为非金属器具，分离时不易损伤神经或血管。

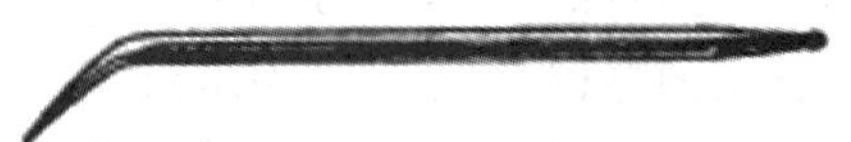

图 2-11　玻璃分针

8. 注射器

注射器现在一般采用一次性塑料注射器，容量有多种规格，一般可根据注射的剂量选用合适的注射器(见图 2-12)。使用注射器取药时应将活塞推到底，再安装针头，注射器针头的斜面要与注射器的容量刻度尺在一个平面上，用力旋紧针头，以防在操作过程中掉落。抽取药液后，要将针筒内的空气排干净才进行注射。注射器一般有平握法和执笔法两种握持方法(见图 2-13、图 2-14)。

9. 动脉夹

动脉夹是专门用于夹闭血管的手术器械，对血管的损伤较少(见图 2-15、图 2-

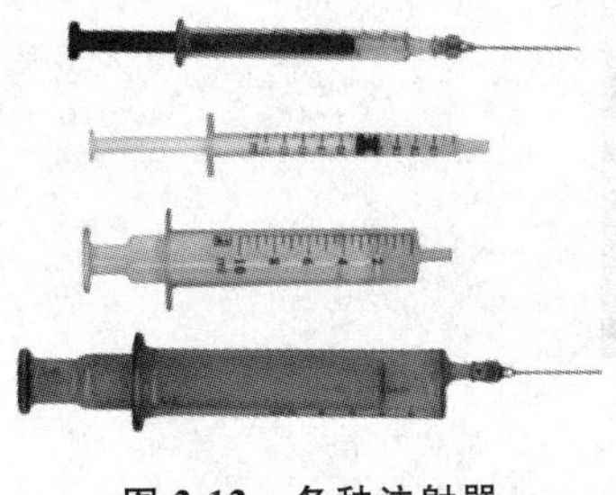

图 2-12　各种注射器

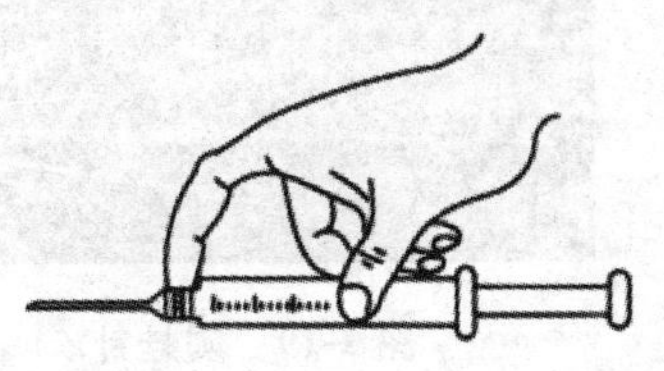

图 2-13　平握式

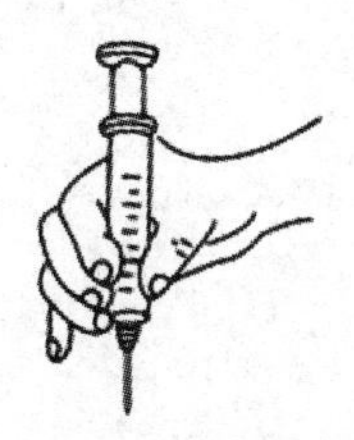

图 2-14　执笔式

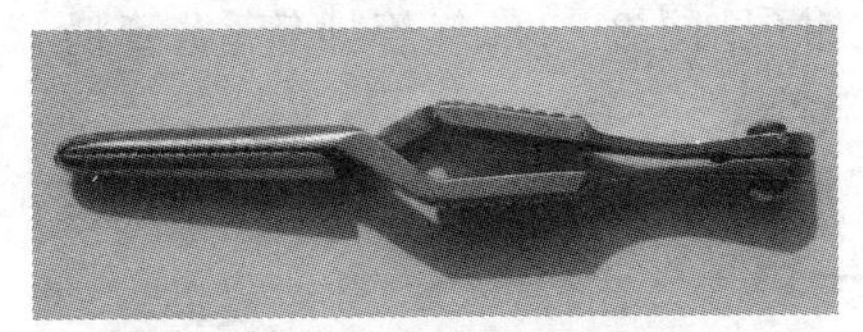

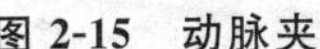

图 2-15　动脉夹

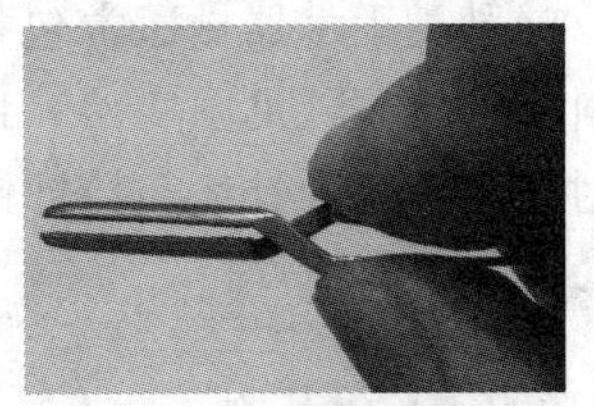

图 2-16　动脉夹的使用

16)。使用时,用力按压动脉夹中间空隙部分,就可打开夹子。

10. 三通开关

三通开关是用于连接充有液体的各种插管,使手术操作者在输液、注药、放血时能快速切换不同通路(见图 2-17)。使用时看 T 字形旋钮对准哪些出口,哪个出口就处于打开状态。三通开关共有五种状态,即三通、三不通、两两相通(见图 2-18)。

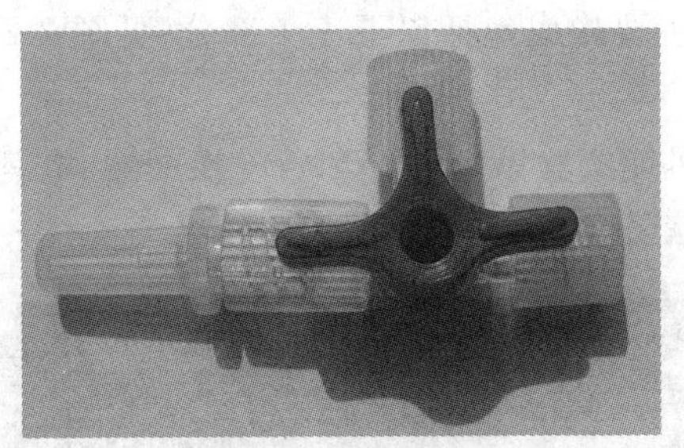

图 2-17　三通开关

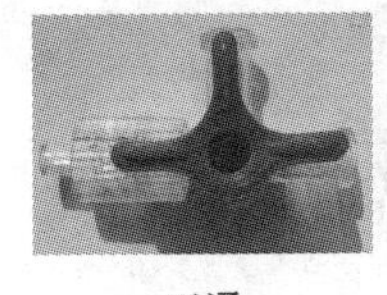

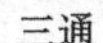

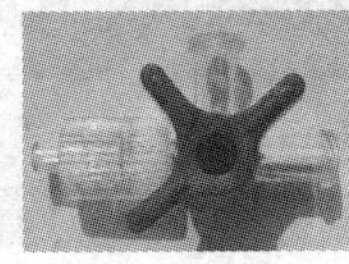

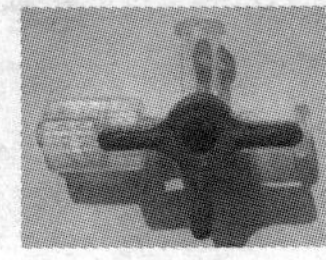

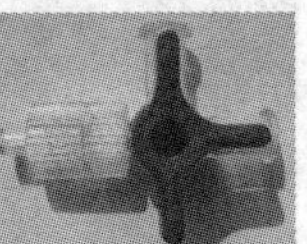

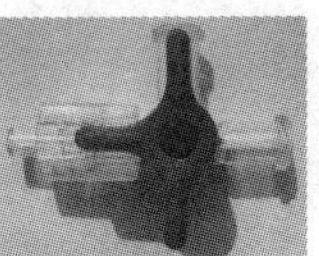

三通　三不通　两两相通

图 2-18　三通开关的五种状态

(二) 操作姿势及器械用途分类

器械传递时为了手术操作人员的安全和操作方便,手术过程中的器械传递方式应当是将器械的把柄递给对方,切忌将器械的锋利面朝向对方。

蛙类手术器械包括刺蛙针(金属探针)(见图 2-19)、铁剪刀、眼科剪、外科镊、眼科

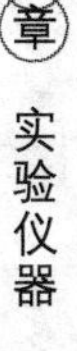

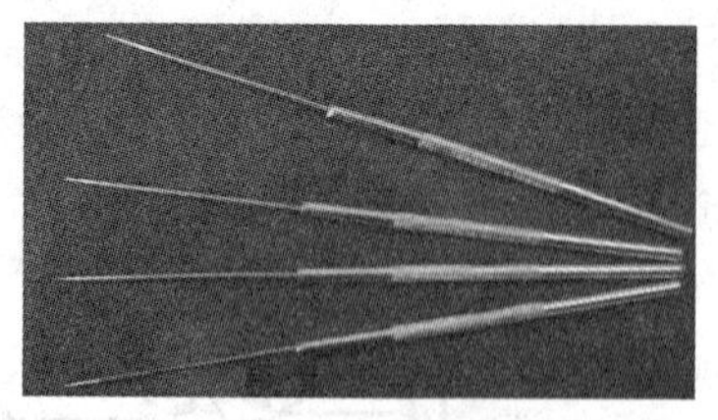

图 2-19　刺蛙针

镊、玻璃分针、蛙板或玻璃板、锌铜弓、蛙心夹等。

哺乳类手术器械通常包括剪毛剪、颅骨钻(见图 2-20)、手术刀、止血钳、外科镊、外科剪、开创器(见图 2-21)、眼科镊、眼科剪、骨钳(见图 2-22)、气管插管、血管插管。有时还用到缝合针线和持针钳等。

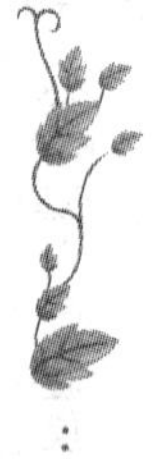

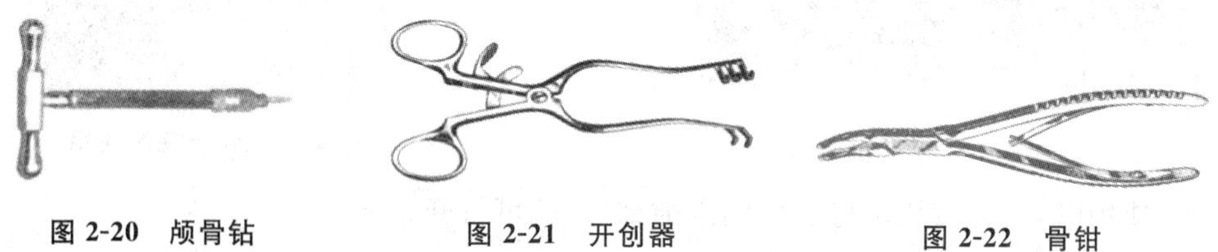

图 2-20　颅骨钻　　图 2-21　开创器　　图 2-22　骨钳

二、BL-420F 生物机能实验系统

1. BL-420F 生物机能实验系统概述

BL-420F 生物机能实验系统是配置在电脑上的四通道生物信号采集、放大、显示、记录与处理系统。它的主要构成包括以下三个部分(见图 2-23)：

(1) 电脑；

(2) BL-420F 生物机能实验系统硬件和各种换能器、电刺激器等；

(3) BL-420F 生物信号显示与处理软件。

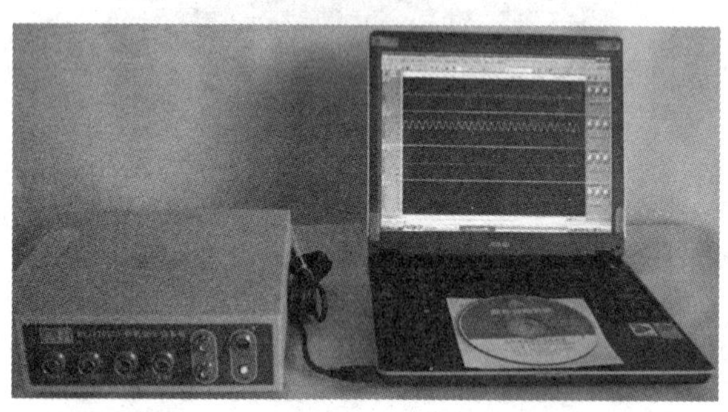

图 2-23　BL-420F 生物机能实验系统组成

BL-420F 生物机能实验系统硬件(外接型)是一台程序可控的、带四通道生物信号采集与放大功能，并集成高精度、高可靠性以及宽适应范围的程控刺激器于一体的设备利用它并配合相关的换能器就可以进行多种生物机能实验。BL-420F 生物机能实验系统利用电脑强大的图形显示与数据处理功能，可同时显示四道从生物体内或离体器官中探测到的生物电信号或压力、张力等生物非电信号的波形，并能对实验数据进

行存取、分析、处理及打印。

该系统适用于进行生理、药理、毒理和病理实验，并可完成实验数据的分析、处理及打印工作。过去使用的放大器、示波器、记录仪、刺激器等仪器的功能它都具备。

2. 启动软件

进入 WindowsXP 中文操作系统，双击电脑桌面上的"BL-420F 生物机能实验系统"启动图标，即可启动该软件(见图 2-24)。

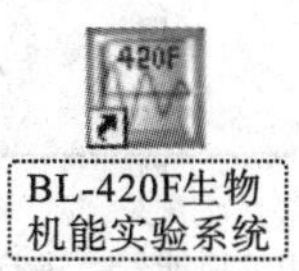

图 2-24　WindowsXP 桌面上的"BL-420F 生物机能实验系统"启动图标

3. 主界面

BL-420F 生物机能实验系统的主界面(见图 2-25)。

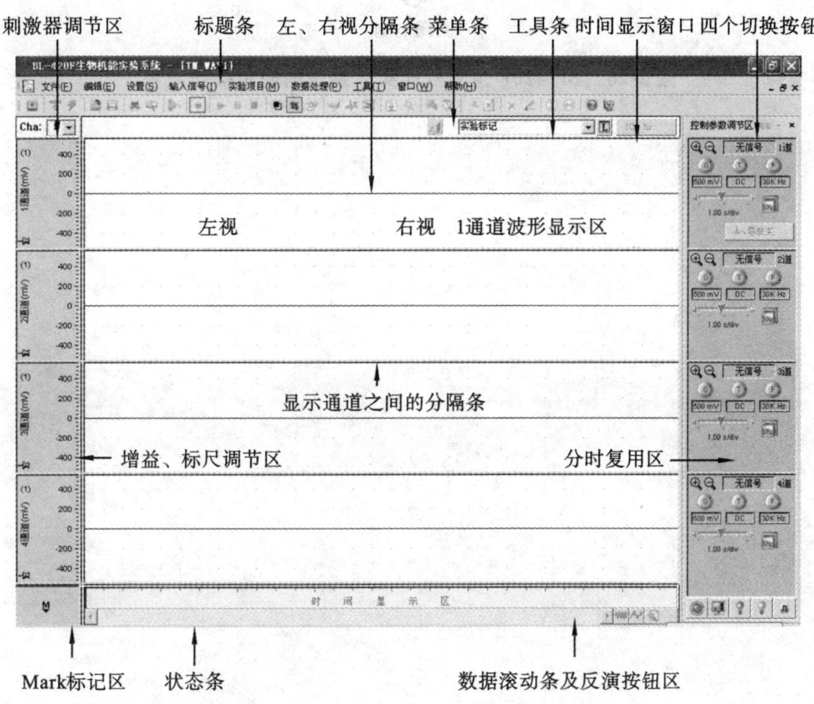

图 2-25　BL-420F 生物机能实验系统主界面

4. 退出软件

选择"文件"菜单中的"退出"命令即可退出软件。

5. 操作流程

BL-420F 生物机能实验系统的简单操作流程(见图 2-26)。BM-200 生物机能多媒体教学软件的详细操作方法详见第四章模拟实验的相关内容。

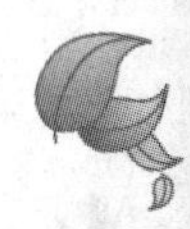

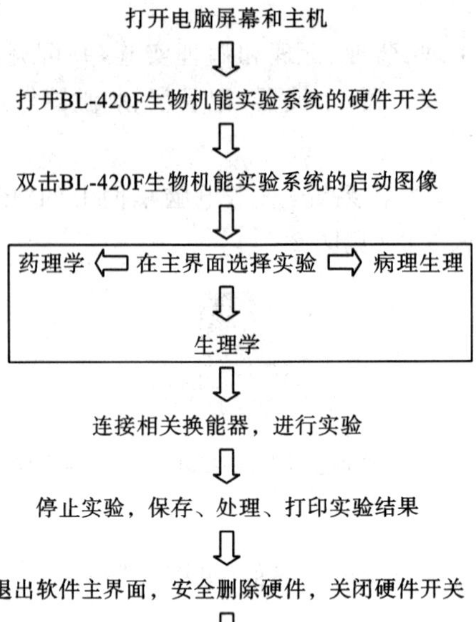

图 2-26　BL-420F 生物机能实验系统的简单操作流程

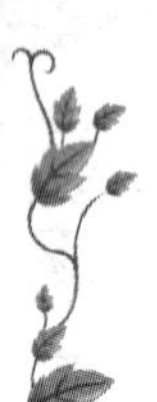

第三章 实验操作

第一节 切口与分离技术

一、切口

备皮后，定好切口的起止点，切口方向要尽可能与组织纤维走向一致。切口大小要便于手术操作又不能过多暴露组织器官为宜。切口时，手术者以左手拇指和食指绷紧切口两端的皮肤，右手持手术刀，以适当的力度一次性切开皮肤和皮下组织（见图3-1）。或者由协助者用止血钳夹起切口起点两旁的皮肤，手术者用手术剪逐层剪开皮肤及皮下组织。接着剪开肌层的肌膜，用止血钳或手术镊钝性分离肌肉到所需长度。

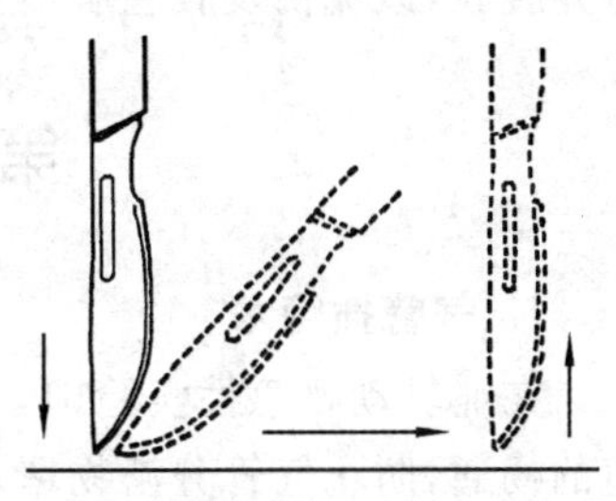

图3-1　手术刀切开皮肤的方法

二、止血

手术过程中如有出血必须及时止血，以防动物因流血过多出现生命危险。微小血管出血或静脉渗血，可使用干纱布或干棉球用力压迫止血法，不可擦拭，以免使血栓脱落或损伤组织。若未能马上止血，用此法也可清除流出的血液，辨清组织和出血点，以便采用其他有效的止血方法。出血量较大，特别是小动脉出血时，可先用止血钳准确夹闭血管断端止血。（此为结扎止血，结扎止血法是手术中最可靠的止血方法）。

三、钝性分离

钝性分离是将无刃的器械或手指插入组织间隙内，用适当的力量分离或推开组织。这种方法适用于分离肌肉、皮下结缔组织、筋膜等。优点是速度快、省时，且不容易误伤血管和神经。缺点是如果用力过猛，会造成重要血管、神经的撕裂，或器械穿过邻近的空腔器官或组织，导致严重后果。

钝性分离和锐性切开各有优缺点，在手术过程中可以具体问题具体分析。总的目的是既要充分显露深层组织和器官，同时又不会造成过多损伤。

四、肌肉、神经与血管的分离

分离肌肉时，应用止血钳或玻璃分针在整块肌肉的肌膜外，顺着肌纤维方向，将肌肉一块块地分离。绝不能在一块肌肉的肌纤维间进行分离，这不仅容易损伤肌肉而引

起出血，并且也很难将肌肉彻底分离。

神经和血管都是比较娇嫩的组织，因此在剥离过程中要耐心、细致、动作轻柔。为了避免神经和血管的结构或机能受损，不可用带齿的镊子进行分离，也不能用止血钳或镊子夹持，一般多采用玻璃分针进行分离。在分离粗大的神经、血管时，应先将神经或血管从周围的结缔组织中稍加分离，然后游离出符合实验需要的长度。在分离细小的神经或血管时，要特别注意，不要把解剖结构关系弄乱，以防分离出错误的神经或血管。分离完毕后，在神经和血管的下方穿以浸透生理盐水的丝线，以备刺激神经时提起或结扎血管之用。最后在神经或血管上方覆盖一块浸以生理盐水的纱布，以防组织干燥。

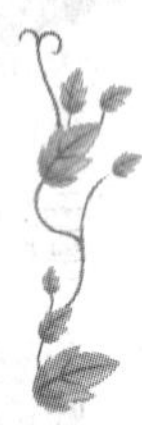

五、腹中线切口

腹中线切口多用于家兔、猫、狗和猪的腹部实验手术。不管是前中部，还是中后部的腹中线切口，所经过的组织层次基本相同，而切口长度视动物的种类不同而异。应将动物在手术台上仰卧固定，麻醉。腹部正中线备皮，助手用止血钳将腹部皮肤左右提起，术者用手术剪纵向剪一小口，再水平插入剪刀，剪刀采用上挑式剪开腹中线皮肤。此时皮下可见肌肉层，沿腹白线先剪一小口，再用钝头外科剪（腹膜剪）沿腹白线打开腹腔，以免伤及腹腔脏器。

第二节　插管技术

1. 气管插管术

在哺乳动物急性实验中，一般会先切开气管，插入气管插管，目的是保持动物呼吸道的畅通，防止气管分泌物堵塞气道。其步骤如下。

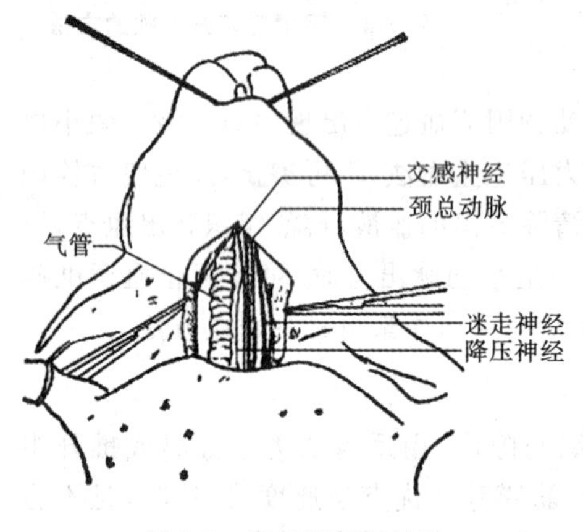

图 3-2　家兔颈部解剖图

（1）颈部切口　将麻醉后的动物仰卧固定在手术台上，备皮。在颈部正中喉下部做一皮肤切口，长约 4 cm。

（2）分离组织　用手术剪依次分离皮下结缔组织及颈部肌肉，暴露气管。然后用止血钳分离气管周围的结缔组织，游离出气管 2 ～3 cm，穿一丝线在气管下备用（见图3-2）。游离气管时，注意止血钳切勿插入过深，以免损伤食管及周围小血管。

（3）切开气管　用手术剪在喉头下 3、4 软骨环之间横向切开气管，切口不得超过气管直径的 1/2，接着从切口处向头端剪一小口，使整个切口成倒“T”形。

（4）气管插管　左手提起备用线，右手将“Y”形气管插管由切口处向胸腔方向插入气管腔内，用线结扎固定，再于插管分叉处打结固定，以防滑脱（见图 3-3）。气管插管可以与呼吸换能器相连，将相关信号传递到电脑上，以方便进行实验记录。

2. 颈部动脉插管术

动物颈部气管两侧深部各有一条大的动脉血管，进行动脉插管时可随意选择一条。

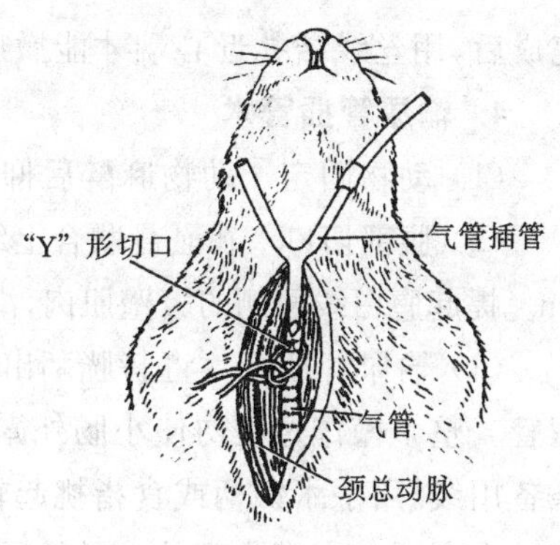

图 3-3　气管插管术

(1) 确定血管　用止血钳夹住气管旁边的肌肉向外牵拉,可在气管侧面深部看到一条深红色较粗大的血管,用手触摸有搏动感,这就是颈总动脉(见图 3-2)。

(2) 游离血管　用玻璃分针仔细分离血管鞘膜,防止损伤神经,游离出一段颈总动脉血管,长 3～4 cm。在此血管下面穿入三根线备用。

(3) 动脉插管　首先结扎颈总动脉的远心端,然后在近心端夹一动脉夹(动脉夹与远端结扎线之间的距离应不小于 3 cm)。提起结扎线,用眼科剪以 30°角在远心端靠近结扎处的血管前壁上剪一斜形切口(切口不能超过血管的 1/2)。由切口处向心脏方向插入充满肝素的动脉插管,用备用线将血管和动脉插管紧紧扎在一起,并固定。取下动脉夹即可记录血压信号(见图 3-4)。实验完成后,用丝线结扎近心端后才能撤出动脉插管。

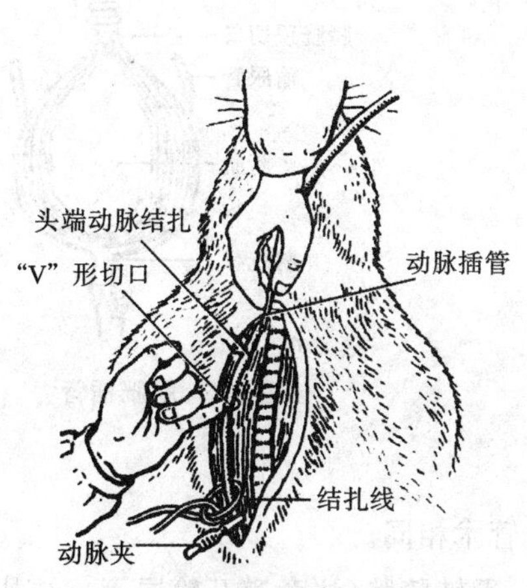

图 3-4　颈总动脉插管

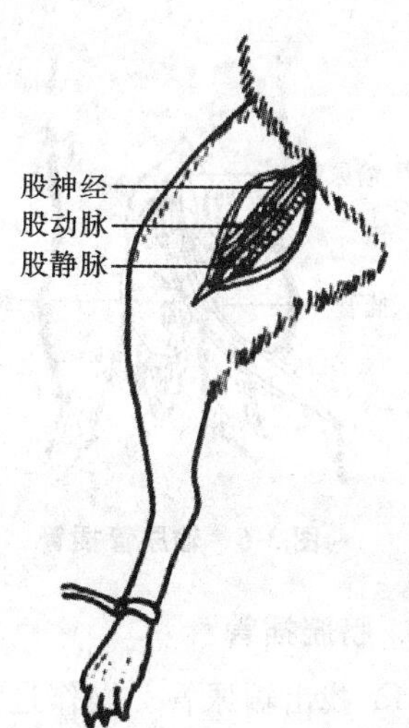

图 3-5　股神经、股动脉、股静脉解剖图

3. 股动(静)脉插管术

(1) 动物固定　动物麻醉后仰卧固定于手术台上,在股三角区备皮。

(2) 分离动(静)脉　沿血管走向做皮肤切口,长 4～5 cm。用止血钳或玻璃分针分离肌肉和深部筋膜,暴露出神经和股血管(由外向内分别为股神经、股动脉及股静脉)(见图 3-5)。用玻璃分针仔细分离出一段长 3～4 cm 的股动(静)脉,在其下面穿过三根丝线备用。

(3) 动(静)脉插管　先用动(静)脉夹夹住股动(静)脉的近心端血管,然后结扎股动(静)脉远心端。接着提起备用线,用眼科剪以 30°角在紧靠结扎线近心端处剪一斜口(切口不能超过血管的 1/2)。由切口处向心脏方向插入充满生理盐水的动(静)脉插管,用另一备用线将其扎紧,并将余线结扎在动(静)脉插管处,以防止其滑脱。实验

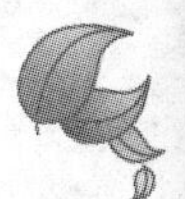

完成后，用丝线结扎近心端才能撤出动（静）脉插管。

4. 输尿管插管术

（1）动物固定　动物麻醉后仰卧固定于手术台上，在耻骨联合以上腹部备皮。

（2）腹部切口　在耻骨联合上缘约 0.5 cm 处沿正中线向上做一皮肤切口，长 3～4 cm。提起腹白线两侧的腹壁肌肉，沿腹白线剪开腹壁及腹膜（注意不要伤及腹腔脏器）。

（3）输尿管插管　将膀胱翻出切口外，可见其底部有两条透明、光滑的小管，即输尿管。整个操作过程勿使小肠外露，以免使血压下降。在靠近膀胱处的输尿管上穿一条备用线，用手术镊柄或食指挑起输尿管后，再用眼科剪剪一斜形切口。由切口处向肾脏方向插入充满生理盐水的输尿管插管（注意不要使输尿管扭曲或打结，以防尿液无法流出），并用备用线扎紧并固定，以防滑脱。放置好输尿管及其插管后应能看到尿液缓慢流出。用同样的方法插入另一侧输尿管插管（见图 3-6）。术中及术后注意用温热盐水纱布覆盖手术部位以保持腹腔内的温度与湿度。术后也可用止血钳夹闭腹腔来保温、保湿。

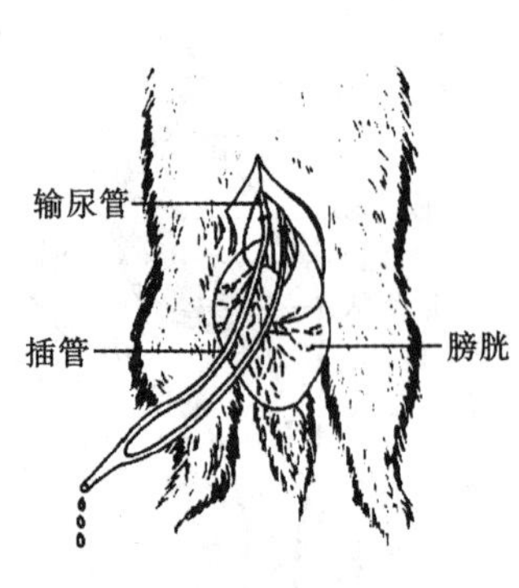

图 3-6　输尿管插管

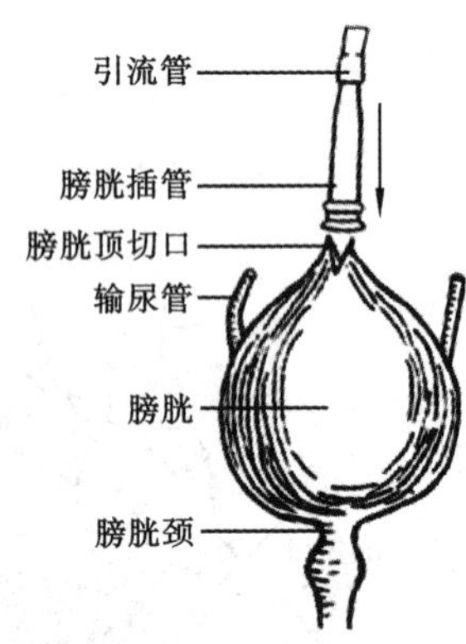

图 3-7　膀胱插管

5. 膀胱插管

（1）找出输尿管　操作过程与输尿管插管术相同。

（2）结扎尿道　在膀胱颈下穿一条丝线，翻转膀胱（注意避开输尿管），结扎尿道。

（3）插入膀胱插管　在膀胱顶部血管较少处剪一小口，将充满生理盐水的膀胱插管由切口处插入膀胱，使膀胱插管对准输尿管开口处并紧贴膀胱壁。拉紧缝合线并结扎固定（见图 3-7）。术后用温盐水纱布覆盖腹部切口，防止因失温、干燥导致动物死亡。

除上述几种插管外，在采集动物消化液时还需进行胰导管、胆总管等插管，其操作方法大致与静脉插管类似。

第三节　动物的急救

在动物实验过程中可能会因麻醉过量、大失血、创伤过大、分泌物或血块堵塞气管等原因，而使动物出现血压急剧下降、呼吸不规则甚至停止等临床死亡症状，对此应立即进行抢救。抢救时要先查明原因，根据动物情况制定急救措施。

1. 麻醉过量的处理

(1) 实验动物呼吸变慢、不规则或停止(必须有心跳)时，可进行人工呼吸或静脉注射呼吸中枢兴奋剂。

① 人工呼吸　用手按一定节律压迫动物胸廓进行人工呼吸。或者立即切开动物气管，插入气管插管，然后连接人工呼吸器辅助动物呼吸。动物一旦恢复自主呼吸，就可停止人工呼吸。

② 注射呼吸中枢兴奋剂　可从静脉一次性注射 25%的尼可刹米 1 mL。尼可刹米能直接兴奋呼吸中枢，使动物呼吸加深、加快。

(2) 当动物呼吸、心跳都停止时，除了运用以上急救方法外，还要同时注射强心剂。通常使用 1∶10 000 的肾上腺素做静脉注射或心内注射。肾上腺素具有增强心肌收缩力、扩张冠状动脉、增强心肌供血及供氧、刺激心脏起搏点的作用。如果动物注射肾上腺素后，心搏仍无力，可静脉注射或心内注射 1%氯化钙 5 mL，钙离子可使心肌收缩力增强、血压升高。

2. 窒息的处理

动物呼吸道在麻醉后产生的大量的不易排出的分泌物，和气管插管中因出血形成的血块，都会堵塞气管而造成窒息。

(1) 当动物出现呼吸不通畅，耳、唇发绀等窒息表现，而手术前又未做气管插管时，应马上将动物舌头偏向一侧拉出，并立即剪开气管，进行气管插管。

(2) 如果手术前已做了气管插管，只是因为气管插管扭曲，造成气道阻塞时，可将气管插管旋转 180°，这样一般都可缓解。如果听到动物不断地传出痰鸣音(可能是气管分泌物过多造成气道阻塞所致)，应立即拔出气管插管，清洗气管插管，再用棉签擦去气道中的分泌物，使气道通畅，再重新插入气管插管。

3. 大失血、血压下降的处理

(1) 马上停止实验，立即查明出血部位、结扎止血(血压极低或记录不到血压时，还要排除血块堵塞动脉插管导致记录失准等情况)。

(2) 快速输入温生理盐水，以增加血容量，恢复血压。

(3) 静脉注射 1∶10 000 的肾上腺素，刺激心脏使其搏动增强，血压上升。

(4) 采取适当的保温措施，防止动物因失血导致体温下降。

第四节　实验人员的安全防护

在动物实验的操作过程中，实验人员可能会因受到实验动物抓咬、锋利器械损伤、接触有毒或受污染物品而感染。在进行传染性病原体的感染试验、重金属试验、农药与剧毒物品试验时，更需采取各种防护措施，保护实验者的健康。

一、人畜共患病及其防护措施

（一）动物实验中易感染的人兽共患病

1. 病毒性疾病

（1）出血热　本病由蚊、蜱叮咬传播，或通过接触患病的啮齿动物（如鼠类）排泄物而传播。人类发病的特征为高烧、肌肉疼痛、头痛、腹泻、恶心、呕吐、蛋白尿、少尿或多尿等，有的可能还有出血症状。

（2）狂犬病　狂犬病病毒可以在许多野生动物和家畜体内存活，而狗和猫是主要的传染源。携带狂犬病病毒动物的含毒唾液通过咬伤、抓伤或其他伤口进入受害者体内而感染。狂犬病潜伏期平均为14～60天，不表现任何症状。前期症状为头痛、发热、不适、疲倦和食欲不振，或者表现为不安、恐惧、抑郁、兴奋和神经质。急性神经期的特点是活动过强和出现稀奇古怪的行为（如怕水），继而出现进行性麻痹的症状，然后逐渐进入昏迷期，出现呼吸停止而导致患者死亡。

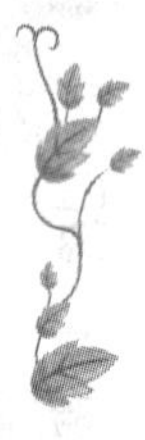

2. 细菌性疾病

（1）沙门氏菌病　主要由接触鼠伤寒沙门氏菌和肠炎沙门氏菌引起，患病动物与带菌动物是其主要传染源，经口感染（胃肠道感染）是其最重要的传染途径，而被污染的饲料和饮水则是其传播的主要媒介物。实验人员感染沙门氏菌后，主要表现为急性胃肠炎。此病发作突然，症状为腹痛、恶心和发热，以及持续多日的厌食和腹泻。该病严重程度可因细菌的种类不同、细菌的数量多少以及人的抵抗力强弱而不同。

（2）真菌病　能引发动物癣病的真菌同样可以感染人类，传染途径主要通过接触携带真菌的动物使用过的垫料、器具等而感染。人类感染后症状为鳞屑形成、红斑，偶有水泡和裂纹，可使指（趾）甲增厚、变色，一般比较轻微，不易被觉察。极少数情况下，真菌可引起严重的肉芽肿性或侵袭性疾病。

3. 寄生虫病

（1）弓形虫病　病原为龚地弓形虫，多数哺乳类实验动物都可以成为其中间宿主，猫是其终宿主。猫是人类感染弓形虫病的最主要途径。老人感染弓形虫病多表现为斑丘疹、发热、不适、肌肉疼痛、关节痛、肺炎、心肌炎和脑膜炎等。先天性感染可导致全身性疾病，并伴有严重的神经病理学变化。出生后感染的症状为全身性淋巴结炎，不需治疗可在几周内自行消退。

（2）阿米巴病　阿米巴病是由阿米巴原虫引起的一种人畜共患病，主要感染人类和非人灵长类动物。饮用了被患病动物粪便污染的水，或接触患病动物时皮肤或衣服被其粪便污染，就可能被感染，感染后的主要症状：轻则出现轻微的腹泻，重则出现急性暴发性血痢或黏液样痢疾，伴有发热或寒战，在较长时间（几个月或几年）内病情容易出现反复。

（二）人畜共患病的防护措施

（1）加强卫生管理和个人防护　工作人员每次接触动物前，都必须彻底洗手。实验过程中不可避免地要接触动物及其排泄物时，禁止用手直接触摸动物的面部、鼻、眼、口。接触有毒的药品必须戴手套。禁止在实验室进食、吸烟或存放食物。实验期间应穿着实验袍，离开实验室时必须彻底洗手，实验袍也要定时清洗消毒。

(2) 严格选择实验动物　尽量选择规范的实验动物饲养场中的清洁级动物进行实验，减少因实验动物自身携带病原体而使实验人员感染。

(3) 搞好实验环境　良好的实验环境对于实验动物来说可以减少受感染的机会，对于实验人员来说，则可以降低动物源性病原体的感染。实验室内应保持整洁，与实验无关的物品必须清理干净。地面、笼具等要定时清洁，动物尸体必须集中处理。因为现在许多实验动物本身已不携带人畜共患病病原体，所以应防止外来病原体的侵入，如要防止野鼠、昆虫进入实验室。

(4) 及时治疗疾病　一旦发现可疑症状，应及时去医院求诊，及早治疗。不要抱有侥幸心理，以免延误治疗时间。

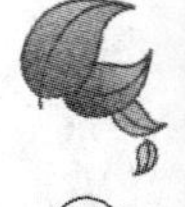

二、损伤及其防护措施

(一) 动物实验中常见的损伤

(1) 咬伤、抓伤　在动物实验过程中，实验人员经常会被动物咬伤、抓伤。不同动物的抓咬会引起不同的损害。除狂犬病外，动物咬伤还会引起巴氏杆菌、念珠状链球菌等细菌感染。此外，猫抓伤后还可能会发生一种叫猫抓病的疾病（也称为良性接触性淋巴网状细胞增生症或非细菌性局部淋巴结炎），其症状是在抓伤处出现红斑性脓疱、血小板减少和红斑性结节等现象，该病在 2 个月内会自行痊愈而不留后遗症。

(2) 器械损伤　在动物实验，尤其是进行手术时，实验人员容易被针尖、刀、剪、锯等锋利器械所伤而发生感染；或被有毒、有害物质污染而造成不良后果。

(二) 损伤的防护措施

(1) 正确掌握动物抓持方法　在接触实验动物时，正确掌握抓取方法是避免被咬伤、抓伤的一个重要环节。

(2) 正确固定和麻醉　实验时间短时，可在动物清醒状态下徒手固定。实验时间较长时，则要对动物进行麻醉、固定，以避免动物对人造成伤害。实验过程中要注意动物麻醉的状态，动物过早清醒时会挣扎，从而容易造成实验人员受伤。

(3) 操作方法正确、规范　实验人员在操作过程中不但要仔细，还要密切留意动物的状况。所用的注射器、手术刀、刺蛙针等锋利器械要放在离动物稍远的地方，或者套上针套等相应的保护装置，不再使用的器具要及时清理。实验人员受伤后，可用 75%的乙醇或 3%碘酊做清创、消毒处理，根据不同情况及时治疗。

第五节　实验设计

人体解剖生理学是一门实验性科学，其知识的获得来源于科学研究。而科学研究是一个艰苦而复杂的创造性劳动，必须遵循一定的规律和基本程序，其中研究设计就是一个不可或缺的重要环节。研究设计包括实验设计和专业设计。以下主要介绍实验设计的基础知识。

一、实验对象

实验对象是指接受实验的动物或人，实验对象要根据实验目的进行选择。

(1) 人的选择　要根据实验目的选择合适的患者或健康人。但必须遵守如下原则:①自愿原则;②非痛苦原则;③非创伤性原则。

(2) 动物的选择　正确地选择动物,可使实验方法简化、时间缩短、成功率增大。选择动物时应注意:①了解动物的品种、等级、年龄、性别、体重、营养状况,尤其是要了解动物的解剖、生理、生化特点是否符合实验要求;②了解动物的健康状况;③遵循经济可行、容易获得的原则;④符合法律的相关规定。

二、处理因素

处理因素是指实验者人为施加给实验对象,在实验中需要观察并阐明其处理效应的因素,也称被试因素。处理因素有化学因素、物理因素、生物因素等。如何控制好处理因素极为重要,一般要注意如下几点。

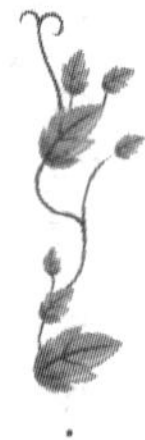

(1) 处理因素必须是可控的,否则不能选择。

(2) 如果同时存在多个处理因素,就要注意它们之间的交互作用。

(3) 排除非处理因素的影响。

(4) 标准化实验过程中处理因素的强度、种类应始终保持不变。

(5) 注意处理因素的强度(如药物的浓度、药物作用时间的长短等)对实验效应的影响。

三、实验效应

实验效应是指处理因素作用于实验对象后显示出的结果。为了衡量实验效应的好坏,需要采用一些观察指标来衡量。观察指标的选择要注意如下几点。

(1) 关联性　所选指标要能确切反映实验效应的情况。

(2) 客观性　应尽量采用可以量化的、能用仪器检验而获得的指标,减少使用主观判断的指标。

(3) 特异性　所选指标只对某种特定的因素产生反应,不应受其他因素的干扰。

(4) 重复性　对处理因素的反应要稳定、一致。在同等条件下,指标应能重复出现。

(5) 灵敏性　要能反映实验效应中的微小变化。

(6) 可行性　指标应根据相关文献进行选择,并符合实验室的实际情况,能切实执行。

四、实验设计的基本原则

1. 对照原则

对照原则包括空白对照、阳性对照、实验对照等。

2. 均衡原则

均衡是指实验组与非实验组在动物的种属、等级、性别、体重等方面要保持基本一致。在临床研究中,要求将患者的病种、性别、年龄等保持基本一致。通常还可采取分层均衡、交叉均衡等方法保证重要因素的均衡化,使其在各组中的分布基本一致,对于次要因素则任其随机分布。

3. 随机原则

随机不等于“随便”,也不是“随意”。随机指研究总体中的各个个体都有相同的机会被分配到任何一个组中，分组的结果不受人为因素的干扰和影响，并且实验操作的顺序也要随机安排。“随机”可减少误差，还可使各组样本的条件尽量一致。

4. 重复原则

重复是指实验组和对照组的样本数要有一定的数量。样本数越多，越能客观反映真实情况，但实验的控制难度、人力、经费也会增加。而样本数若太少，就有可能把偶然当作必然，得出错误的结论。因此，在保证实验结果可信的情况下，以最少的样本数获得最大的经济和社会效益是最理想的结果。在人体解剖生理学实验中，一般每组取6～10例样本。

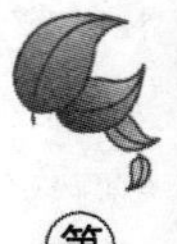

（黄丹丹）

第二部分

实　　验

RENTI JIEPOU

SHENGLIXUE SHIYAN

第四章
模拟实验

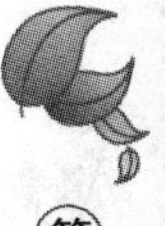
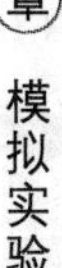

一、BM-200 生物机能多媒体教学软件简介

BM-200 生物机能多媒体教学软件使用计算机多媒体技术开发。该软件不仅效率高，使用灵活，还可以让用户根据自己的需要定制自己的实验模块。其特点如下。

(1) 具有丰富多彩的多媒体界面，操作简便。

(2) 有多达 20 个实验的多媒体教学实验，其中包括实验原理、实验操作录像、模拟实验和实验习题等组成部分。实验原理中使用图形、文字、动画等方式进行介绍；实验操作录像可供学生反复学习实验操作技能；模拟实验使学生对典型人体解剖生理学实验的整个操作过程和实验结果的波形具有感性认识；实验习题能及时发现学生实验知识掌握的程度。

(3) 该软件具有开放性，用户可以根据自己的需要，在该系统中插入自行设计的实验，包括插入文字、图像、试题等，能与原有项目融为一体。

二、软件使用

(1) 在 Widows 桌面上双击快捷图标 进入软件启动窗口(见图 4-1)。

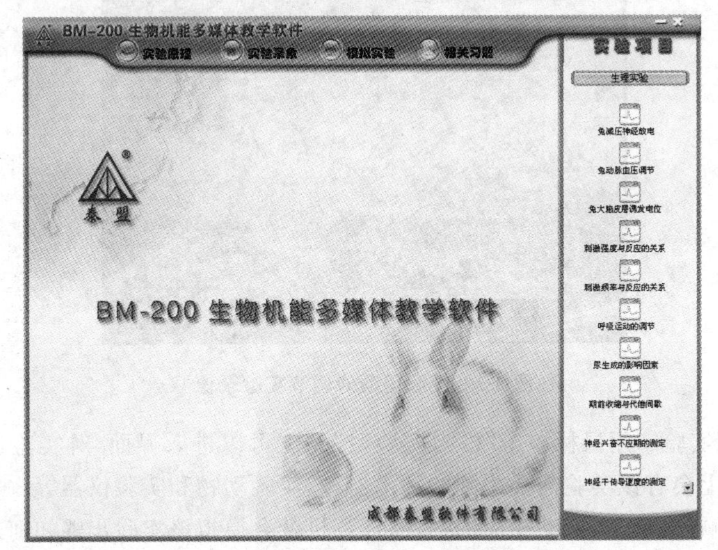

图 4-1　BM-200 生物机能多媒体教学软件

(2) 用鼠标单击窗口右侧的实验就能进入该模拟实验的界面，退出时可直接单击窗口右上方的关闭按钮。

(3) 模拟实验的窗口上方是菜单，菜单有如下内容(以呼吸运动的调节实验为例说明)。

① 实验原理　鼠标单击“实验原理”按钮(见图 4-2)。

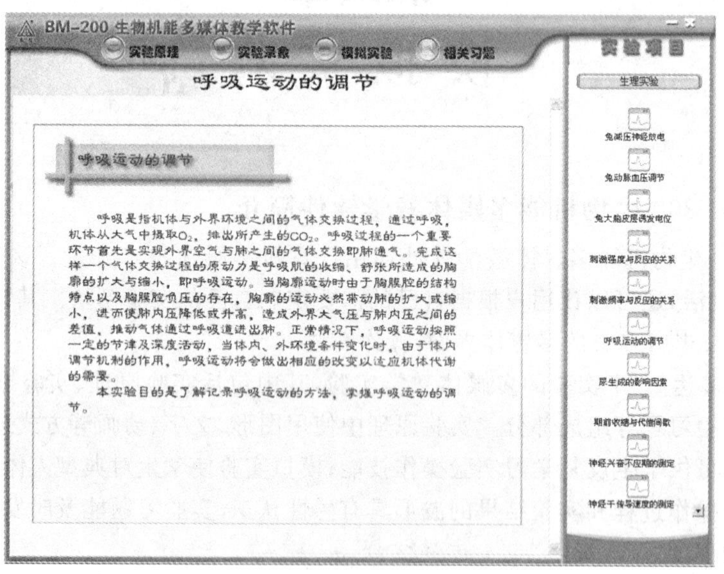

图 4-2　呼吸运动的调节实验原理

② 实验录像　用视频介绍实验的操作方法、步骤和仪器的连接等(见图 4-3)。

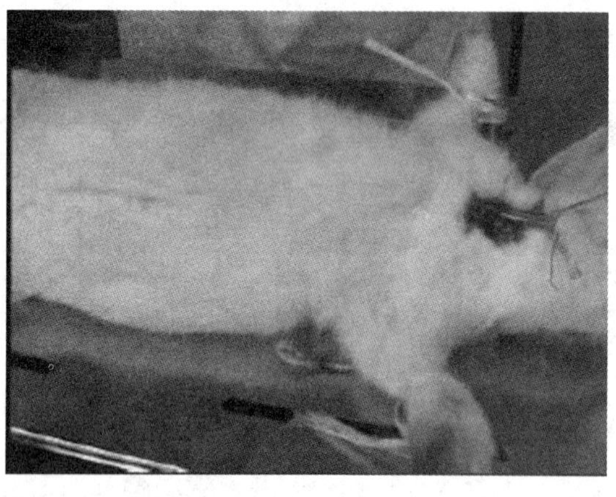

图 4-3　呼吸运动的调节实验录像

③ 模拟实验　用鼠标单击“模拟实验”按钮就可以进入界面，对实验进行计算机模拟。界面上会有该实验需要用到的手术器械，实验动物和实验仪器等。实验人员可以按照实验顺序，单击、拖动相应的物件，计算机就会模拟该实验步骤如何进行。需要进行计算的步骤，就会跳出对话框让实验人员自行计算填写。也会用模拟示波器显示实验的结果(波形)(见图 4-4)。

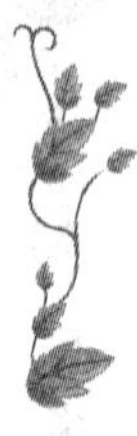

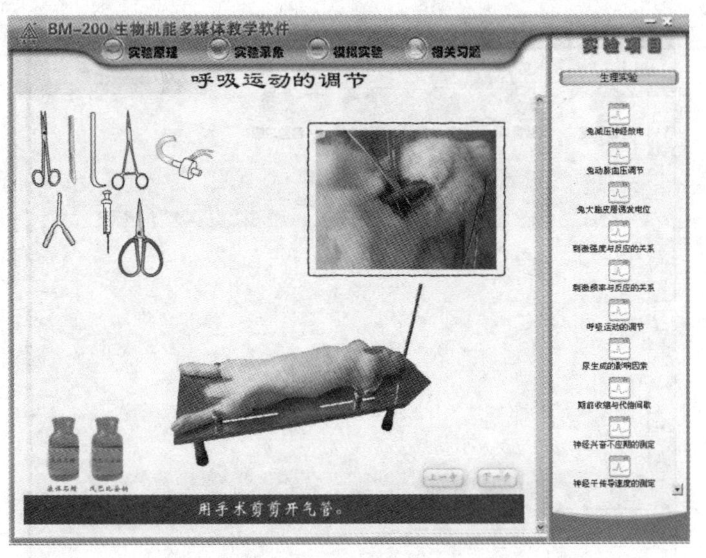

图 4-4　呼吸运动的调节模拟实验

④ 实验习题　选择相关习题的按钮,就会出现与实验相关的各项习题,可以直接在题目上选择答案,计算机会根据事先输入的答案马上给出"对"或"错"的判断(见图 4-5)。

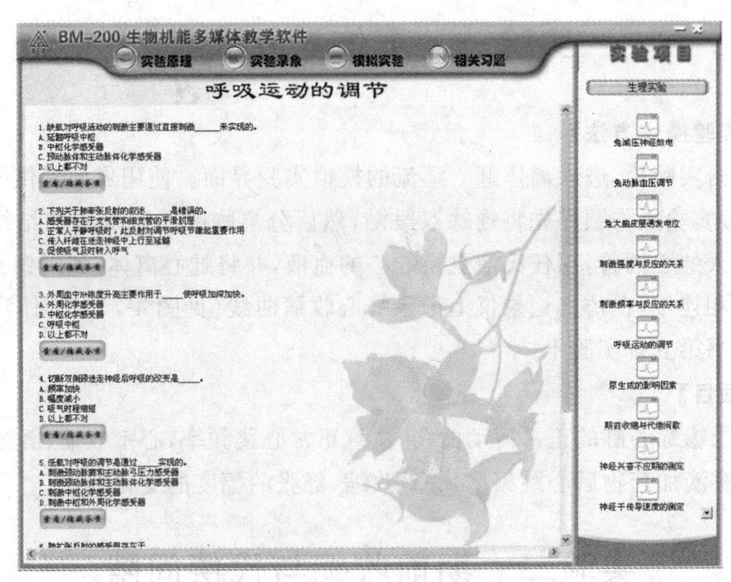

图 4-5　呼吸运动的调节相关习题

⑤ 生成新的实验模块　BM-200 系统可以按实际教学需要添加新的实验。添加的方式很简单,只要双击实验模块生成器的图标,在弹出的界面(见图 4-6)中按照提示一步步添加相应的文件,就可以生成新的实验。

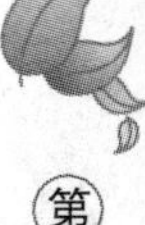

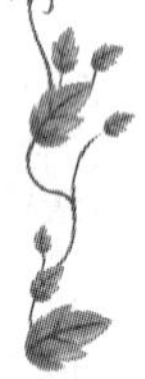
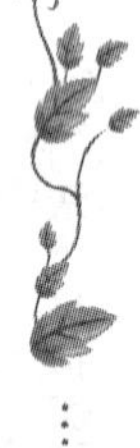

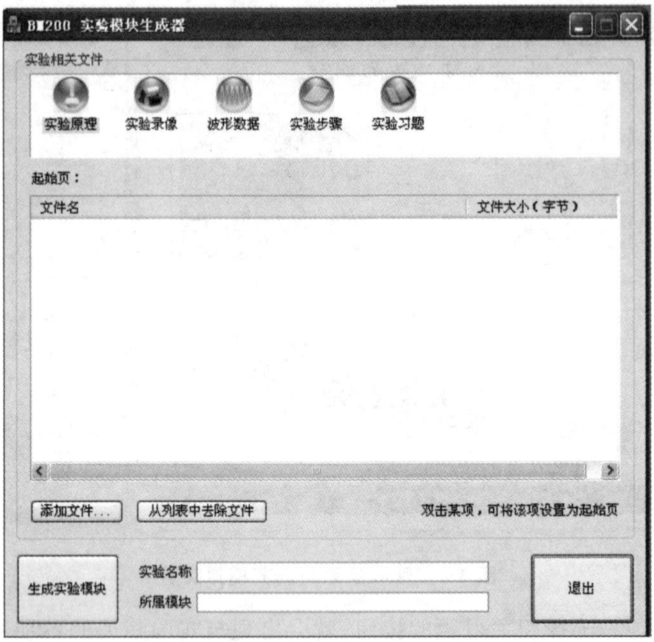

图 4-6　BM-200 实验模块生成器

实验一　离体蛙心灌流

【模拟实验操作方法】

鼠标单击实验栏，进入离体蛙心灌流的模拟实验界面。使用界面提供的各种蛙类手术器械，按实验操作顺序先将蟾蜍双毁髓，然后分离蟾蜍心脏周围的结缔组织。在蛙心动脉插入蛙心插管，用任氏液更换蛙心的血液，并将蛙心离体，利用蛙心夹将其与张力换能器相连接，在仿真记录仪上记录蛙心收缩曲线(见图 4-7)。具体实验操作过程可参考本书第五章实验十。

【观察项目】

(1) 记录蟾蜍心脏的正常搏动曲线，注意正常心跳频率，心室收缩、舒张的幅度。

(2) 观察滴加药物后心跳频率，心室收缩、舒张的幅度的变化规律。

实验二　期前收缩与代偿间隙

【模拟实验操作方法】

单击实验栏，进入期前收缩与代偿间隙的模拟实验界面。使用界面提供的各种蛙类手术器械，按实验操作顺序先将蟾蜍双毁髓，然后分离蟾蜍心脏周围的结缔组织。并利用蛙心夹将蟾蜍心脏与张力换能器相连接，并在仿真记录仪上记录蛙心收缩曲线(见图 4-8)。具体实验操作过程可参考本书第五章实验十一。

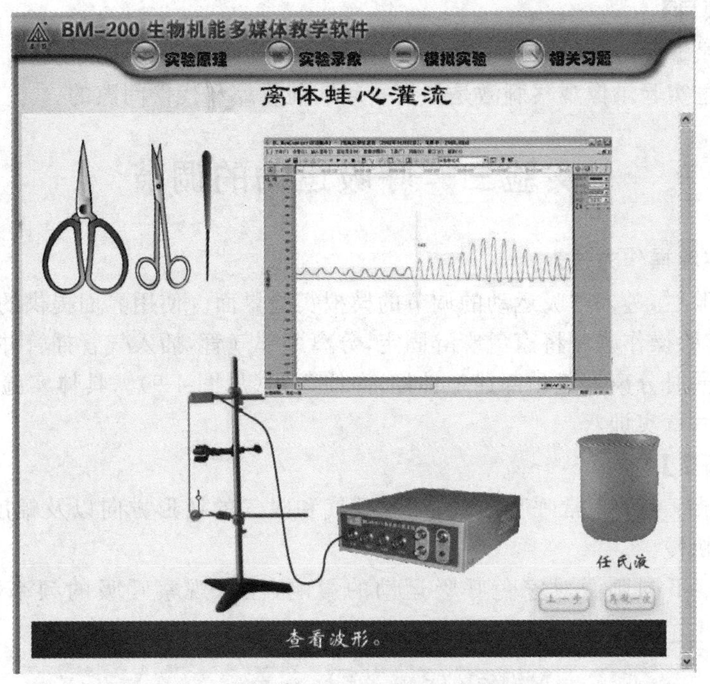

图 4-7　离体蛙心灌流模拟实验界面

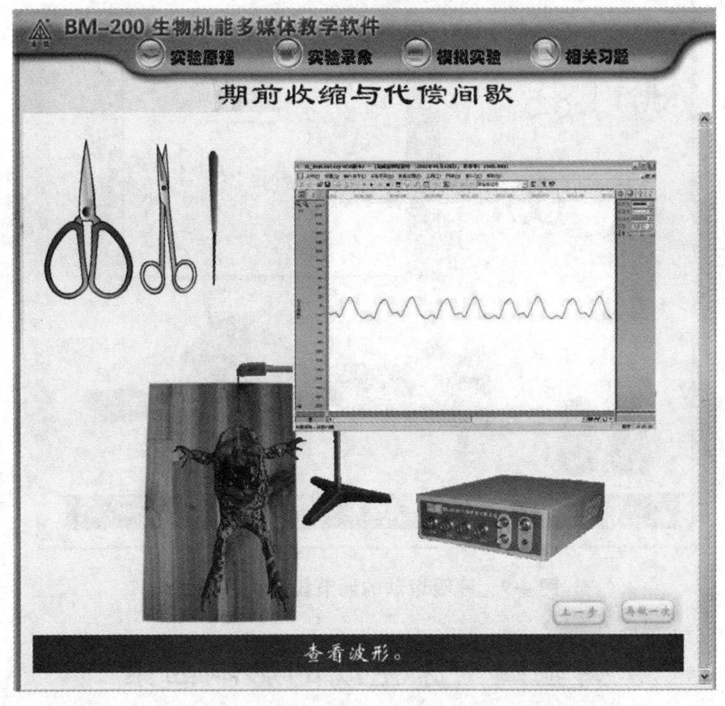

图 4-8　期前收缩与代偿间隙模拟实验界面

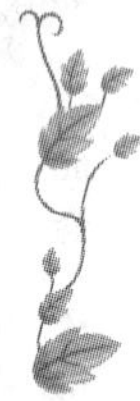

【观察项目】

(1) 记录蟾蜍心脏的正常搏动曲线,分辨曲线的收缩期和舒张期。

(2) 通过实验录像观察刺激是如何引起期前收缩和代偿间隙的。

实验三　呼吸运动的调节

【模拟实验操作方法】

单击实验栏,进入呼吸运动的调节的模拟实验界面。使用界面提供的各种家兔手术器械,按实验操作顺序将家兔麻醉固定,分离颈部气管,插入气管插管并连接到仿真记录仪上。同时分离家兔颈部迷走神经,穿线备用(见图 4-9)。具体实验操作过程可参考本书第六章实训八。

【观察项目】

(1) 记录家兔的正常呼吸曲线,注意呼气和吸气的波形方向以及幅度大小,还有呼吸频率的快慢。

(2) 观察不同刺激对家兔呼吸运动的影响,注意观察呼吸的频率以及幅度的改变。

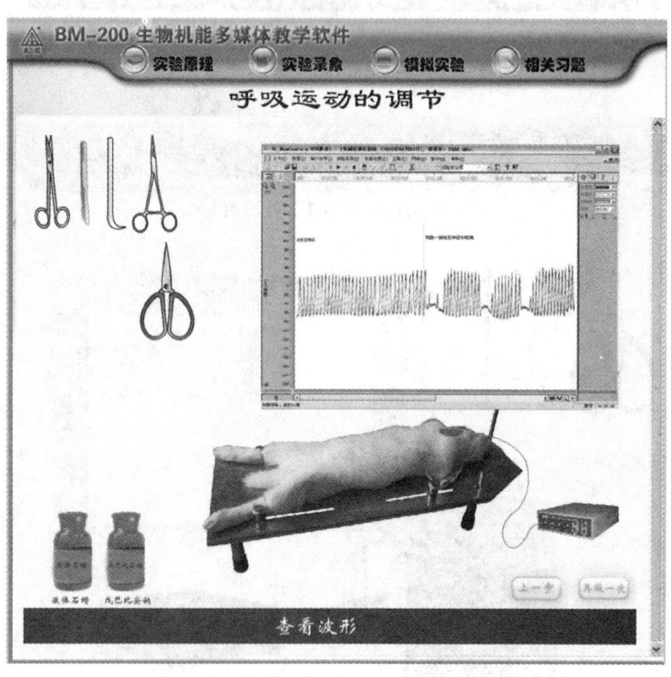

图 4-9　呼吸运动的调节模拟实验界面

实验四　尿生成的影响因素

【模拟实验操作方法】

单击实验栏,进入尿生成的影响因素的模拟实验界面。使用界面提供的各种家兔手术器械，按实验操作顺序将家兔麻醉固定，分离颈部气管以及迷走神经，插入气管插管并连接到仿真记录仪上。同时在家兔腹部做一切口，找到膀胱及输尿管，进行输尿管插管，将输尿管插管连接到记滴器上，记录尿量的变化（见图 4-10）。具体操作过程可参考本书第六章实训九。

【观察项目】

（1）记录家兔的正常血压和尿流量（滴/分）。

（2）观察不同刺激对家兔血压和尿流量的影响，注意记录各项刺激下尿流量变化的最大值和最小值。

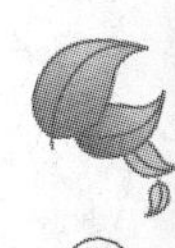

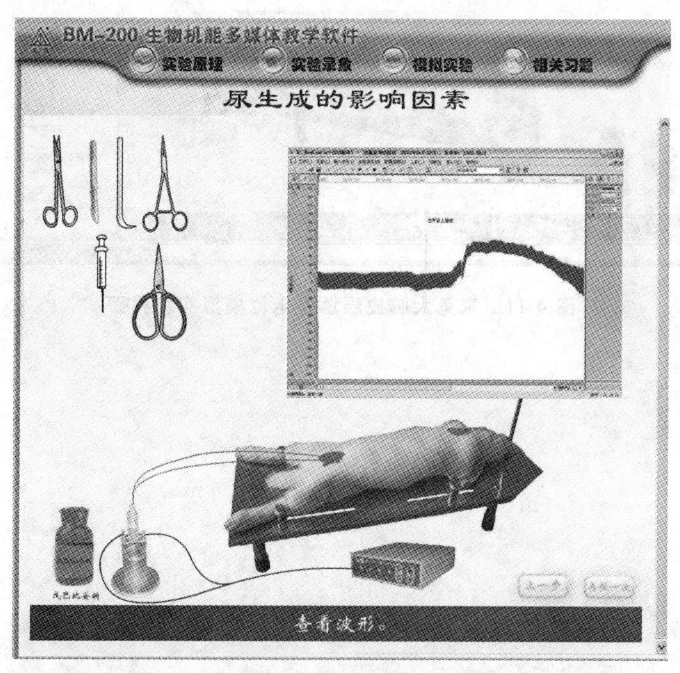

图 4-10　尿生成的影响因素模拟实验界面

实验五　家兔大脑皮层诱发电位

【模拟实验操作方法】

单击实验栏，进入家兔大脑皮层诱发电位的模拟实验界面。使用界面提供的各种家兔手术器械，按实验操作顺序将家兔麻醉固定，分离颈部气管，插入气管插管并连接到仿真记录仪上。接着在家兔后腿上做一切口，将肌肉和记录仪相连，同时在家兔头部做一切口，用颅骨钻在家兔头上开一小口并连接记录仪，记录家兔大脑皮层的电位变化（见图 4-11）。具体实验操作过程可参考本书第六章实训十。

【观察项目】

（1）记录家兔的正常血压和大脑皮层电位。

（2）观察不同刺激对家兔血压和大脑皮层电位的影响，注意记录各项刺激下电位变化的幅度。

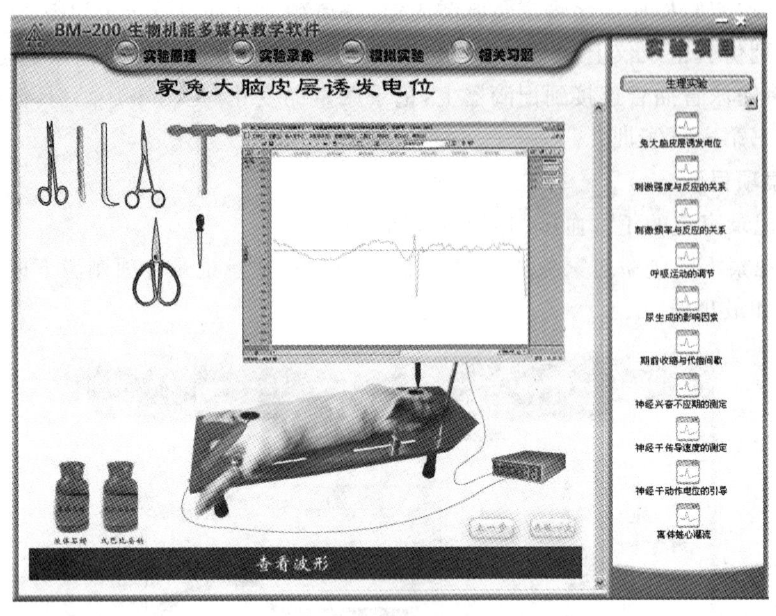

图 4-11　家兔大脑皮层诱发电位模拟实验界面

（曹　华）

第五章
人体解剖生理学基础实验

实验一　人体结构大体解剖

【目的要求】

（1）了解人体的形态结构，熟练掌握人体各系统的分布位置及相互关系。

（2）掌握各系统的组成，主要器官的位置、形状。

【基本原理】

通过观看解剖图片、实物标本等方式，让学生了解、掌握身体各系统的特征、位置、形状。

【实验器材】

人体尸体解剖整体标本，机体各系统或器官瓶装标本，解剖模型。

【实验内容】

一、人体的解剖方位和解剖面

（1）标准解剖姿势　身体直立，两眼平视正前方，下肢并拢，足尖向前，上肢下垂于躯干两侧，掌心向前。近头为上，近足为下；近腹为前，近背为后；近正中为内侧，远正中为外侧。此外还有腔内、外，肢体近、远端，体表深、浅等方位术语，用于说明人体各部分、各器官之间的位置关系。

（2）常用的解剖面术语：

① 水平面（又称横切面）：将人体或器官分为上、下两部分。

② 矢状面：将人体或器官分为左、右两半。

③ 冠状面（又称额状切面）：将人体或器官分为前、后两部分。

（3）组成机体的八大系统：运动系统、循环系统、消化系统、呼吸系统、神经系统、泌尿系统、内分泌系统、生殖系统。

二、人体各系统的大体解剖

（一）运动系统

了解人体骨骼的组成及骨骼间主要连接方式。

了解人体肌肉的一般形态和分布。

1. 骨骼

(1) 骨的形态　长骨，多见于四肢。短骨，分布在肢端。扁骨，多构成骨腔。不规则骨，如椎骨和部分颅骨。

(2) 人体骨骼　可分为三部分：躯干骨、颅骨、四肢骨。

(3) 参考图　图 5-1 至图 5-3。

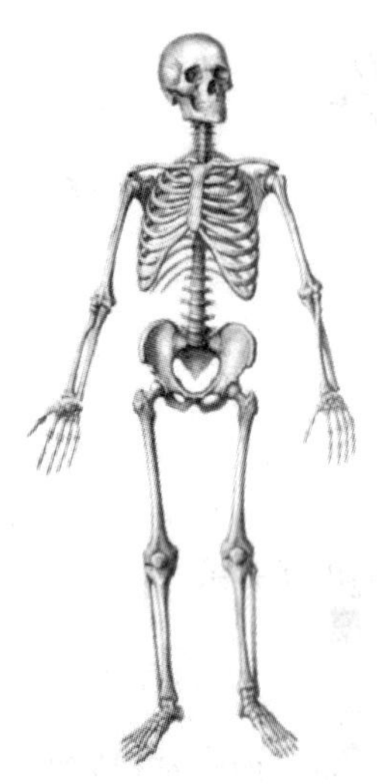

图 5-1　全身骨骼

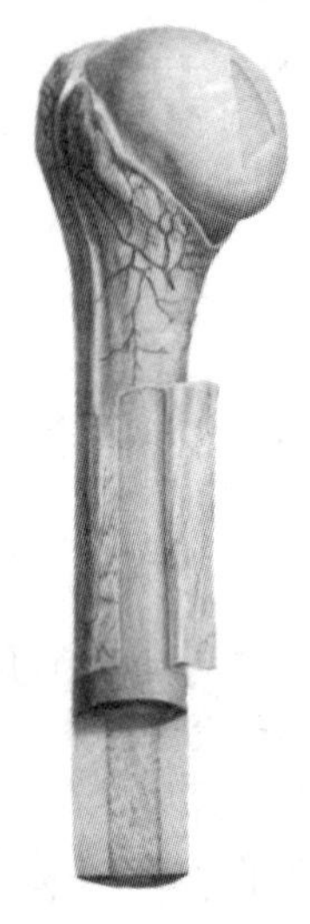

图 5-2　骨的结构

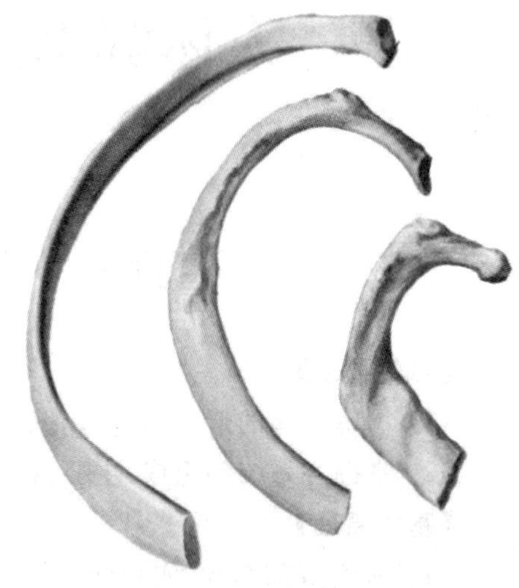

图 5-3　骨的形态

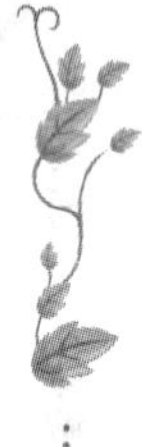

2. 躯干骨及连接

(1) 椎骨形态　椎体、椎弓、椎突。

(2) 椎骨连接　椎间盘、椎间关节、周围韧带。

(3) 脊柱　颈椎(7 块)、胸椎(12 块)、腰椎(5 块)、骶骨(1 块、由 5 个骶椎愈合)、尾骨(1 块)。脊柱侧观有四个弯曲，有椎管和椎间孔结构。

(4) 肋骨　弓状、前端为软骨。

(5) 胸骨　胸骨柄、胸骨体、剑突。

(6) 胸廓　由 12 个胸椎、12 对肋骨和胸骨组成。12 对肋骨后部与椎骨连接；前部上 7 对肋骨与胸骨连接，下 5 对由软骨连接形成肋弓，11、12 对肋骨游离。胸腔运动，胸廓可扩大、缩小，胸腔和胸廓为呼吸运动结构基础之一，肋骨具有保护心、肺、大血管作用。

(7) 参考图　图 5-4 至图 5-8。

3. 四肢骨及连接

1) 上肢

上肢带骨：(1)锁骨：略呈“S”形，内侧与胸骨，外侧与肩胛盂相连。(2)肩胛骨：位于胸廓的后外侧。

自由上肢骨：肱骨、桡骨、尺骨、腕骨、手骨。

上肢骨主要连接：①肩关节：肩胛骨的关节盂和肱骨头组成。②肘关节。③手的连接。

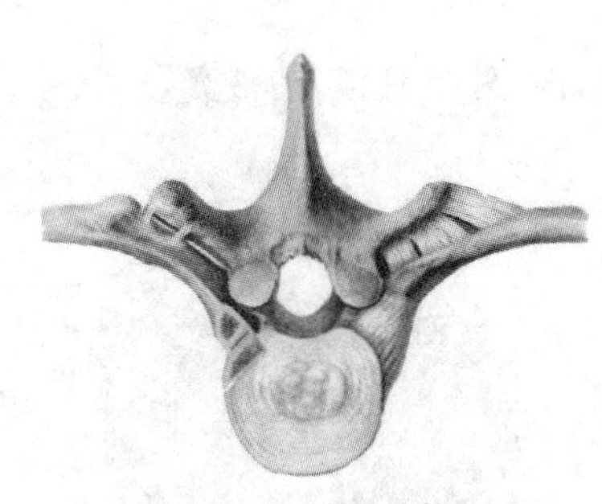
图 5-4　椎骨结构

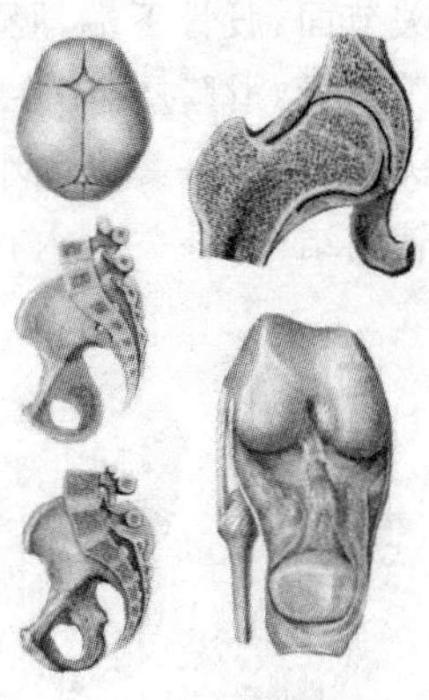
图 5-5　骨连接

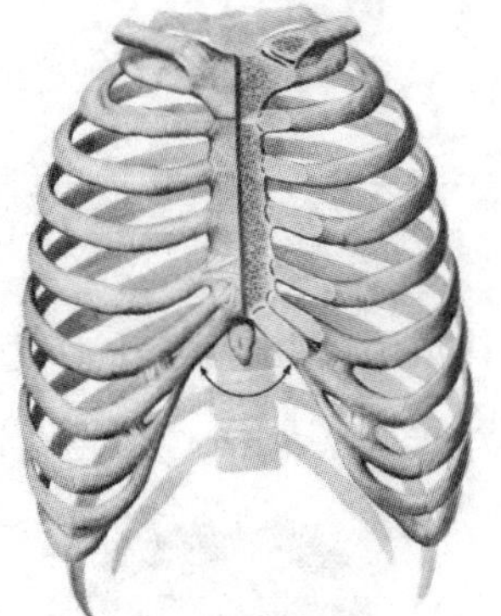
图 5-6　胸廓

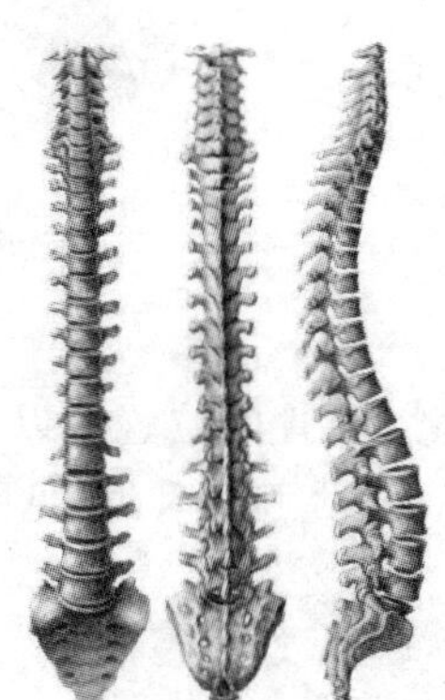
图 5-7　脊柱

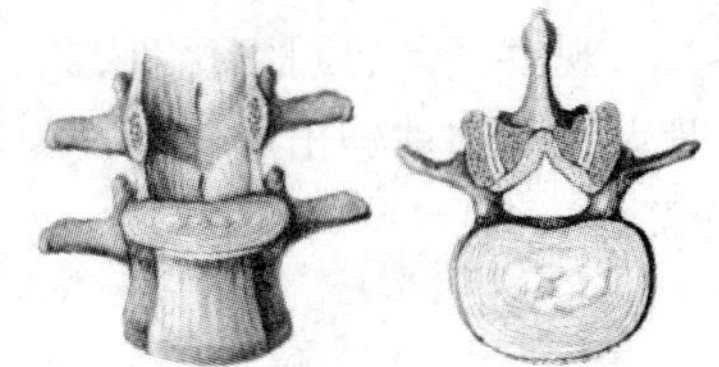
图 5-8　椎间盘

2）下肢

下肢带骨：髋骨，由髂骨、坐骨、耻骨三部组成。

自由下肢骨：股骨、膑骨、胫骨、腓骨、跗骨、足骨（其中跗骨、跖骨构成足弓）。

骨盆：由两侧髋骨、骶骨、尾骨构成（女性骨盆较宽大，男性略窄小）。

下肢骨主要连接：髋关节、膝关节、踝关节（见骨架标本）。

3）动关节

下面以膝关节为例，学习动关节的基本结构及辅助结构（见图 5-9 至图 5-12）。

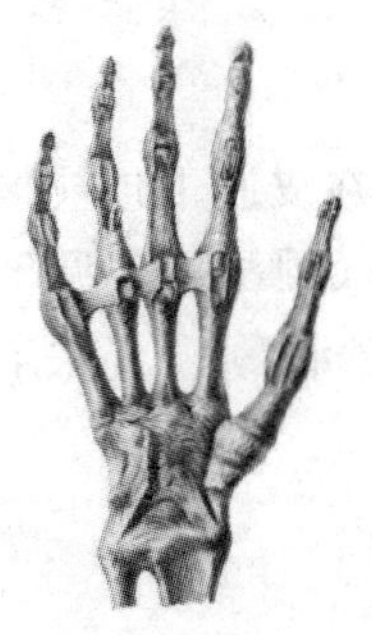
图 5-9　掌骨

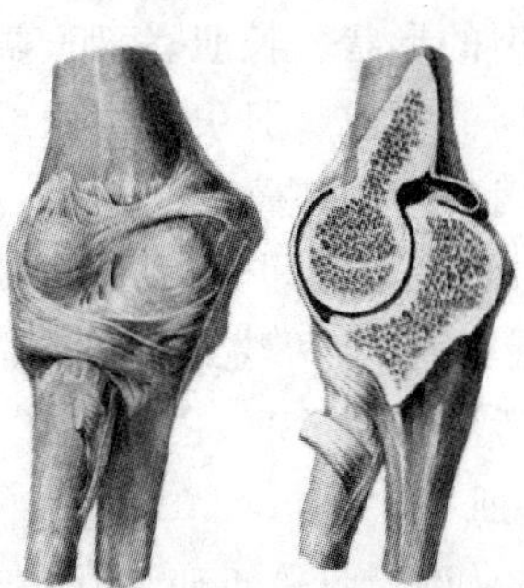
图 5-10　肘关节

(1) 关节面:股骨下端,胫骨上端;为上、下关节面,以及髌骨的后面。

(2) 关节囊:滑膜层,附在关节腔的表面;纤维层,附在关节面的边缘。

(3) 关节腔:关节囊内的小腔隙。

(4) 辅助结构:膝关节内有前、后交叉韧带,内、外半月板,滑液囊,翼状襞。

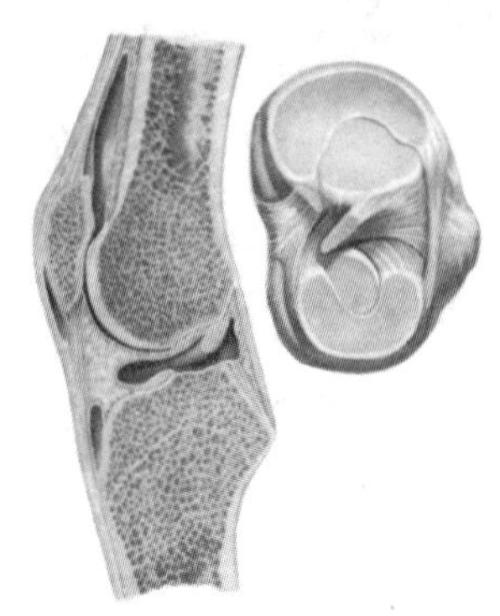

图 5-11　膝关节

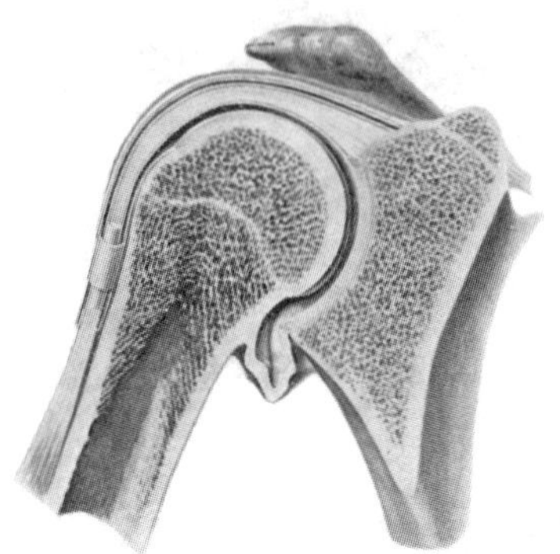

图 5-12　肩关节

4. 颅骨

观察额骨、顶骨、枕骨、颞骨、筛骨、蝶骨的位置。以上骨构成了颅腔,颅腔上有枕骨大孔和脑神经出颅孔。观察眶、口腔、鼻腔和耳道(见图 5-13 至图 5-15)。

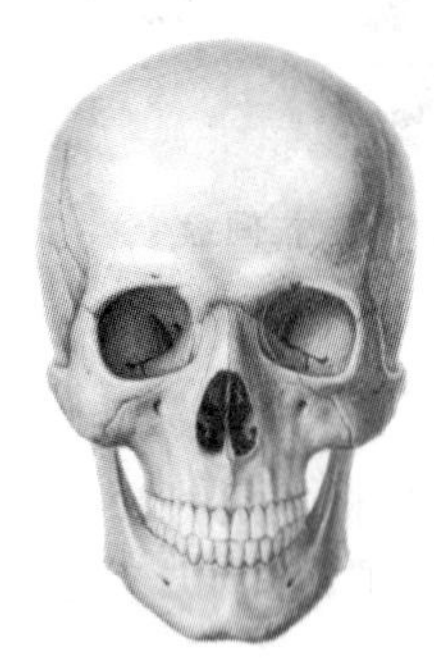

图 5-13　颅骨正面观

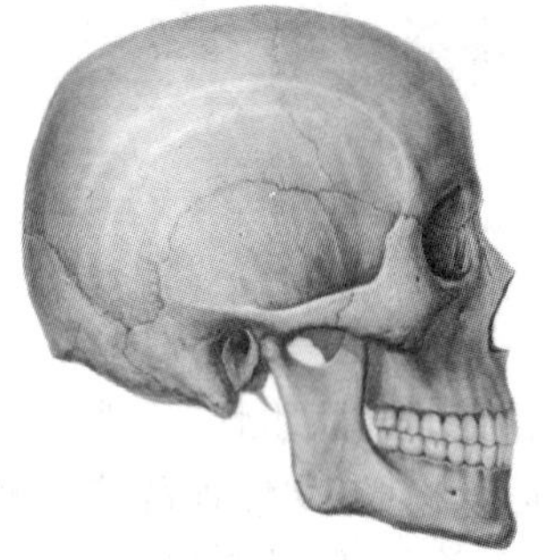

图 5-14　颅骨侧面观

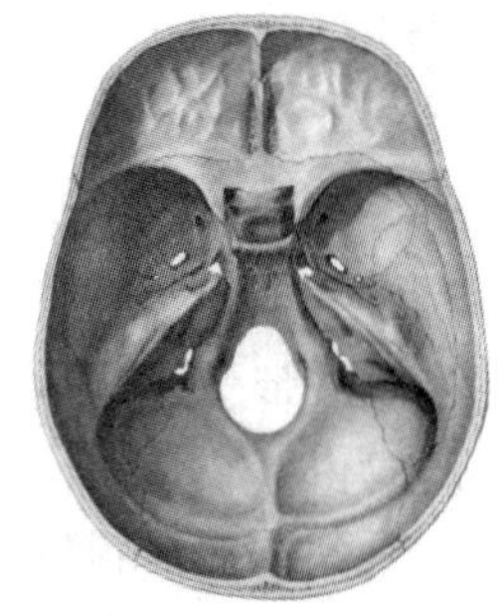

图 5-15　颅骨底面观

5. 肌肉

(1) 肌肉的形状　长肌、短肌、阔肌和轮匝肌。

(2) 肌肉的组成　肌腹、肌腱(或称为腱膜)。

(3) 肌肉的辅助装置　①筋膜:浅筋膜、深筋膜。前者在皮肤下包被整个躯体,后者于肌肉表面、各肌之间,分别包被肌肉、大血管、神经干。②腱鞘:多见于手、足部肌腱周围,双层套筒状,两端封闭结构,两层间充满滑液。③滑液囊:见膝关节。

(4) 参考图　图 5-16、图 5-17。

6. 头颈肌

(1) 口轮匝肌、眼轮匝肌、表情肌。

(2) 颞肌、咬肌、咀嚼肌。

(3) 胸骨舌骨肌、胸锁乳突肌。

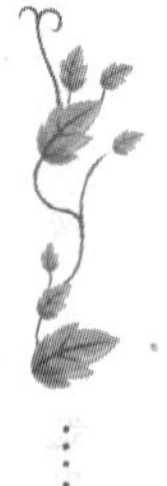

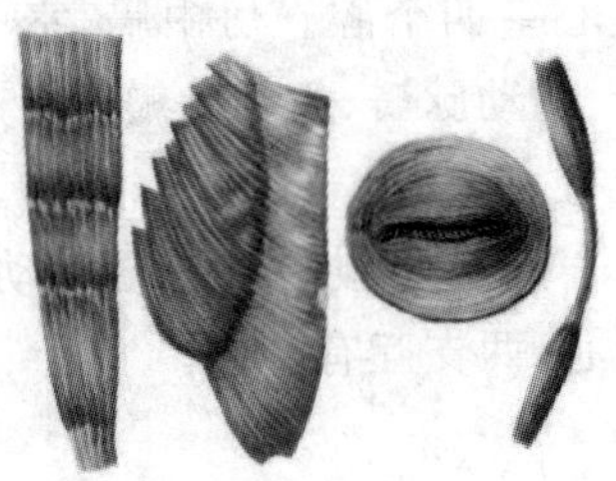

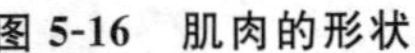

图 5-16　肌肉的形状

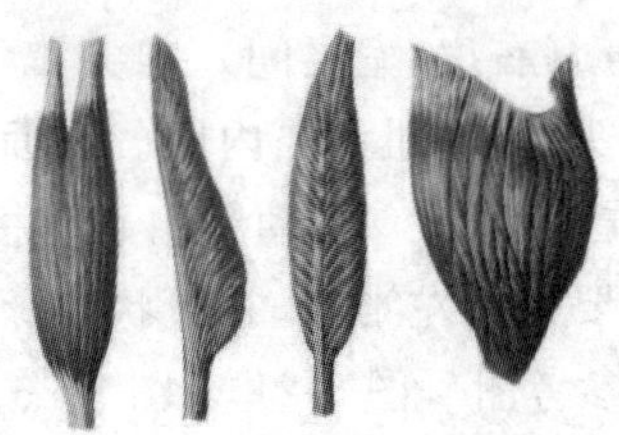

图 5-17　肌肉的组成

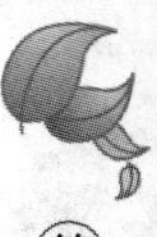

7. 躯干肌

(1) 背部　包括斜方肌、背阔肌、骶棘肌。

(2) 胸部　包括胸大肌、胸小肌、肋间内肌、肋间外肌。

(3) 膈肌　位于胸、腹腔之间，附着于胸廓下口。中心腱、主动脉裂孔、食管裂孔、腔静脉孔。

(4) 腹肌　包括腹内斜肌，腹外斜肌、腹横肌、腹直肌。

(5) 参考图　图 5-18 至图 5-20。

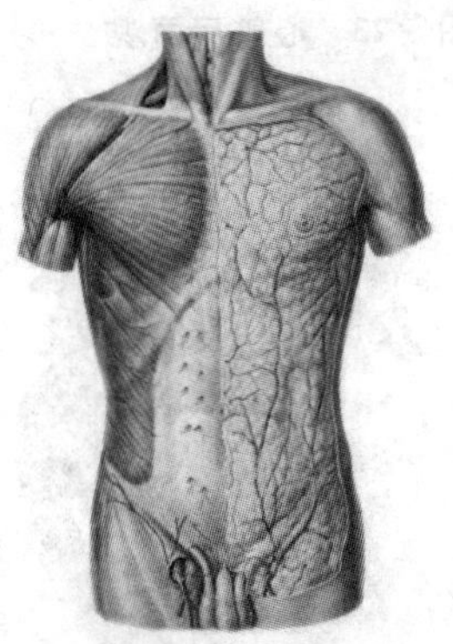

图 5-18　躯干肌

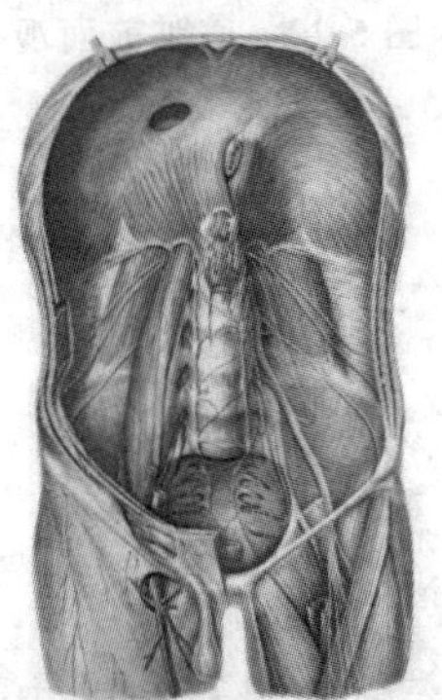

图 5-19　膈肌

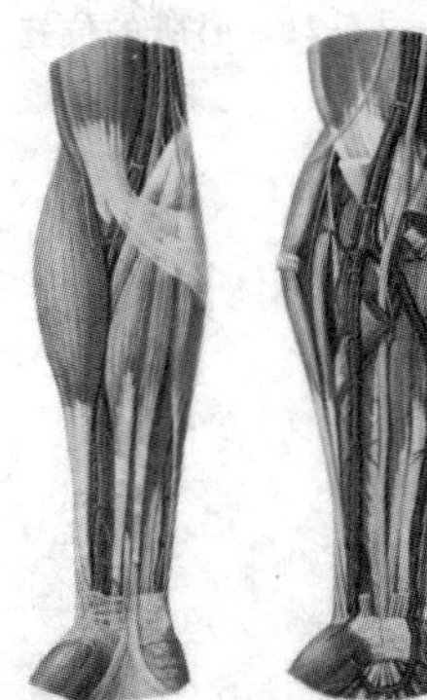

图 5-20　前臂肌

8. 上肢肌

三角肌、肱二头肌、肱三头肌、前臂肌前群(为屈腕、屈指、旋前肌)、前臂肌后群(为伸腕、伸指、后旋肌)。

9. 下肢肌

腰大孔、髂肌、臀(大、中、小)肌、缝匠肌、股四头肌、股二头肌、半膜肌、半腱肌、腓肠肌、比目鱼肌等。

(二) 循环系统

了解心脏的位置、形状和大体解剖结构。

了解人体主要大血管的走向和冠状动脉的分布。

1. 心脏

(1) 外形及位置　观察心脏在胸腔的位置。心脏外部可见心包、心耳、心房、心室、大血管出处、冠状沟、前后纵沟。

（2）内部结构　有右心房、右心室、左心房、左心室四个腔。房中膈、室中膈二个膈。三尖瓣（右房、室之间）、二尖瓣（左房、室之间）、肺动脉瓣、主动脉瓣四组瓣膜。心室内见乳头肌、腱肌和心内膜。剖面见心肌排列走行。

（3）冠状动脉　主动脉由心脏根部发出两支——左冠状动脉和右冠状动脉，左冠状动脉主要位于左半心，右冠状动脉主要位于右半心，两支互有交错。

（4）参考图　图 5-21 至图 5-26。

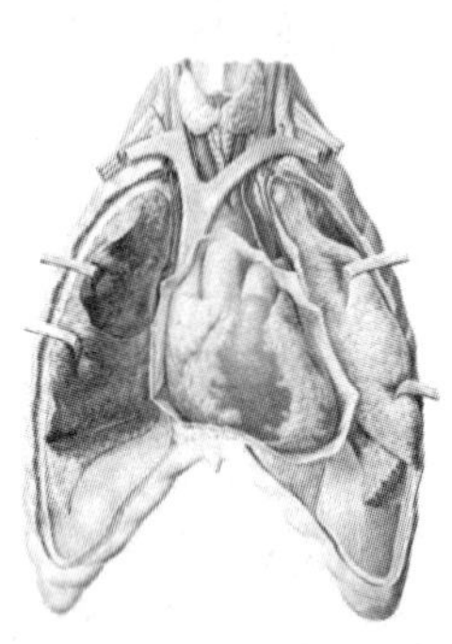

图 5-21　心脏的位置

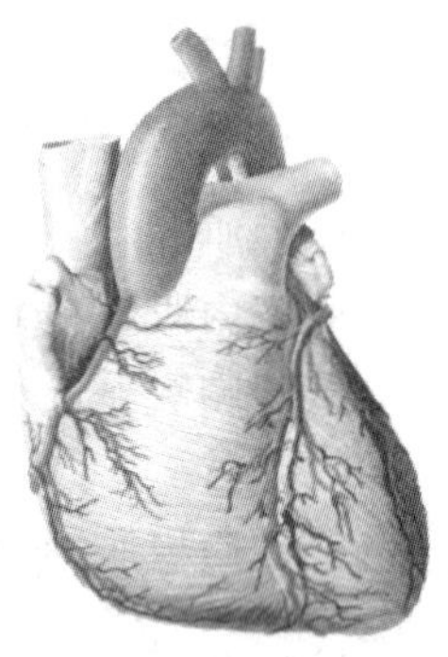

图 5-22　心脏前面观

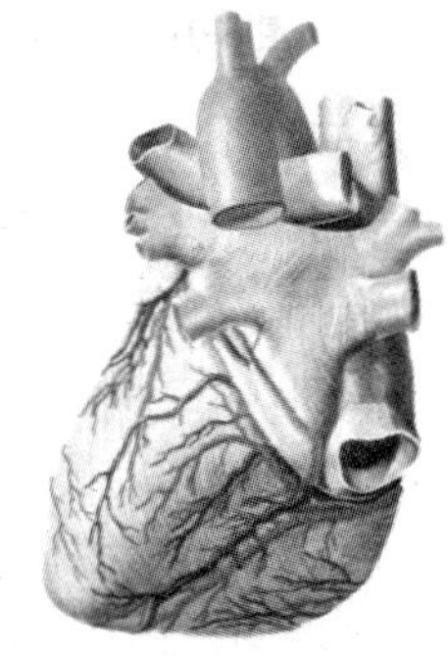

图 5-23　心脏后面观

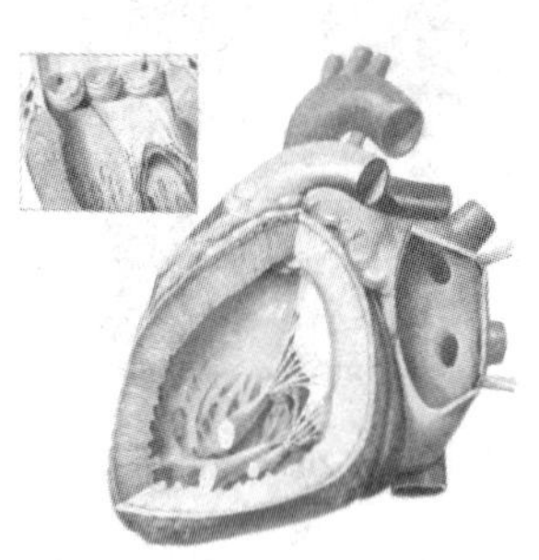

图 5-24　心脏的切面 1

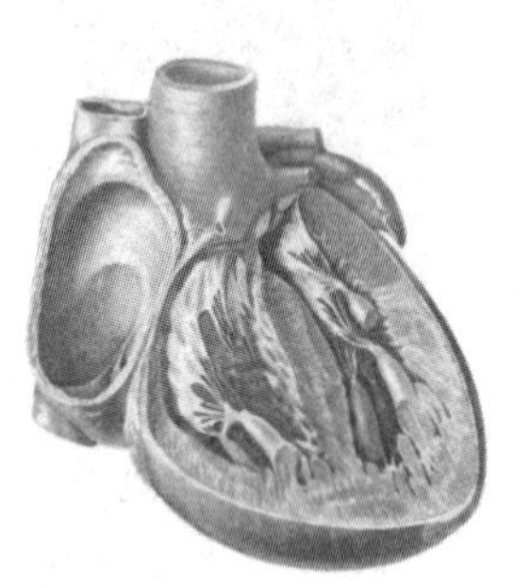

图 5-25　心脏的切面 2

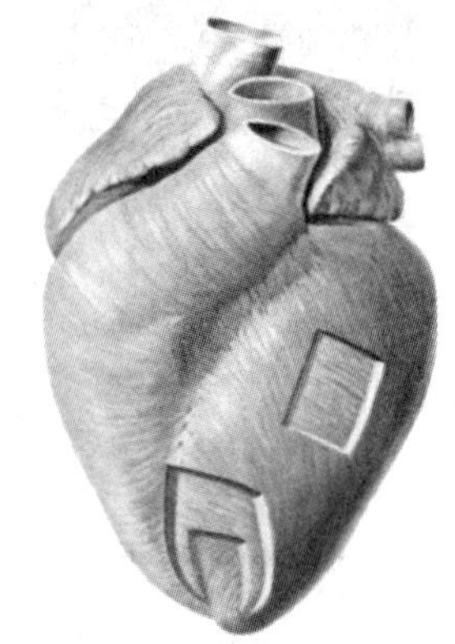

图 5-26　心肌

2. 血管

（1）肺动脉　短而粗，由右室发出，主动脉弓下分两支，入左、右肺门。

（2）肺静脉　每侧各有两支，出肺门入左心房。

（3）主动脉　自左心室发出，向左上称为升主动脉，弯向左后称为主动脉弓，弓的上方自右向左发出三支动脉称为无名动脉、左颈总动脉与左锁骨下动脉。主动脉弓再向下称为降主动脉（按段分称胸主动脉、腹主动脉），于第 4 腰椎下缘分两支动脉——左、右髂总动脉。

（4）其他　上肢、下肢和头部动脉。

（5）体静脉　上腔静脉、下腔静脉、门静脉，静脉腔内可见静脉瓣。

（6）参考图　图 5-27 至图 5-29。

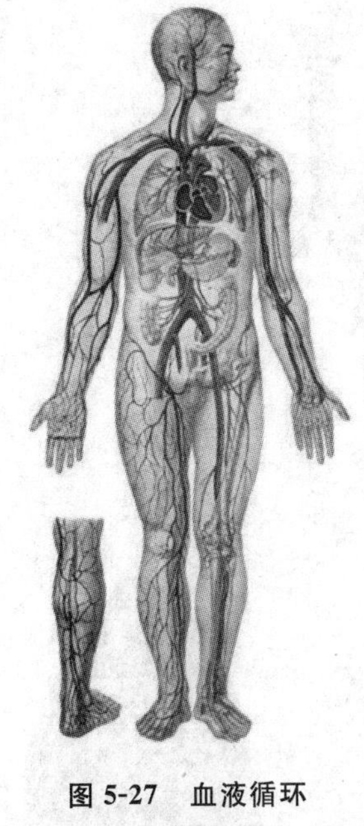
图 5-27 血液循环

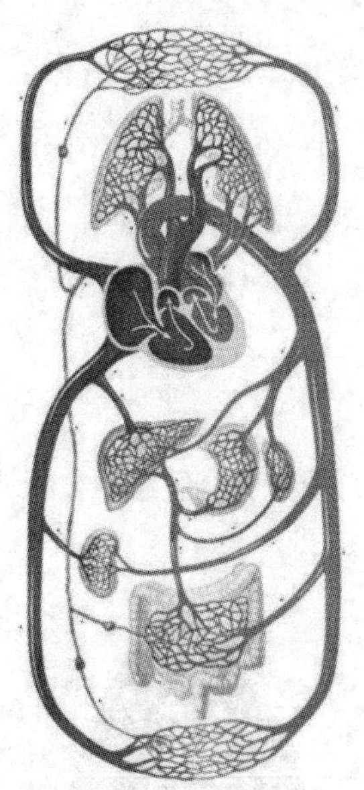
图 5-28 大、小循环

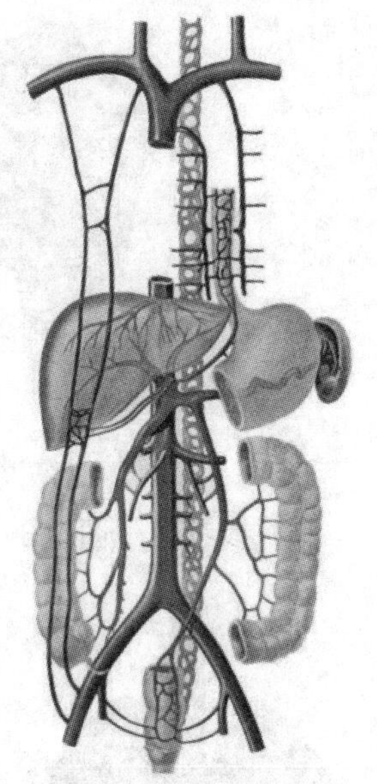
图 5-29 静脉系统

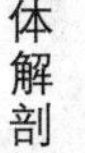

（三）呼吸系统

了解呼吸系统，观察各器官结构。

1. 呼吸道

（1）鼻 由外鼻、鼻腔、鼻前庭构成。

（2）鼻窦 见颅骨标本。

（3）喉 观察甲状软骨、环状软骨、会厌软骨、杓状软骨的形态。由上述骨和周围肌肉组成喉室。喉室皱裂：室襞上对称，下对称声襞（声带）、声门裂是声襞之间的裂隙。

（4）气管、支气管 观察“C”状软骨及连接，支气管分支角度。

（5）参考图 图 5-30 至图 5-33。

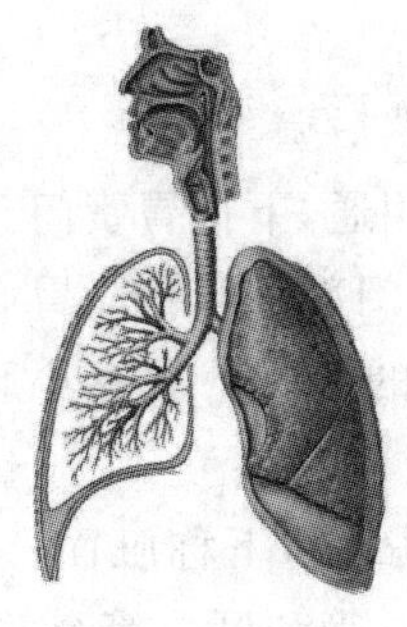
图 5-30 呼吸道

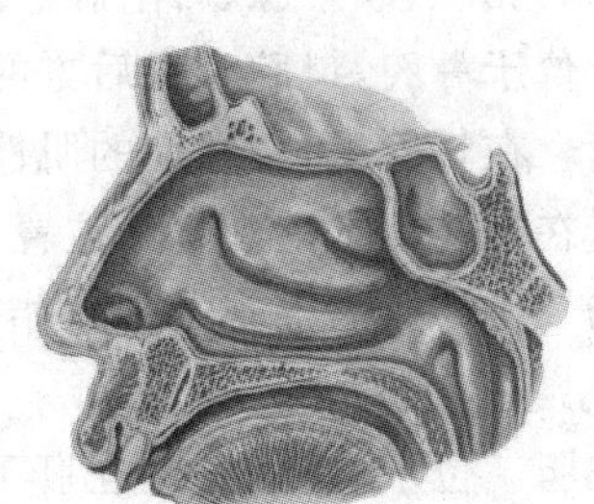
图 5-31 鼻

2. 肺

（1）位置 观察肺在胸腔的位置。

（2）形态 半圆锥形，上端称肺尖，下部称肺底。左肺两叶，右肺三叶。

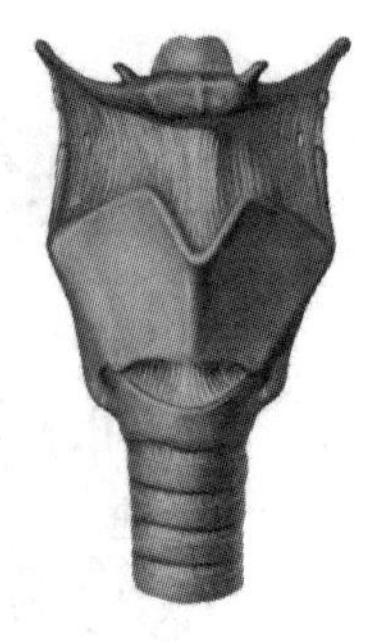

图 5-32 喉

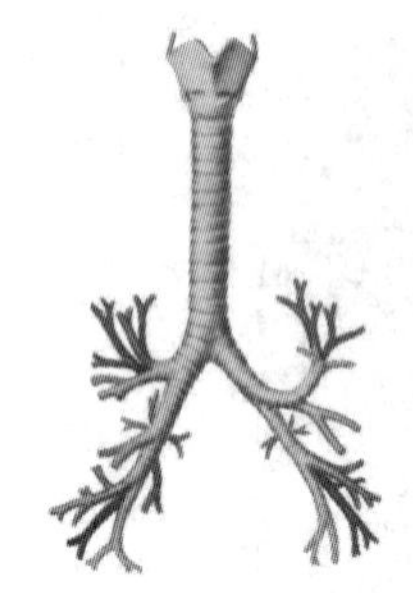

图 5-33 气管、支气管

(3) 参考图 图 5-34 至图 5-36。

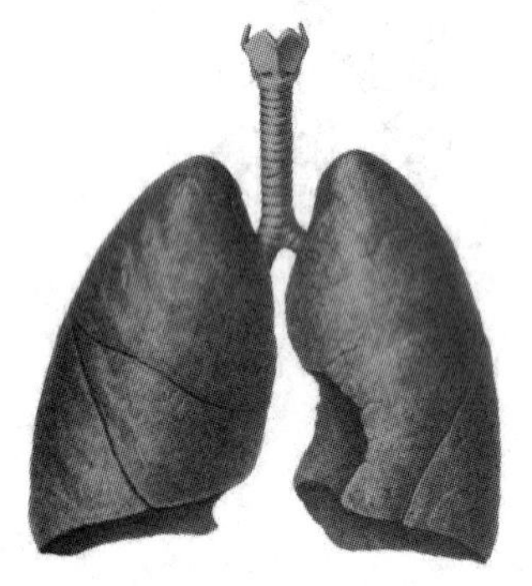

图 5-34 肺

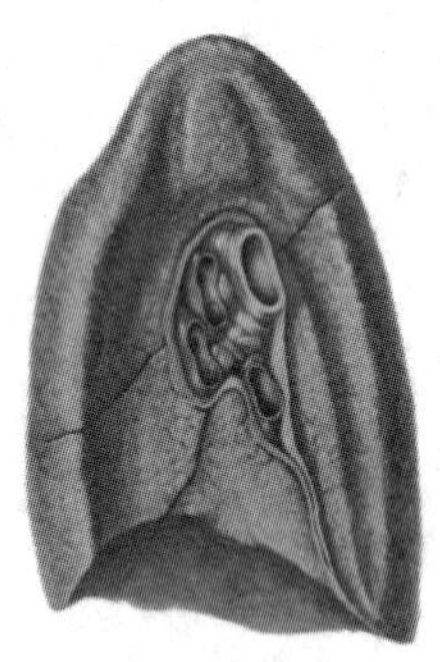

图 5-35 右侧面

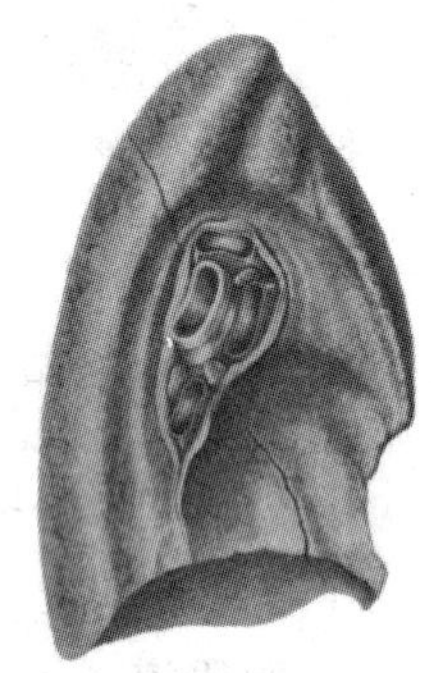

图 5-36 左侧面

(四) 消化系统

了解消化系统的组成和大体形态、结构。

(1) 口腔

① 牙:成人乳牙 20 个,恒牙 32 个。

② 舌:表面突起结构称舌乳头。

③ 腭:硬腭、软腭、腭扁桃体。

④ 唾液腺:腮腺、颌下腺、舌下腺。

(2) 咽 位于鼻腔,口腔和喉后方的肌性管道,有咽后壁。

(3) 食管 在气管后,脊柱前的肌性管道,上与咽相通,下接胃贲门。

(4) 胃 在机体标本上观察其位置。胃的分区:贲门部、幽门部、胃底部、胃体部。

(5) 小肠 机体标本上观察十二指肠、空肠、回肠的分布。观察小肠皱襞、盲肠、回盲瓣、阑尾。观察直肠的形态。

(6) 肝和胆 位于右上腹,胆在肝下胆囊窝;上称膈面,下称脏面。肝门:膈面中凹陷部位(有肝动脉、肝总管、门静脉和神经入肝)。肝总管和肝总管合并称为胆总管,开口于十二指肠乳头。

(7) 胰腺 在胃的后方,横向于腹后壁上方。胰管与胆总管汇合开口于十二指肠乳头。

(8) 参考图 图 5-37 至图 5-44。

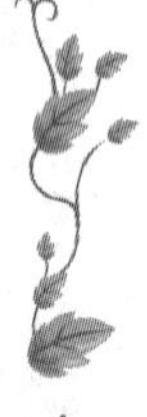

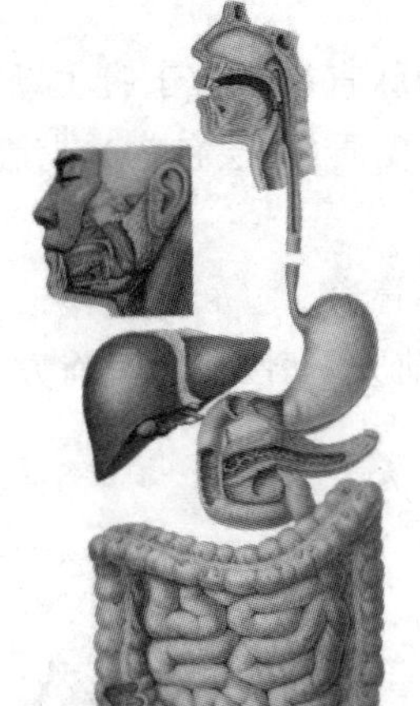

图 5-37　消化系统

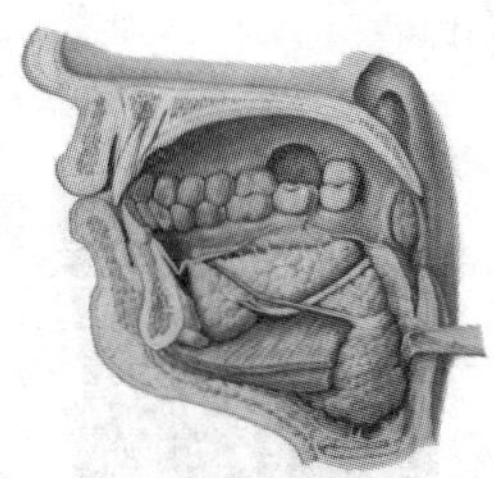

图 5-38　口腔

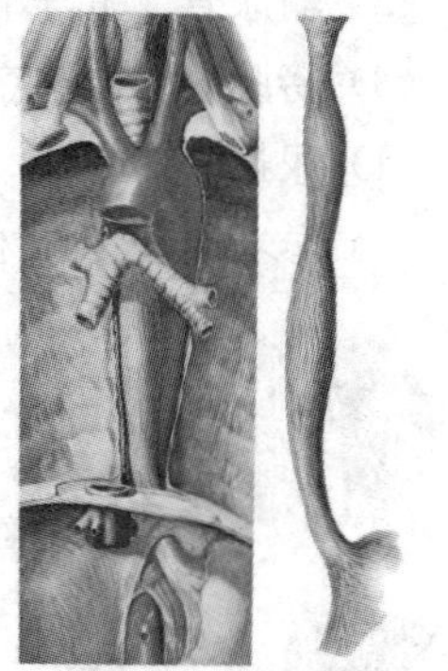

图 5-39　食管

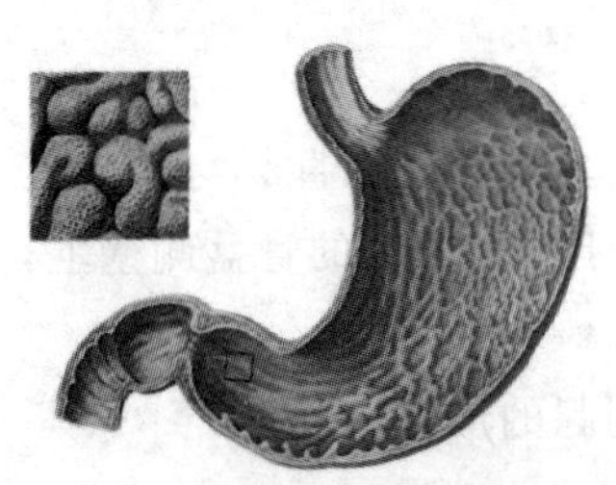

图 5-40　胃

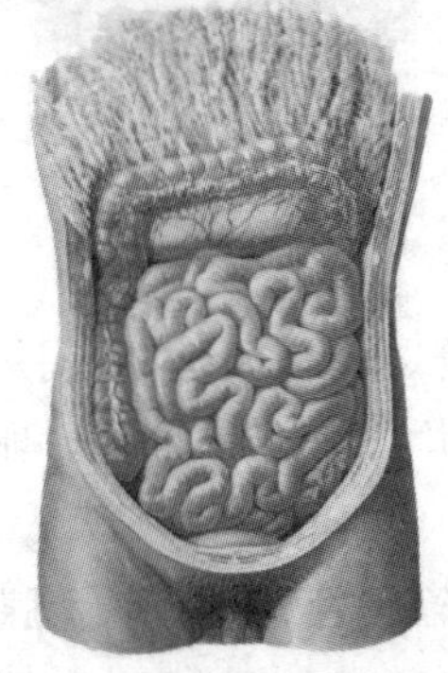

图 5-41　小肠

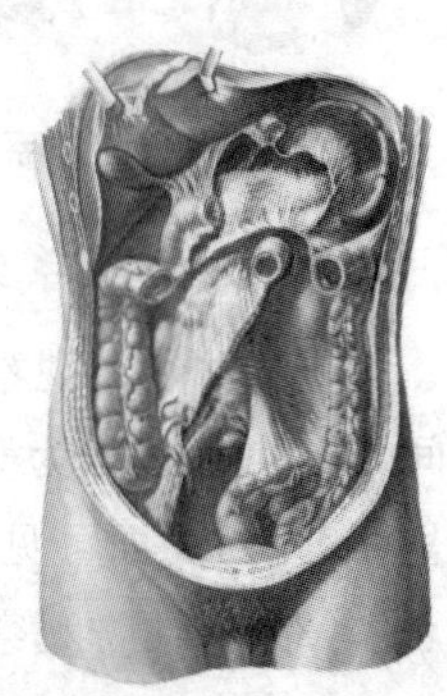

图 5-42　大肠

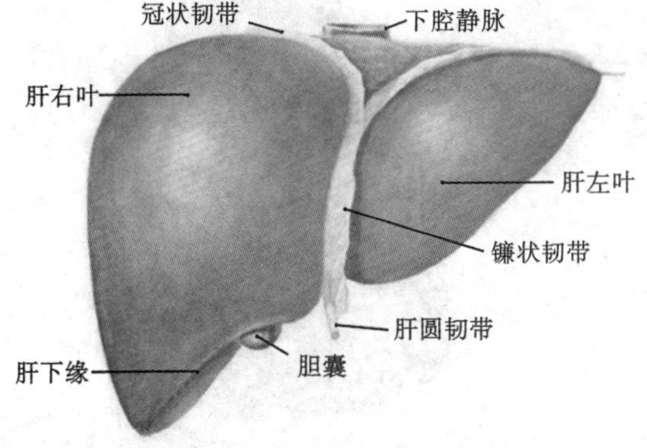

图 5-43　肝脏

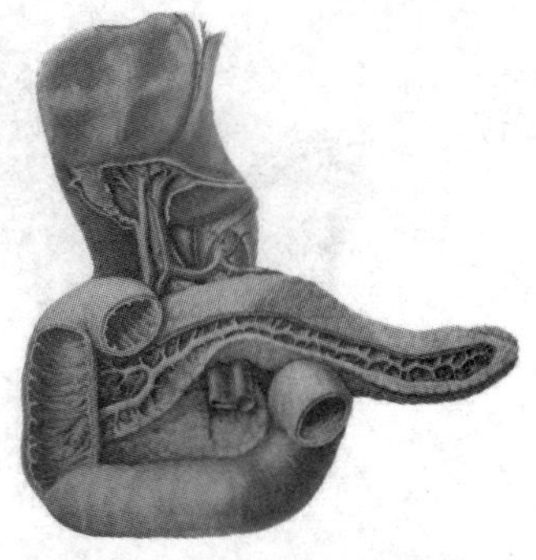

图 5-44　胰腺和十二指肠

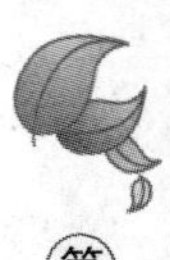
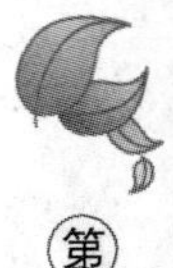
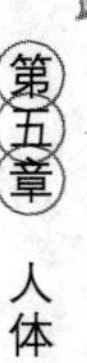

（五）泌尿系统

（1）肾　在腹腔后上部，脊柱两旁，两肾左高右低。肾动脉直接来自于腹主动脉。肾外观呈蚕豆形，肾中部凹陷部位称为肾门。肾剖面可见肾皮质（外层色深）、肾髓质（内层浅色）、肾锥体、肾乳头、肾小盏、肾大盏、肾盂等结构。

（2）输尿管　起于肾盂，在腰大肌前下行入膀胱，为肌性管道。

（3）膀胱　分顶、底、体三部分，呈锥体形。男性在直肠前方，女性在子宫前方。

（4）尿道。

（5）参考图　图 5-45 至图 5-47。

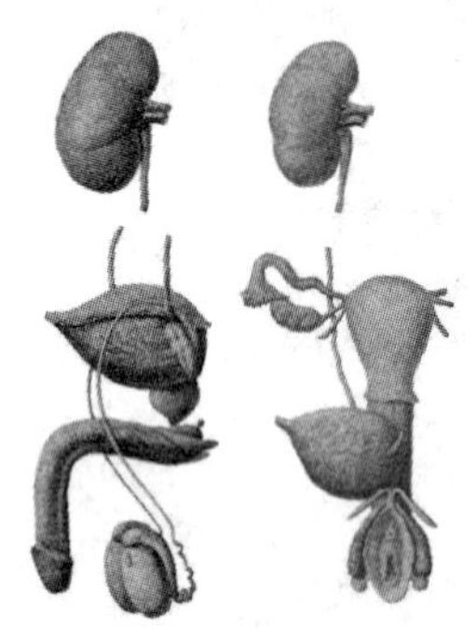

图 5-45　泌尿系

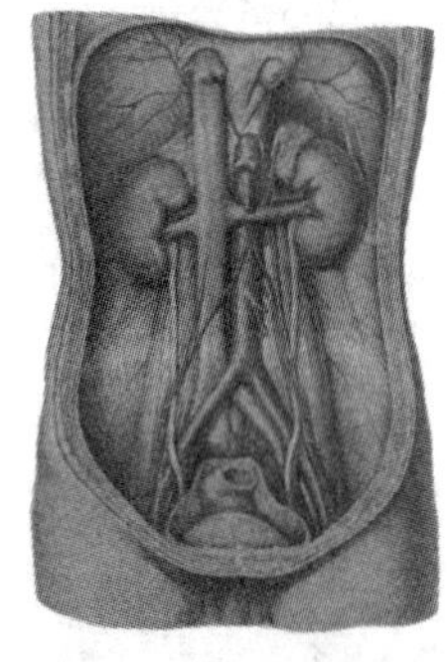

图 5-46　肾的位置

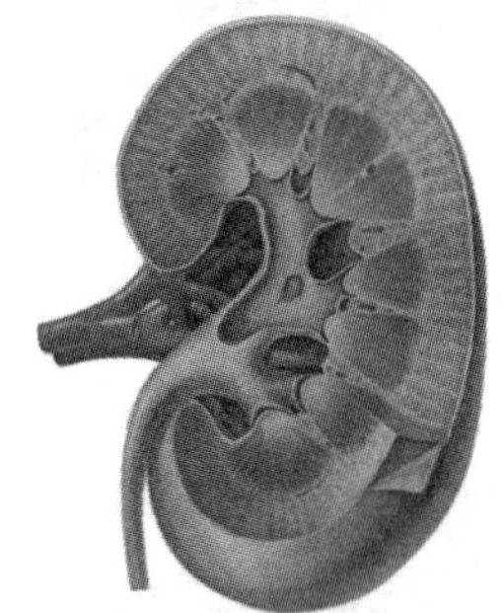

图 5-47　肾的切面

（六）生殖系统

（1）女性　观察卵巢、输卵管、子宫、阴道、外阴的形态。子宫位于直肠与膀胱之间，前倾前曲，分为子宫底、子宫体、子宫颈三部分。卵巢位于子宫两侧的骨盆侧壁上，呈卵圆型，切面可见发育的卵泡。

（2）男性　观察睾丸、附睾、输精管、射精管、精腺、前列腺的形态。

（3）参考图　图 5-48 至图 5-51。

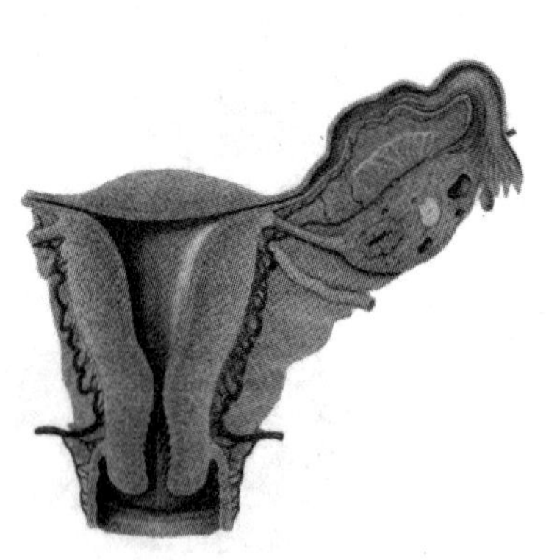

图 5-48　女性生殖系统

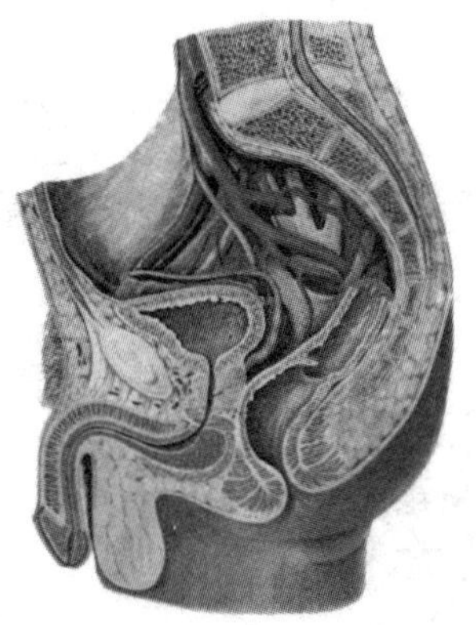

图 5-49　男性生殖系统

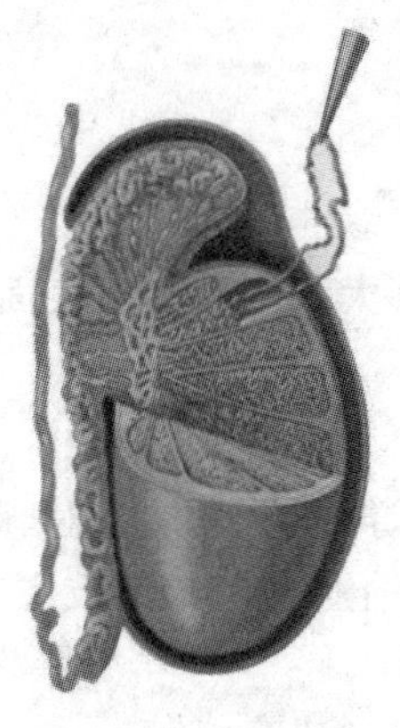

图 5-50　睾丸切面

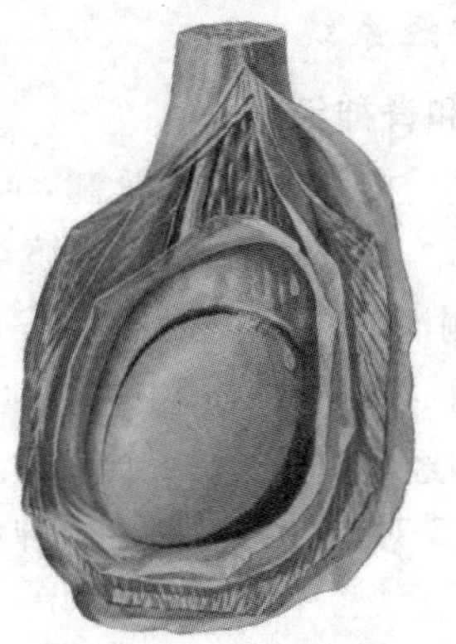

图 5-51　睾丸的位置

（七）内分泌系统

(1) 脑垂体　详见神经系统。

(2) 甲状腺　在颈前部、喉的下部与气管上部的两侧。

(3) 甲状旁腺　位于甲状腺侧叶后面或埋于腺内。共两对，约高粱米粒大小。

(4) 肾上腺　两肾的上方，呈三角形。

(5) 性腺　略。

(6) 胸腺　在气管前方、胸廓上口下方。

(7) 参考图　图 5-52 至图 5-57。

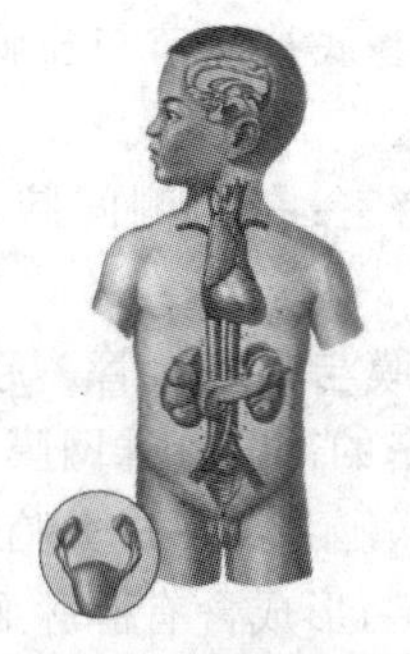

图 5-52　内分泌系统

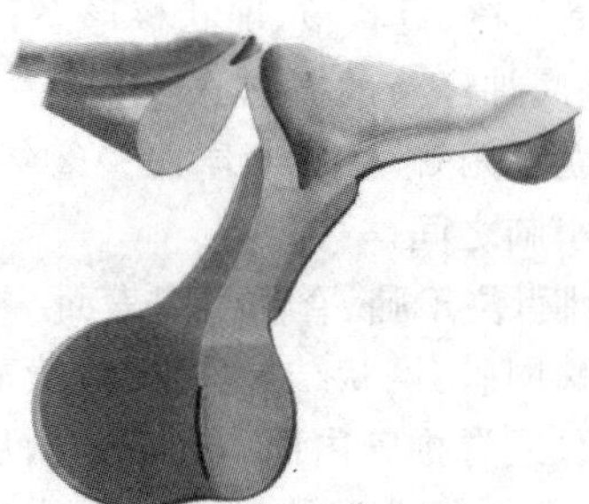

图 5-53　垂体

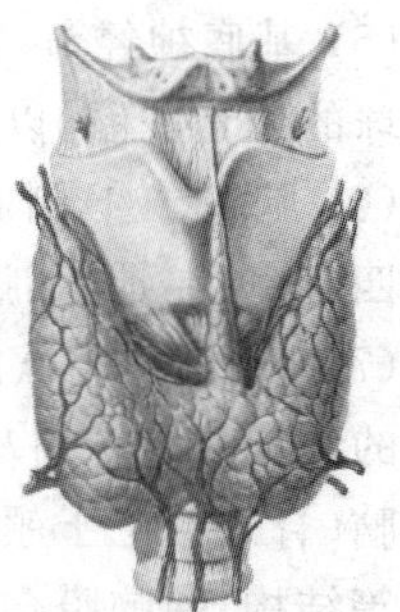

图 5-54　甲状腺

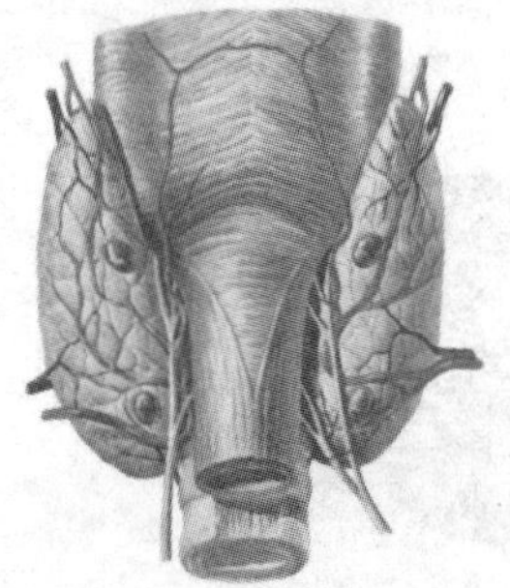

图 5-55　甲状旁腺

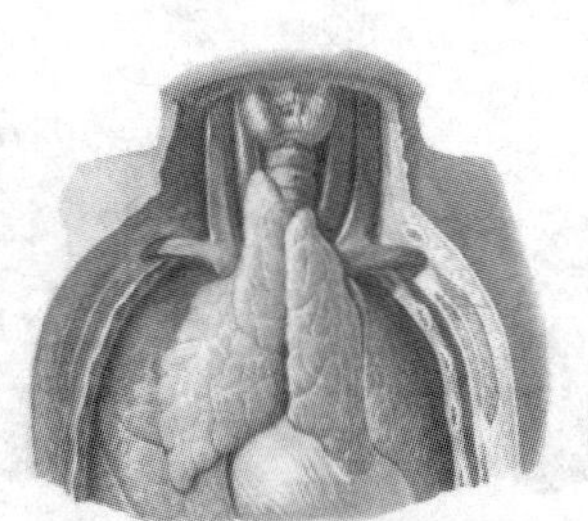

图 5-56　胸腺

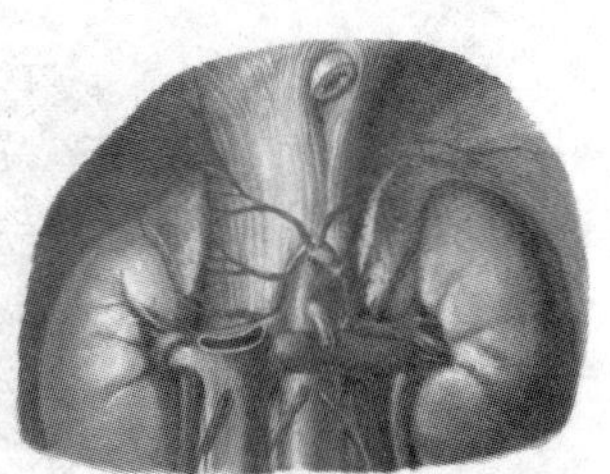

图 5-57　肾上腺

（八）神经系统

1. 脊髓和脊神经

（1）位置　椎管内，上续延髓，下止于第1腰椎下缘。

（2）外形　扁圆柱形，从上到下可见颈膨大、腰膨大、脊髓圆锥；表面有前、后正中裂，前、后外侧沟，脊神经根由侧沟发出。

（3）剖面　灰质、白质、中央导水管。

（4）脊神经　脊髓分31个节段，相对应有31对脊神经（颈椎8对、胸椎12对、腰椎5对、骶椎5对、尾椎1对）。脊神经后根膨大处称脊神经节。下肢主要的大神经有坐骨神经。

（5）交感神经　自脊神经分出22～24对交感节，形成交感链。

2. 脑和脑神经

（1）脑干　上接间脑，下连脊髓。由上而下分：①中脑：了解腹侧面大脑脚，背侧面四叠体（上丘、下丘）结构。②脑桥：两侧有脑桥臂。③延髓：腹侧面有锥体、锥体交叉结构。观察十二对脑神经的出处。

（2）间脑　在中脑上方，两大脑半球之间的灰质。背上部分称丘脑。前下部分称下丘脑（有脑垂体、视交叉等结构）。

（3）小脑　在延髓与脑桥背侧，分两小脑半球、小脑蚓部两部分。

（4）大脑　了解大脑半球的形态。认识大脑中央沟、外侧裂、顶枕裂的位置，脑皮质分区（额叶、顶叶、颞叶、枕叶、边缘叶、中央前回、中央后回），胼胝体。观察剖面的脑皮质和髓质。

（5）基底神经节　了解尾状核、豆状核、屏状核形态，认识基底神经节与丘脑和大脑半球的位置关系，以理解基底神经节的概念。

（6）脑室　①侧脑室：位于两侧大脑半球内。②第三脑室：在两侧间脑之间。③第四脑室：在延髓、脑桥与小脑之间。

（7）脑脊膜：①软脑（脊）膜，位于脑、脊髓组织表面。软脑膜与毛细血管一起进入脑室的结构称为脉络丛。②蛛网膜：网状结构，突入脑膜静脉窦的部分称蛛网膜颗粒。③硬脑（脊）膜，位于颅骨内面（或脊椎管内面），硬脑膜内层深入脑各部形成大脑镰、小脑幕等结构，硬脑膜会在某些部位分成两层，内衬一层内皮细胞，形成含有静脉血的硬脑膜窦。④蛛网膜下腔：软脑（脊）膜与蛛网膜间的间隙。⑤硬脊膜外腔：在硬脊膜与椎管的骨膜之间，内有脂肪组织。

（8）参考图　图5-58至图5-75。

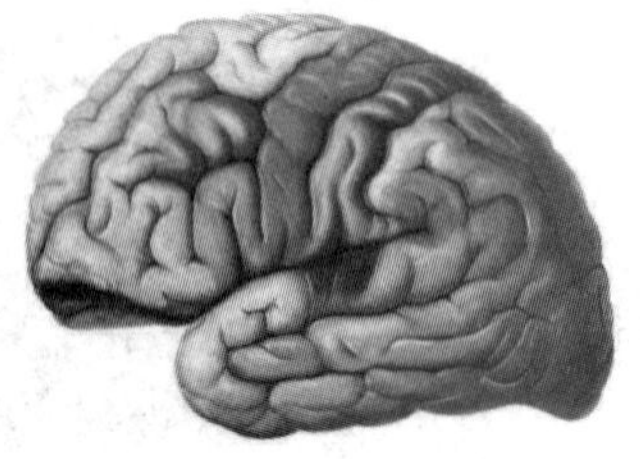

图5-58　脑侧面

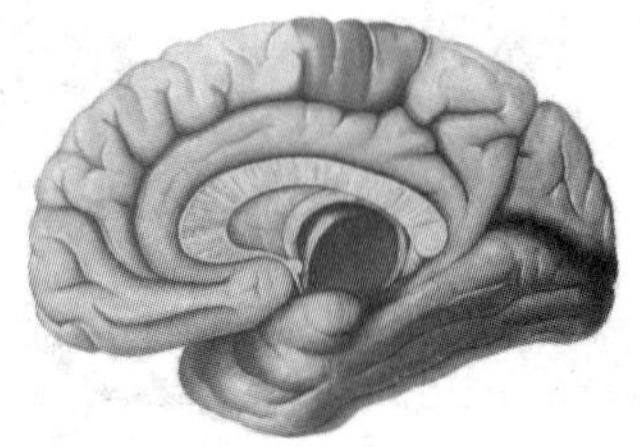

图5-59　脑矢状面

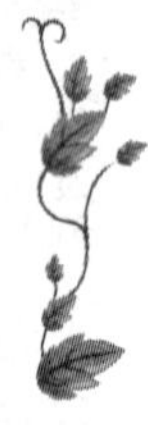

图 5-60　大脑结构

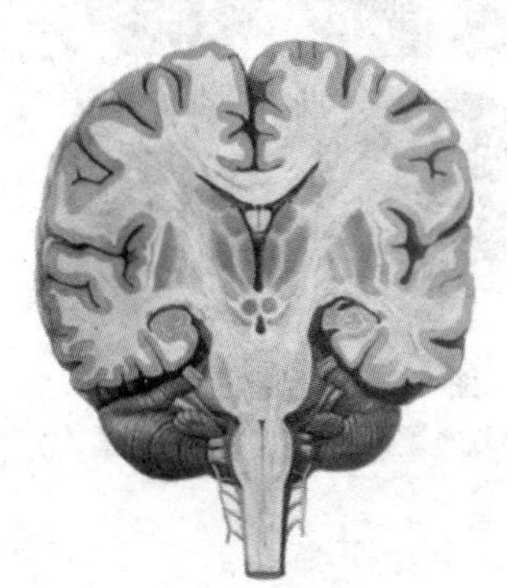

图 5-61　脑额状面

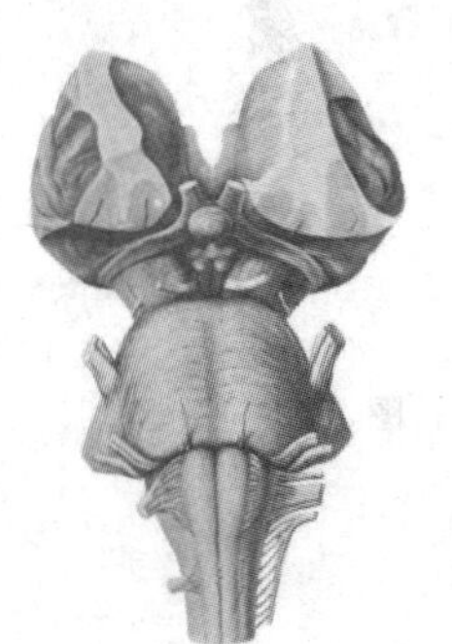

图 5-62　脑干前面

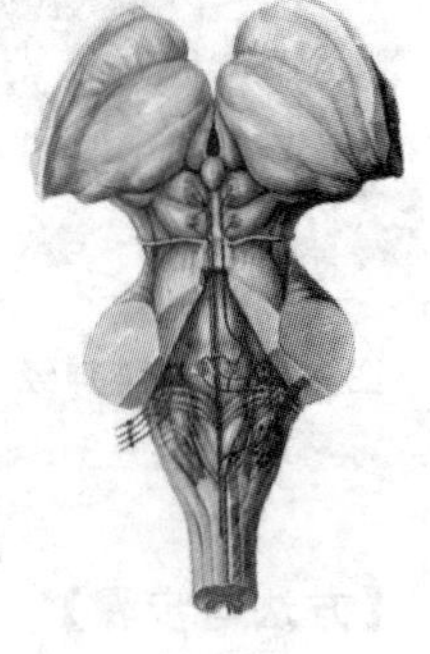

图 5-63　脑干后面

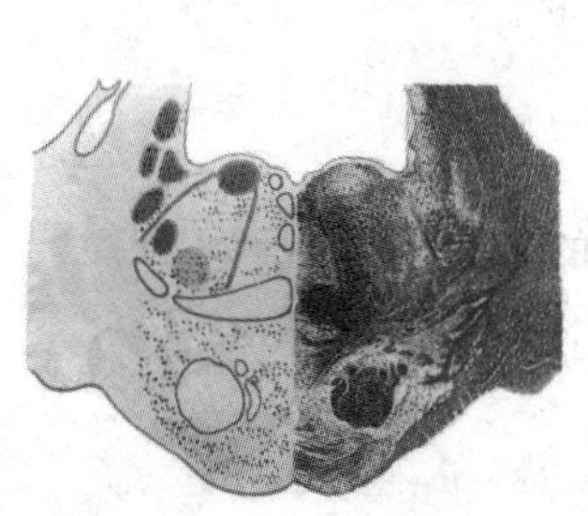

图 5-64　脑干切面

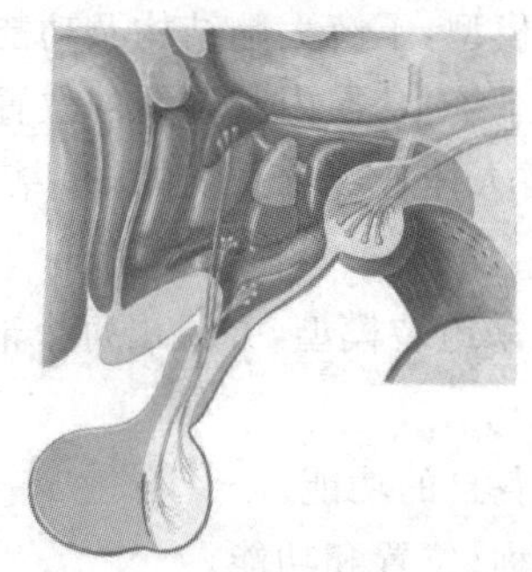

图 5-65　间脑

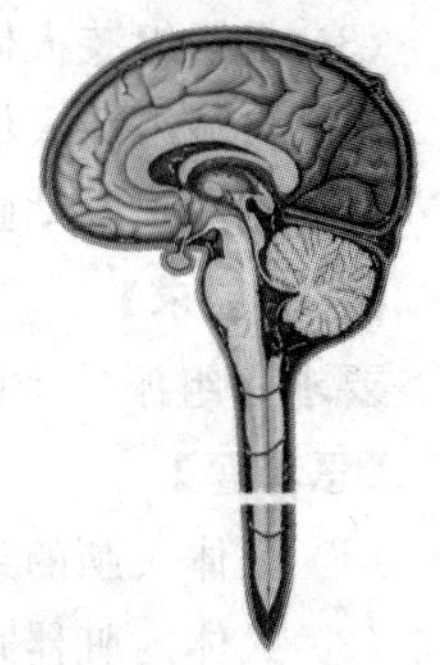

图 5-66　脑脊液循环

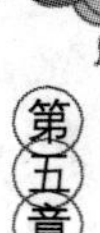

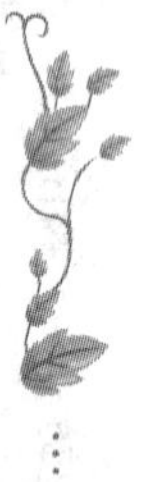

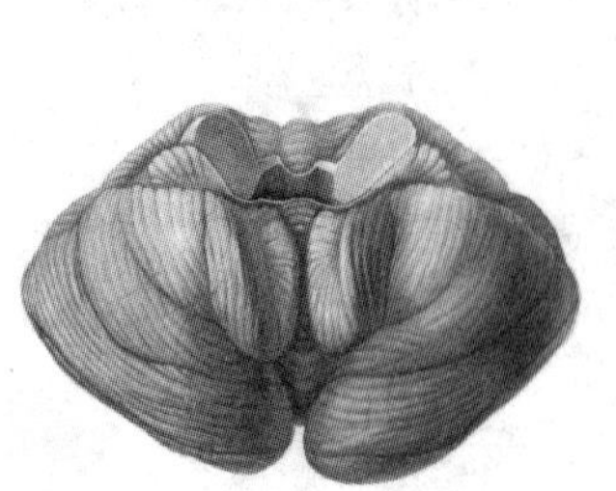

图 5-67　小脑

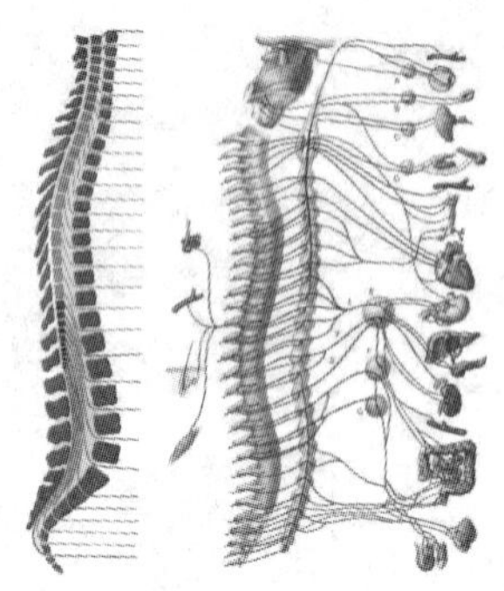

图 5-68　脊神经

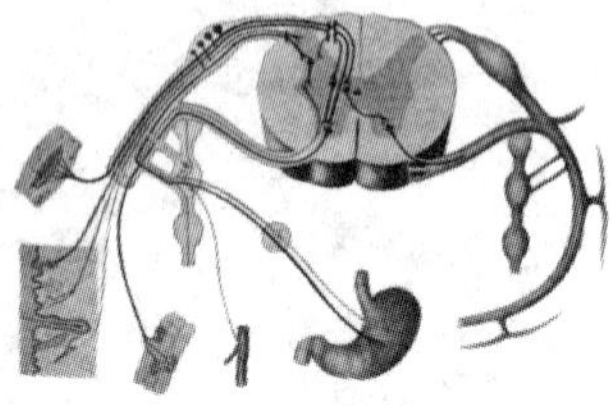

图 5-69　脑神经

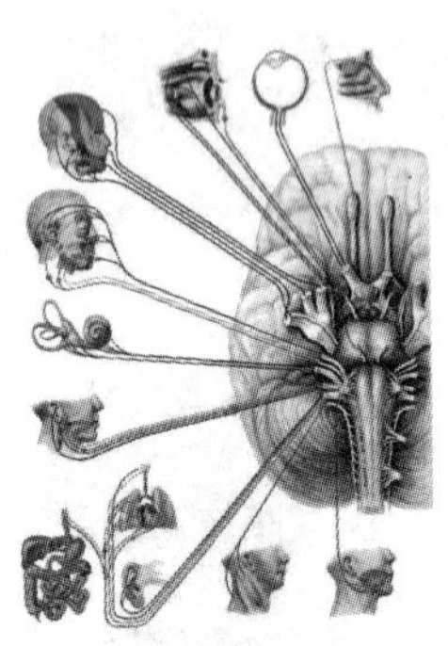

图 5-70　内脏神经

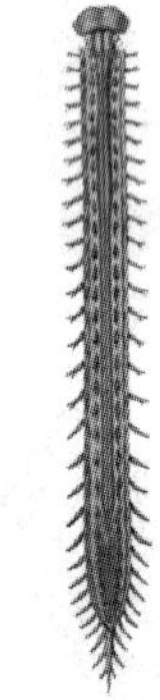

图 5-71　脊髓

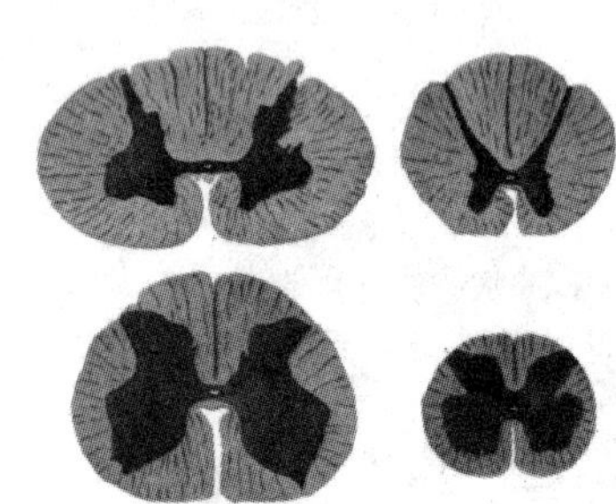

图 5-72　脊髓切面

【方法与步骤】

(1) 观察人体骨架模型,掌握骨架的基本结构、名称、位置。

(2) 观察人体肌肉系统模型,掌握不同部位肌肉的形态、名称。

(3) 自行组装人体大脑模型,了解大脑结构及功能。

(4) 自行组装人体内脏系统,掌握内脏系统的位置、形状。

(5) 通过观看动画,了解人体各部分系统的 3D 结构。

【实验要求】

要求每组派一个同学出来组装模型,并说出每个部分的名称。

【思考题】

(1) 人体大脑的组成及各自的功能。

(2) 人体内脏器官的名称、位置和功能。

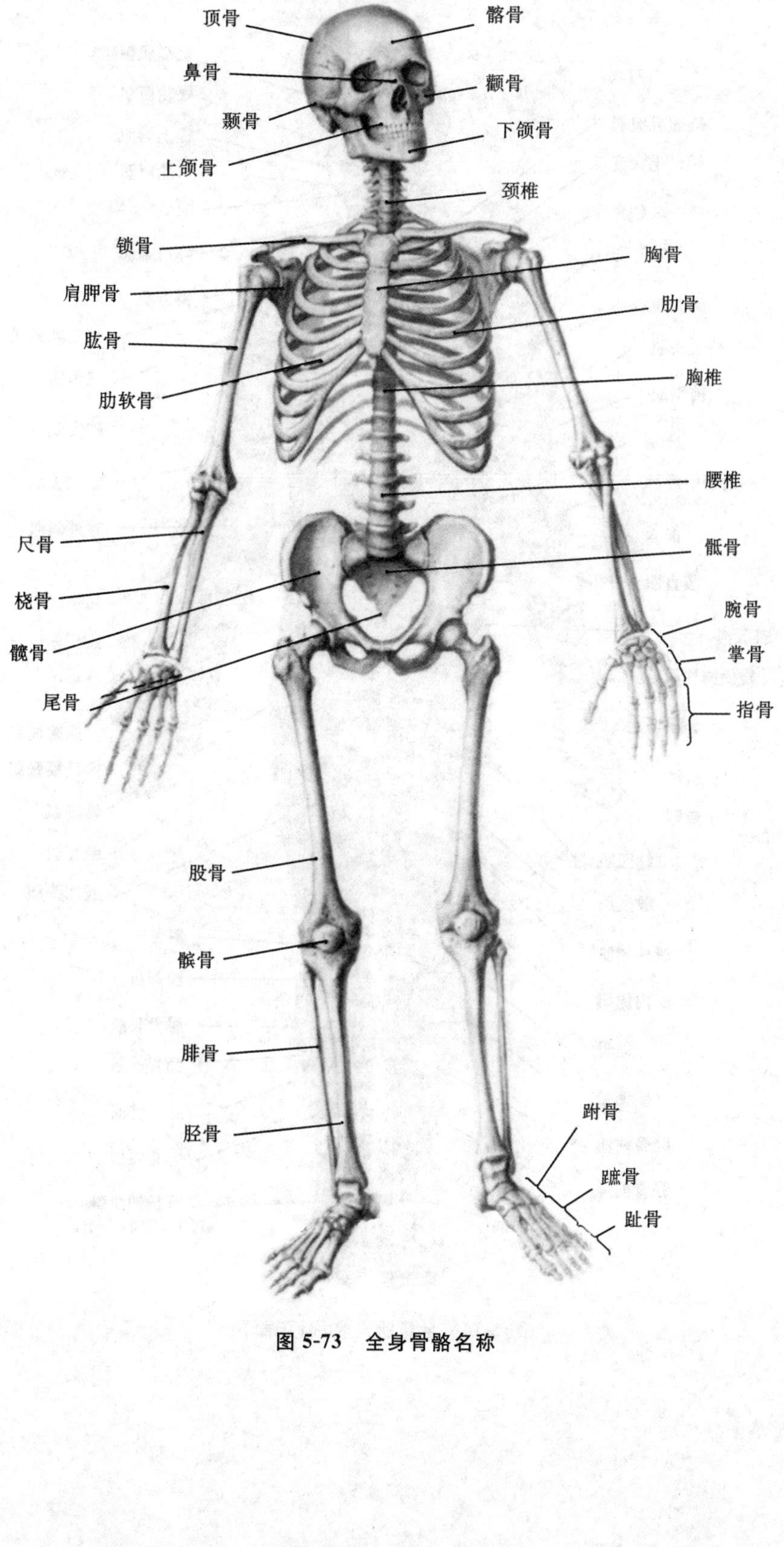

顶骨
骼骨
鼻骨
颧骨
颞骨
下颌骨
上颌骨
颈椎
锁骨
胸骨
肩胛骨
肋骨
肱骨
胸椎
肋软骨
腰椎
尺骨
骶骨
桡骨
腕骨
髋骨
掌骨
尾骨
指骨
股骨
髌骨
腓骨
跗骨
胫骨
跖骨
趾骨

图 5-73　全身骨骼名称

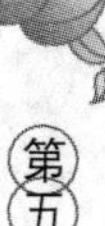

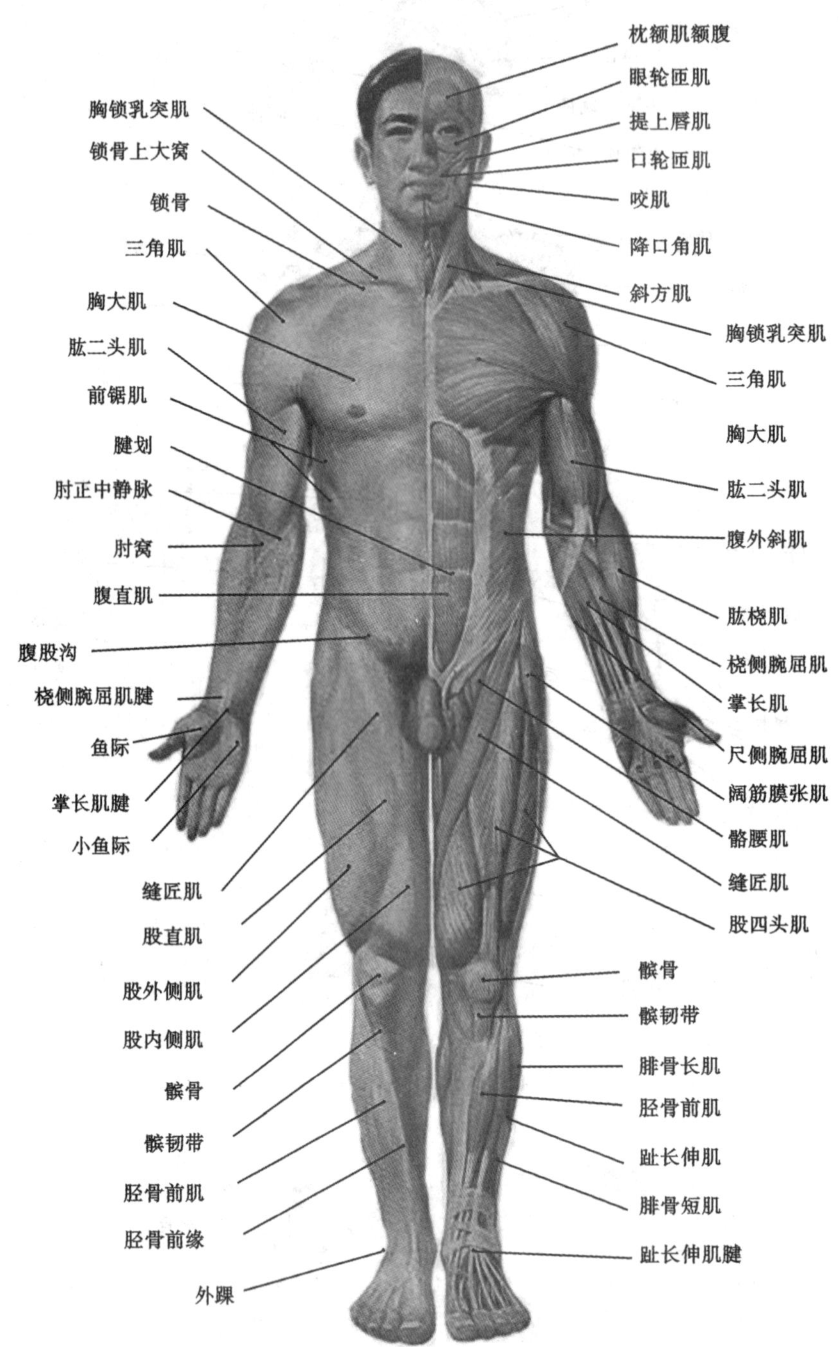

图 5-74　全身肌肉名称(正面)

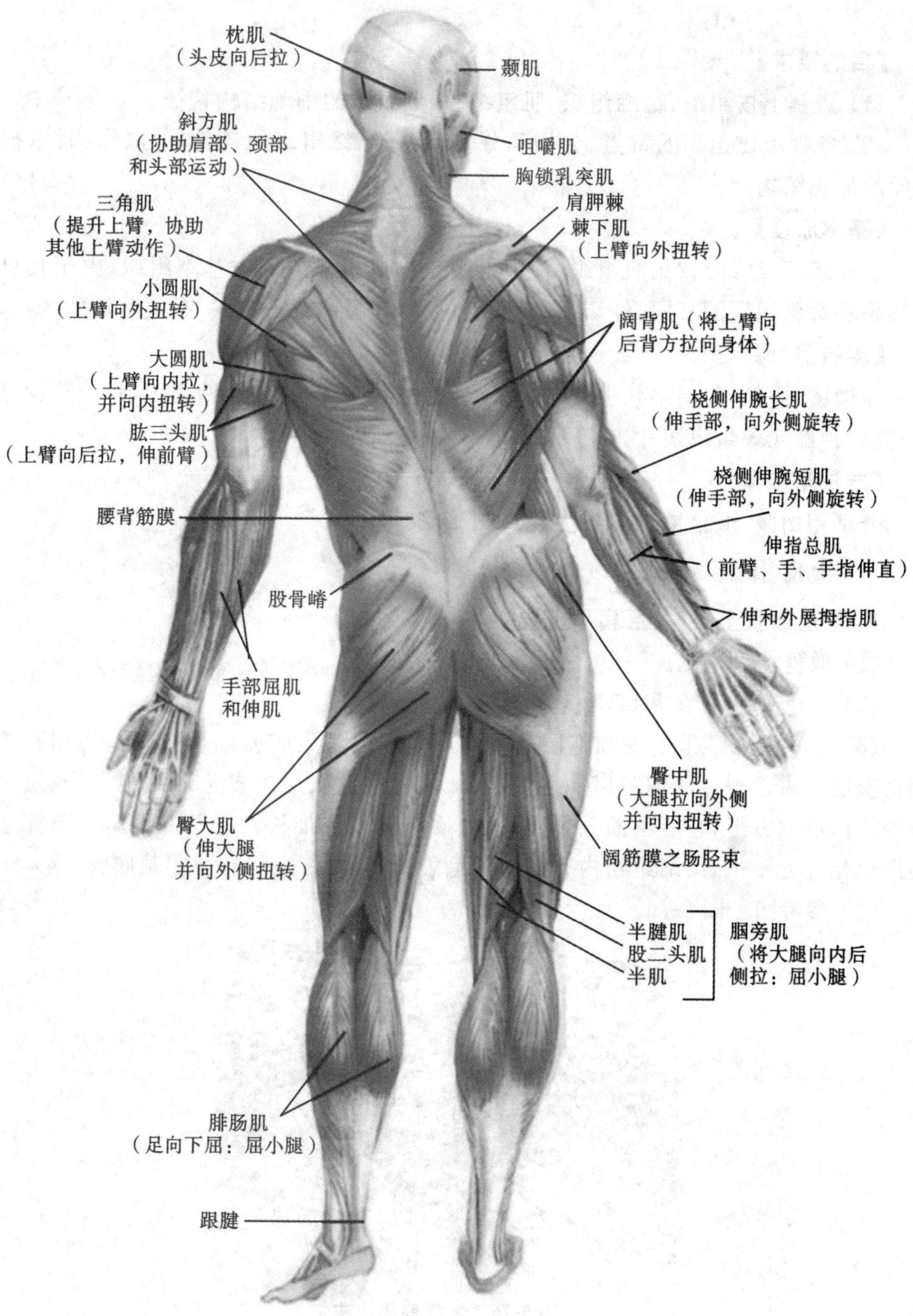

图 5-75　全身肌肉名称(背面)

实验二　基本组织切片的观察

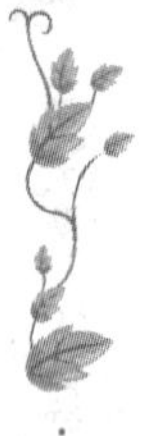

【目的要求】

(1) 观察上皮组织、结缔组织、肌组织、神经组织的细胞结构特征。

(2) 掌握上皮组织的特点、分类和分布；掌握结缔组织的各种成分、结构；掌握神经元的形态结构。

【基本原理】

上皮组织、结缔组织、肌组织、神经组织是构成机体的四大基本组织，由于其自身的细胞和细胞间质的不同，经切片、特殊染色后，在显微镜下观察，有很明显的区别。

【实验器材】

显微镜，染料，复层鳞状上皮、假复层纤毛柱状上皮、疏松结缔组织、骨骼肌、心肌、平滑肌、神经元等组织切片。

【方法与步骤】

分别用肉眼、低倍镜、高倍镜观察以下组织切片。

一、上皮组织

1. 复层鳞状上皮(复层扁平上皮)

(1) 取材　人指皮。

(2) 染色　苏木精-伊红染色。

(3) 观察要点　①上皮细胞层数较多。②表层为染成粉红色、均质、无细胞结构的角质层。靠近表层的细胞扁平，似鳞状。③中间的数层为多角形细胞；最底层细胞呈矮柱形或立方形，它能不断分裂增殖，并逐渐向表层推移。④基底细胞层与深层结缔组织相连处不平，结缔组组内有丰富的毛细血管，两者之间有薄层基底膜。

(4) 参考图　图 5-76。

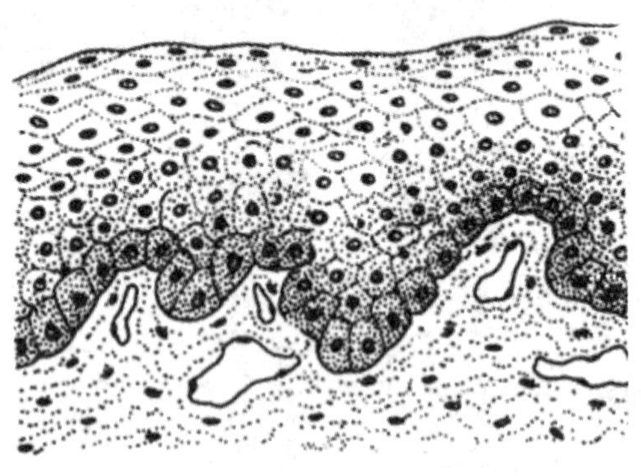

图 5-76　复层扁平上皮

2. 假复层纤毛柱状上皮(气管黏膜)

(1) 取材　气管(人或动物)。

(2) 染色　苏木精-伊红染色。

(3) 观察要点　此类细胞的开头形状和细胞核的位置各不相同，看起来似有数层，实际仍是单层，故有假复层之称。可分为三种。①柱状细胞：形状基本与其他柱状上皮细胞相似，但细胞核多靠近细胞游离端，且细胞下部变细直达基底膜。②支持细胞：细胞呈梭形，镶嵌于柱状细胞胞体之间，细胞核位于中间，基底端也与基底膜接触。③基底细胞：胞体呈锥形，故称锥体形细胞，基底端位于基底膜上，细胞核呈圆形，位于上皮的最底层。

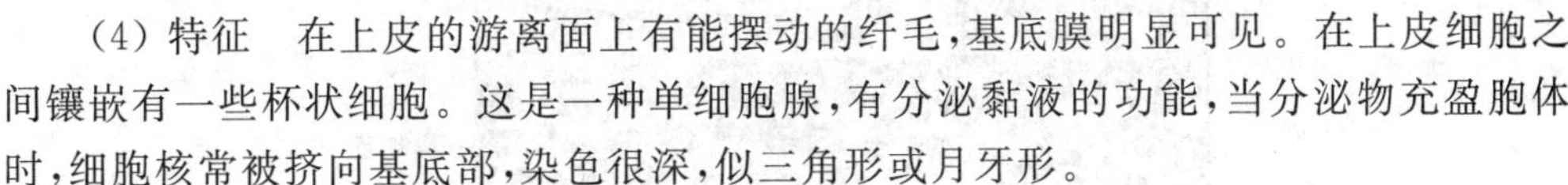

(4) 特征　在上皮的游离面上有能摆动的纤毛，基底膜明显可见。在上皮细胞之间镶嵌有一些杯状细胞。这是一种单细胞腺，有分泌黏液的功能，当分泌物充盈胞体时，细胞核常被挤向基底部，染色很深，似三角形或月牙形。

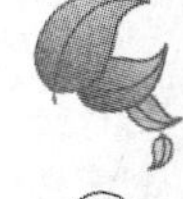

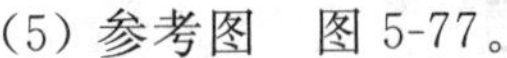

(5) 参考图　图 5-77。

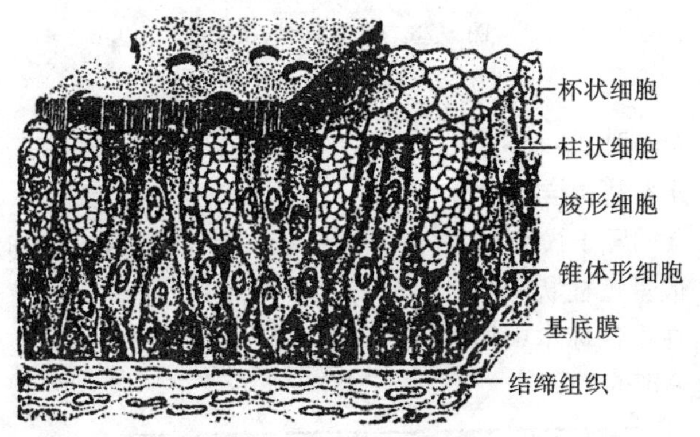

图 5-77　假复层纤毛柱状上皮

二、结缔组织(疏松结缔组织)

(1) 取材　大鼠网膜铺片。

(2) 染色　经台盼蓝活体注射后，铺片经中性红弹性纤维染色法及 Van Gieson 复染法。

(3) 观察要点　用台盼蓝对大鼠做活体注射，可使其所有组织细胞(巨噬细胞)都摄取这种染料，大胞体内形成大小不等的蓝色颗粒。铺片经固定复染后，分别显示出结缔组织中各成分。弹性纤维很细，被染成暗紫色后，交错排列。胶原纤维呈束状，较粗，被染成粉红色。网状纤维，在此标本上不易见到，用浸银法染成黑色，故又称嗜银纤维。

(4) 特征　结缔组织的细胞多只显示了细胞核，其中以成纤维细胞核较明显，呈扁卵圆形，胞质紫红色；肥大细胞多位于血管周围，胞浆颗粒染成深红色。

三、肌组织

1. 骨骼肌

(1) 取材　人(肌组织的纵切面、横切面)。

(2) 染色　苏木精-伊红染色。

(3) 观察要点　从横切面上看，肌纤维的大小并不一致，肌原纤维呈点状，外包有很薄的肌膜。细胞核位于肌纤维之外周，紧贴在肌膜内面。肌束之间是疏松结缔组织及其细胞核。

(4) 参考图　图 5-78。

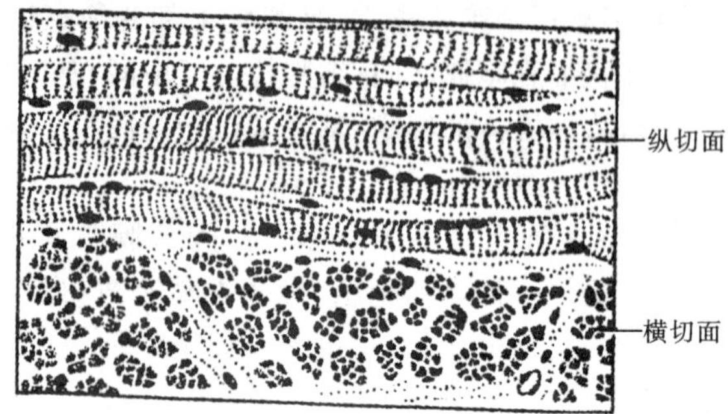

图 5-78　骨骼肌纵、横切面

2. 心肌

(1) 取材　人心肌。

(2) 染色　苏木精-伊红染色。

(3) 观察要点　属于横纹肌,但由于肌浆较丰富,所以横纹不如骨骼肌的清晰、明显。心肌纤维一般呈短柱状,有分支,只有一个细胞核,在心肌纤维相接处,细胞特殊分化,形成闰盘,在染色标本中如现深色带状,形态呈阶梯样。

(4) 参考图　图 5-79。

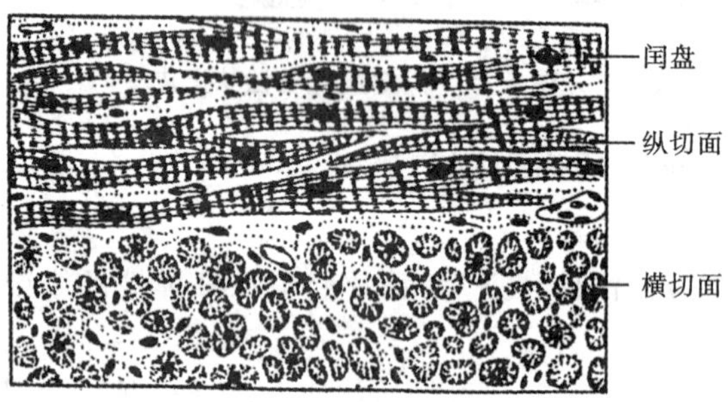

图 5-79　心肌纵、横切面

3. 平滑肌

(1) 取材　人中动脉。

(2) 染色　苏木精-伊红染色。

(3) 观察要点　平滑肌细胞一般呈梭形,细胞核呈长圆形,位于胞体中部,在常规染色标本中肌原纤维不清楚。在构成肌组织纤维排列成束。外被网状纤维包绕,不同肌层之间,肌纤维的方向不同。

(4) 参考图　图 5-80。

四、神经组织(神经元)

(1) 取材　脊髓横断(动物)。

(2) 染色　尼氏法及伊红染色。

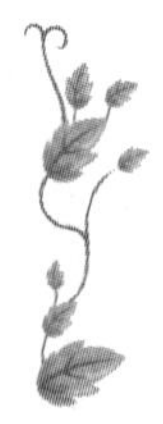

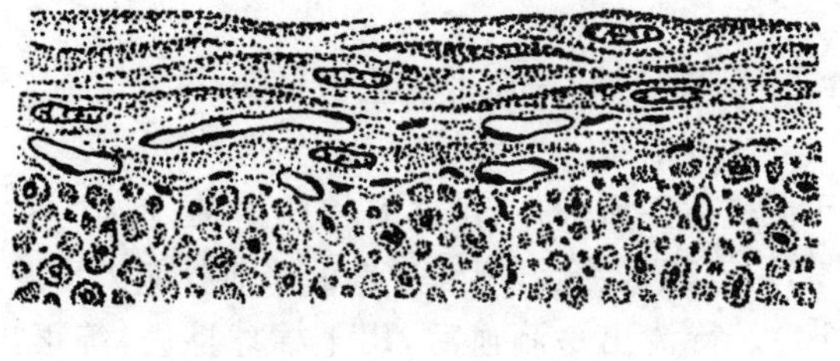
图 5-80　平滑肌纵、横切面

(3) 观察要点　可先用肉眼观察，切片在脊髓横断面的中央见有着色深的 H 型灰质。将脊髓前角部位放于视野中央，用低倍镜观察可见到大小不等、形状各异的神经元胞体，并且可见到与胞体相连的数目、长短不等的突起。选择一个比较典型的胞体置于视野中央用高倍镜观察，镜下可见到：细胞膜多位于细胞表面；多数神经元只含有一个大而圆的细胞核，位于胞体中央，核膜明显，因核质较少，故染色较淡；细胞质有丰富的尼氏体(Nissl body)分布在胞质内被碱性染料染色，脊髓灰质的运动神经元的尼氏体为有棱角状的小块，犹如虎斑状花纹，故称虎斑小体。

(4) 参考图　图 5-81。

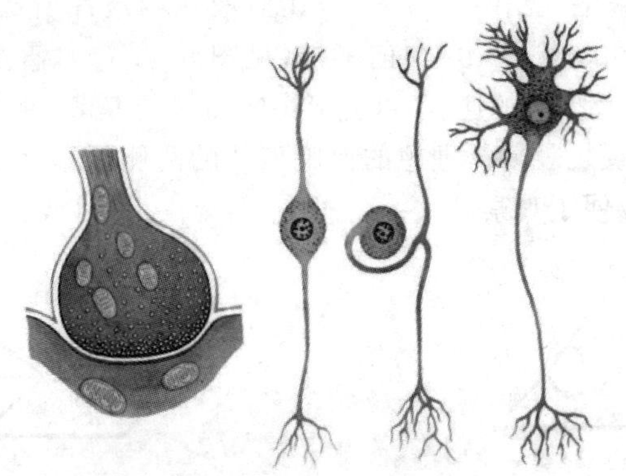
图 5-81　神经元切片

【实验要求】

要求任选一个组织切片绘图，并标明各个部分的名称。

【思考题】

人体各组织的组成及其功能。

实验三　血细胞形态的观察

【目的要求】

观察识别各种正常血细胞的形态结构。

【基本原理】

血液由血浆、红细胞、白细胞和血小板组成。尽管细胞的基本结构是相识的，但不同的血液成分，其细胞大小、形态和功能各不相同。

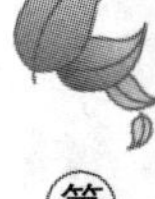

【实验器材】

显微镜、载玻片、瑞氏染色液、采血针或注射针头。

【方法与步骤】

(1) 采血方法　在机体采血部位，用碘酊棉球消毒，再用75%乙醇棉球擦去碘酊(见图5-82(a))，等75%乙醇蒸发后，用消过毒的采血针刺入皮肤0.3 cm，不要挤压采血部位(见图5-82(b))。待流出一滴血后，用干棉球擦去，等再出血时再用。实验后如继续出血，可用棉球压迫止血。

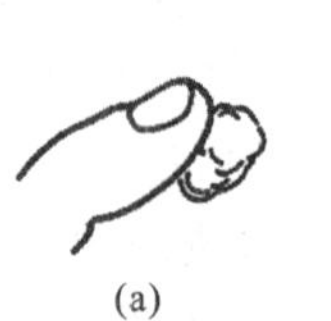

(a)

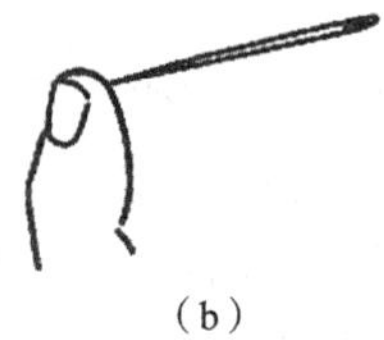

(b)

图5-82　采血方法

(2) 血膜片涂法　用光洁平整的载玻片一片，在机体采血部位(人的耳垂、指端，动物的耳静脉、舌静脉)取血液一滴(见图5-83(a))。取另一片载玻片的一端垂直接触在第一片载玻片的血滴上(见图5-83(b))，让血液在两玻片所成角度间散开后，再用第二片载玻片的接触缘以30°～45°向前平推(见图5-83(c))，直至血液推尽为止(见图5-83(d))。角度的大小及推进的速度，可直接影响血膜的厚薄，速度过快或角度太大，则被制成的血膜就较厚，反之就薄。理想的血膜玻片的两侧两端有适当空余部分，细胞分布均匀，无相互重叠，以便于观察。

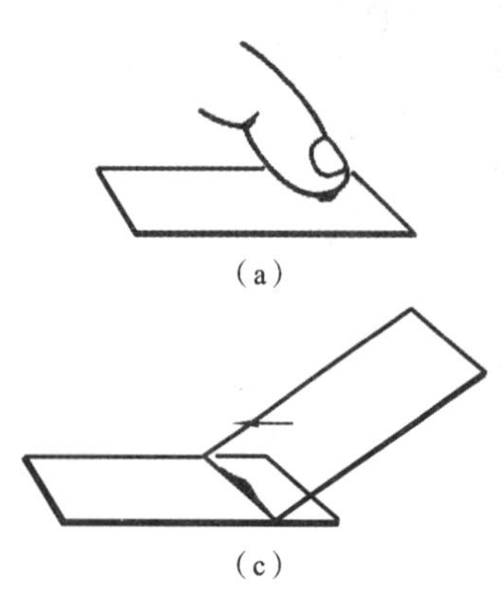

(a)　(c)

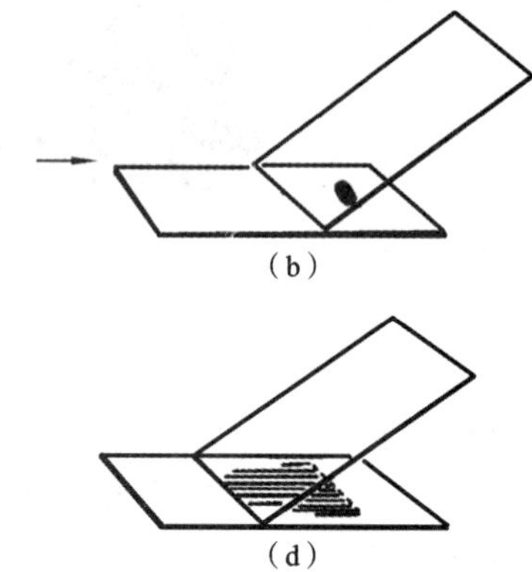

(b)　(d)

图5-83　血膜片涂法

(3) 血片染色方法　血膜片制成后，滴加瑞氏染色液。染色液多少应依血膜的大小而定，一般3～5滴盖满血膜即可。1 min之后再滴加缓冲液或新鲜蒸馏水，使与染料充分混匀。5～10 min后，再用流水冲洗，然后在室温中晾干，即可镜检。

【实验要求】

先用低倍镜找一个将血细胞都均匀推开的区域，置于视野中央，然后换高倍镜观察：血细胞种类见图5-84。

(1) 红细胞　成熟的红细胞无细胞核，为两面凹陷的圆盘状，中央较薄，外周较厚。染色后为橘红色，中央着色较浅，周围较深。

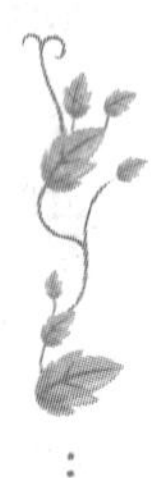

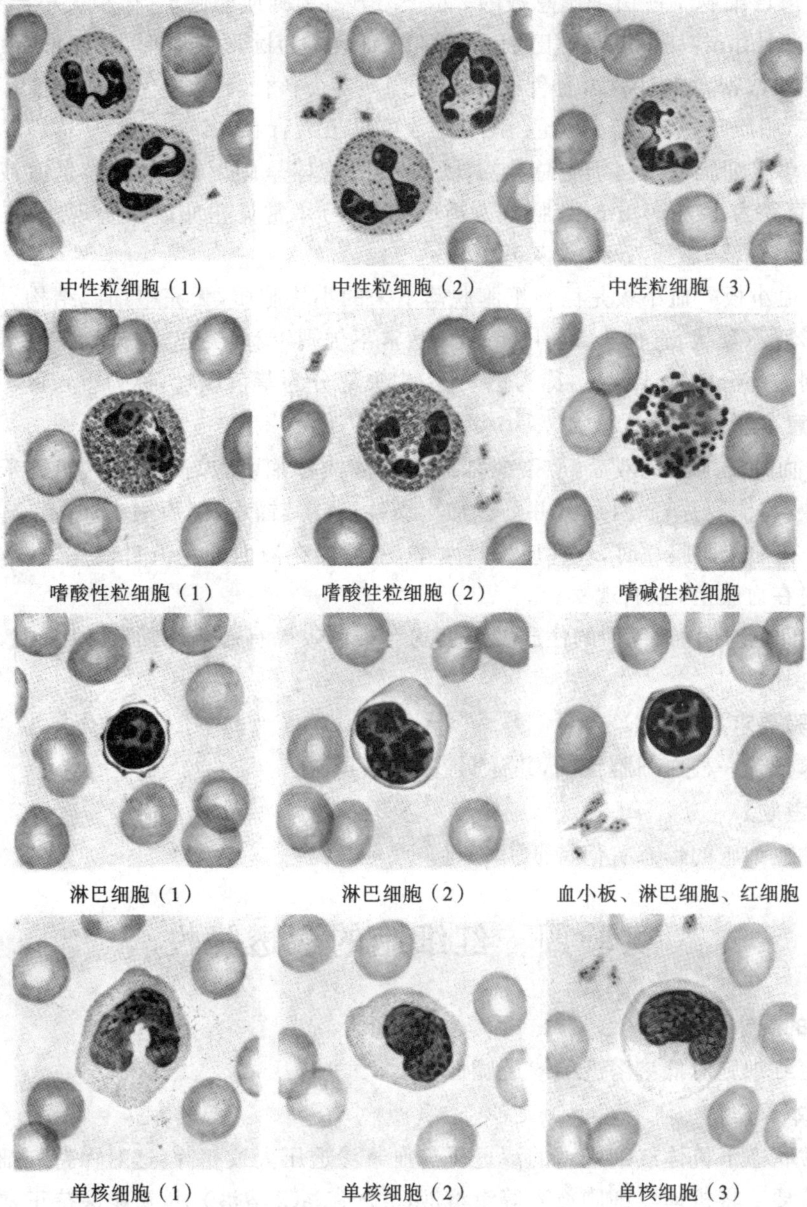

中性粒细胞（1） 中性粒细胞（2） 中性粒细胞（3）

嗜酸性粒细胞（1） 嗜酸性粒细胞（2） 嗜碱性粒细胞

淋巴细胞（1） 淋巴细胞（2） 血小板、淋巴细胞、红细胞

单核细胞（1） 单核细胞（2） 单核细胞（3）

图 5-84　血细胞种类

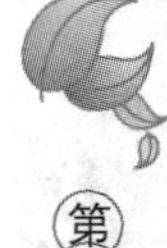

(2) 粒细胞　多集中在推片的尾部，中性粒细胞较多，细胞为圆形，直径为 10～12 μm，细胞核染成蓝紫色，染色质凝结成块，核分叶状居多(2～5 个)。

(3) 嗜酸性粒细胞　仅占白细胞总数的 0.5%～3%，细胞呈圆形，略大于中性粒细胞，直径为 10～15 μm，细胞核多呈 2 叶，胞质内充满粗大的嗜酸性颗粒，染成橘红色。

(4) 嗜碱性粒细胞　仅占白细胞总数的 0.5%左右，细胞呈圆形，大小与中性粒细胞近似，直径为 10～12 μm，细胞核的形状常不规则，有的呈 2、3 叶，着色较浅。胞质内含有着深蓝色、大小不等、分布不均、常覆盖在核上的嗜碱性颗粒。

(5) 淋巴细胞　占白细胞总数的20%～30%，为圆或卵圆形，体积大小差别较大，直径为6～15 μm，其中以小淋巴细胞居多。细胞核为圆形或卵形，一侧常有痕迹，细胞核染色质浓密，结成块状，着色很深，偶见1～2个核仁，胞质较少，常成窄环状围绕着细胞核，胞质嗜碱性，着天蓝色，其中少数可见嗜天青颗粒。

(6) 单核细胞　占白细胞总数的3%～8%，胞体呈圆形或卵圆形，是血液中最大的细胞，直径为14～20 μm，细胞核为肾形或马蹄形，常见扭曲或折叠现象，染色质细小、松散、着色浅，胞质较多，染灰蓝色。

(7) 血小板　血小板是巨核细胞脱落下来的小块胞质，无完整细胞结构。为圆形或卵圆形双凸盘状，直径为2～4 μm。形状常不规则，或多突起，常常聚集成群。于瑞氏染色周边部分染成浅蓝色，称为透明区；中央部分为紫色颗粒，称为颗粒区。

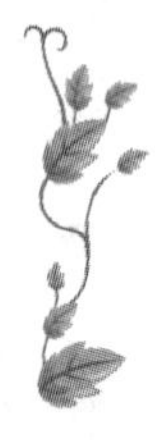

【注意事项】

(1) 血片滴加染色液后，应及时加入缓冲液或蒸馏水，以防干固。如见干固可再加染色液，将血膜片轻轻振动，并马上加入缓冲液或蒸馏水，然后用水冲洗。

(2) 在冲洗血膜片时，玻片应保持水平，使漂浮在液面的色渣自玻片边缘溢出，防止色渣附在血膜上，影响观察。

(3) 染色时间、染色剂的性质及温度均对染色效果有影响，必须注意掌握，以染出理想的血片。

【实验要求】

要求任选一种血细胞绘图，并标明该细胞的名称。

【思考题】

各种血细胞的形态有何特征？

实验四　红细胞的渗透脆性

【目的要求】

测定红细胞对低渗溶液的渗透脆性。

【基本原理】

正常状态下机体红细胞内的渗透压与血浆渗透压大致相等，这对保持红细胞的形态尤其重要。将机体红细胞放入等渗溶液(0.9%NaCl溶液)中，它能保持正常的大小和形态。但如把红细胞放入高渗NaCl溶液中，水分将逸出胞外，红细胞将因失水而皱缩。相反，若将红细胞放入低渗NaCl溶液中，水分进入细胞，红细胞膨胀变成球形，甚至膨胀而破裂，血红蛋白释放入溶液中，称为溶血。

经实验证明，把正常红细胞放入不同浓度的溶液中(0.85%、0.8%……0.3%的NaCl溶液)，在0.45%的NaCl溶液中，有部分红细胞开始破裂，(血红蛋白外溢，使上层液体呈微红色)，当红细胞在0.35%或更低浓度的NaCl溶液中，则全部红细胞都破裂，(全部液体均呈透明红色)。临床上以0.45%～0.3%NaCl溶液为正常人体红细胞的脆性(也称抵抗力)范围。如果红细胞放入高于0.45%的NaCl溶液中时就出现破裂，说明红细胞的脆性大，抵抗力小；相反，放入低于0.45%的NaCl溶液中时才出现破裂，说明红细胞的脆性小，抵抗力大。

【实验动物】

家兔。

【实验器材】

家兔血浆、血清，试管，试管架，滴管，吸管，玻璃铅笔，1% NaCl 溶液，0.9% NaCl 溶液，秒表。

【方法与步骤】

1. 低渗盐溶液配制

取洗净烘干的试管 10 支。用玻璃铅笔编号后列于试管架上。参照表 5-1 加入相关溶液。

表 5-1 操作参照表

试液 \ 试管号	1	2	3	4	5	6	7	8	9	10
1% NaCl/mL	1.40	1.30	1.20	1.10	1.00	0.90	0.80	0.70	0.60	0.50
蒸馏水/mL	0.60	0.70	0.80	0.90	1.00	1.10	1.20	1.30	1.40	1.50
NaCl 浓度/(%)	0.70	0.65	0.60	0.55	0.50	0.45	0.40	0.35	0.30	0.25

2. 制备枸橼酸钠血

家兔麻醉后，背位固定。切开颈部皮肤，分离颈总动脉，插管，放血入烧杯中，事先加入 3.8% 枸橼酸钠溶液（血与枸橼酸钠比例为 9∶1），混匀。

3. 观察溶血情况

用注射器向各试管内添加兔血一滴，用拇指堵住试管口，轻轻摇晃 2～3 次，室温下静置 1 h，然后观察各管澄明度以判断是否溶血。溶血指标如下。

试管下层浑浊红色，上层无色或橙黄色：未溶

试管下层浑浊红色，上层透明淡红色：部分溶血

试管呈现透明红色：全部溶血

4. 预期结果

试管 1～5 号：不溶

试管 6～7 号：部分溶血

试管 8～10 号：全部溶血

【注意事项】

(1) 试管使用前一定要洗净、烘干，保证没有水分、杂质残留。

(2) 1% NaCl 溶液与蒸馏水取量要尽量准确。

(3) 取血时避免兔毛等杂质混入，血液取入烧杯后不要剧烈摇晃，以免造成红细胞破损。

(4) 向试管滴加血液时要垂直滴加。

(5) 静置、观察过程中不要剧烈摇晃试管。

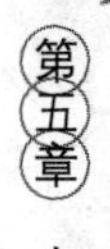

【结果分析和讨论】

试液＼试管号	1	2	3	4	5	6	7	8	9	10
NaCl 浓度/(%)	0.70	0.65	0.60	0.55	0.50	0.45	0.40	0.35	0.30	0.25
细胞膜破裂情况										
结果分析讨论										

【思考题】

(1) 什么叫红细胞的渗透脆性?

(2) 红细胞的渗透脆性由什么因素决定?

(3) 什么叫血浆胶体渗透压,什么叫血浆晶体渗透压,二者有何区别与联系?

(4) 什么叫高渗溶液、低渗溶液、等渗溶液?

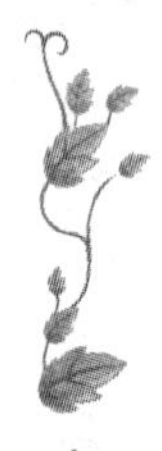

实训五　影响血液凝固的因素

【目的要求】

观察 Ca^{2+} 和纤维蛋白原在凝血过程中的作用。

【基本原理】

血液流出血管后很快就会凝固,形成血块,这一过程称为凝血。凝血分为内源性和外源性两种。两种凝血都是在组织因子的参与下发生。其过程包括凝血酶原激活物形成、凝血酶形成和纤维蛋白形成三步。本实验直接从动物动脉放血,血液几乎没有和组织因子接触,其凝血过程主要由内源性凝血系统所发动。血液凝固受许多因素影响,各种凝血因子可直接影响血液凝固过程。其中 Ca^{2+} 作为一种凝血因子被络合剂枸橼酸钠除去后,可阻断凝血酶原激活物的形成,从而使血液不能凝固。纤维蛋白原在凝血过程中由凝胶状态转化为溶胶状态。因此,血液中纤维蛋白原除去后,血液就不能凝固。

【实验动物】

家兔 1 只。

【实验器材】

手术台、常用手术器械(手术剪、手术镊、止血钳、粗剪、眼科剪、眼科镊、玻璃解剖针)、动脉插管、照明灯、棉签、纱布、丝线、注射器(1、5、50 mL)、烧杯、试管刷、2% $CaCl_2$ 溶液。

【方法与步骤】

(1) 家兔麻醉后,背位固定。切开颈部皮肤,分离颈总动脉,插管,放血入 3 个小烧杯内。1 号烧杯静置;2 号烧杯加入 3.8% 枸橼酸钠溶液(血与枸橼酸钠比例为 9∶1),混匀;3 号烧杯用小号试管刷轻轻搅拌,数分钟之后,试管刷上结成红色血团。用水冲洗后,观察纤维蛋白的形状。然后比较 3 个烧杯的凝血情况。在 2、3 号烧杯中各滴加 2% $CaCl_2$ 一滴,再观察凝血情况。

(2) 预期结果

1 号烧杯：凝血

2 号烧杯：不凝

3 号烧杯：不凝，滴加 2% $CaCl_2$ 后，凝血

【注意事项】

(1) 烧杯使用前一定要洗净、烘干，保证没有水分、杂质残留。

(2) 取血时避免兔毛等杂质混入。

【结果分析和讨论】

烧杯号	1号	2号	3号
溶血情况			
结果分析讨论			

【思考题】

(1) 正常人体内的血液为什么不会发生凝固?

(2) 怎样加速或延缓血液凝固？试阐明其机理。

(3) 枸橼酸钠抗凝的机制是什么?

(4) 纤维蛋白原在凝血过程中有什么作用?

实验六　血型鉴定

【目的要求】

(1) 学习快速辨别血型的方法。

(2) 观察红细胞凝集现象，掌握 ABO 血型鉴定的原理。

【基本原理】

血型是指红细胞的血型，是根据红细胞膜外表面存在的特异性抗原(镶嵌在红细胞膜上的糖蛋白和糖脂)的类型来确定的，这种抗原是由遗传决定的。红细胞膜上的抗原与血清中的相应抗体能发生免疫反应，使红细胞凝集。如 A 抗原与抗 A 抗体相遇能使红细胞发生凝集。因此，用已知的抗体与受检者的红细胞混合，根据其发生凝集反应的结果，可判断受检者的血型。

【实验对象】

正常人。

【实验器材】

抗 A 分型试剂和抗 B 分型试剂、双凹载玻片、采血针、消毒牙签、碘酊、75% 乙醇棉球、显微镜。

【方法与步骤】

(1) 取一块干净双凹玻片，用记号笔划上记号，可分别标明 A、B 字样。

(2) 在 A 侧滴加抗 A 型分型试剂 1 滴，在 B 侧滴加抗 B 型分型试剂 1 滴。

(3) 受检查的手指先消毒，再用消毒过的采血针穿刺取血，玻片的 A、B 侧各滴入

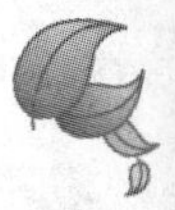
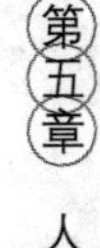

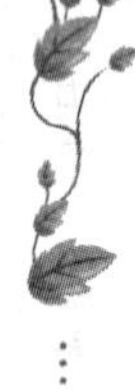

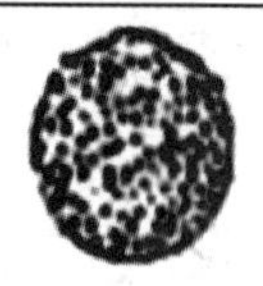
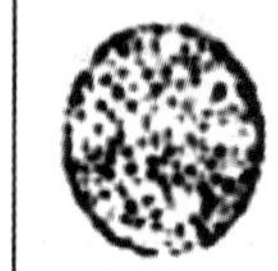
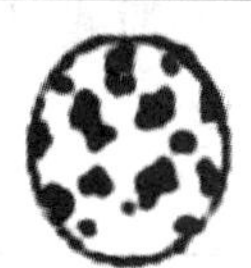
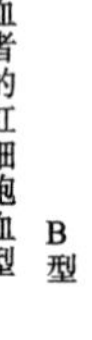
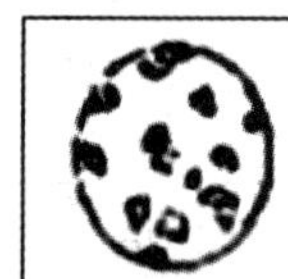
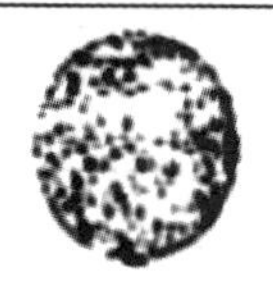
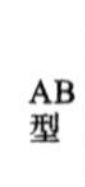
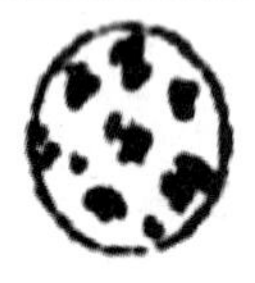
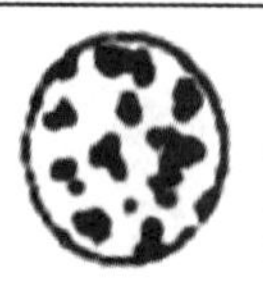

图 5-85　ABO 血型的检验凝集图

一小滴血，用牙签搅拌，使每侧抗血清和血液混合。每侧用一支牙签，切勿混用。

（4）室温下静置 10～15 min 后，观察有无红细胞凝集现象。必要时，可在低倍显微镜下观察。

（5）根据观察结果判断受检者血型：假如只是 A 侧发生凝集，则血型为 A 型血型；若只是 B 侧凝集，则为 B 型血型；若两侧均凝集，则为 AB 型血型；若两侧均未发生凝集，则为 O 型血型（见图 5-85）。这种凝集反应的强度因人而异，需要认真观察。

【注意事项】

（1）双凹玻片正面判别法：将玻片的侧面拿到水平视线进行观察，有凹陷的一面为正面。

（2）消毒方法：先用棉球蘸取少量碘酊，由中心向外画圈涂擦中指或无名指，再用 75%乙醇将多余的碘酊擦去（操作与涂擦碘酊时一样），等 75%乙醇干后，消毒过程才算完成。

【思考题】

（1）根据自己的血型，说明你能接受和输血给何种血型的人，为什么？

（2）怎样区别血液的凝集与凝固，其机理是否相同？

实验七　反射弧分析

【目的要求】

（1）分析反射弧的组成部分。

（2）探讨反射弧的完整性与反射活动的关系。

【基本原理】

在中枢神经系统参与下，机体对刺激所产生的具有适应性和规律性的反应过程称为反射。实现反射活动的结构基础是反射弧。反射弧的结构和功能的完整是实现反射活动的必要条件。反射弧的任何一部分受到破坏都会使反射活动消失。

【实验动物】

蛙 3 只。

【药品】

0.65%生理盐水、0.5%硫酸。

【实验器材】

常用手术器械（粗剪、手术剪、手术钳、眼科剪、眼科镊、毁髓针、玻璃解剖针）、铁支架、肌夹、烧杯、纱布、粗棉线。

【方法与步骤】

1. 脊髓蛙的制备

将粗剪的一刃,插入蛙口。沿鼓膜后缘连线的后方剪断蛙头,该蛙即成为脊髓蛙,用棉球覆盖在脊柱断面上。当断头后该蛙对刺激不呈现任何反应时,即表示该蛙处于"脊髓休克"状态。10～20 min 后,若将伸展的后肢拉直,它会立刻曲缩回去,对刺激呈现反应。用肌夹夹住蛙的下颌悬挂在支台上,如蛙频繁地活动,不必理会,不久它就会安静下来,安静后即可进行下述实验。

2. 感受器的作用

(1) 用0.5%硫酸浸过的滤纸贴在蛙的任一足背上,观察腿部是否能引起屈膝反射。

(2) 上述实验之后立即用清水冲洗。然后将足踝部皮肤做环形切开,将皮肤剥去。待蛙安静后,再将浸过0.5%硫酸的纸片贴在该足上踝部裸露的肌肉上,观察腿部是否能引起屈膝反射。

3. 周围神经的传导作用

取另一完整的脊髓蛙,于该大腿背面内侧将皮肤剪开 1 cm 长的纵切口。从股二头肌与半膜肌之间剥离出坐骨神经并将其剪断,再用0.5%硫酸刺激,观察是否能引起屈膝反射。

4. 神经中枢的反射机能

取另一完整的脊髓蛙,用探针插入脊椎管破坏脊髓后,再用浸过0.5%硫酸的纸片刺激蛙各部分皮肤,观察是否有反射活动。

【注意事项】

(1) 制备脊髓蛙时,注意剪断蛙头的位置。

(2) 剪断蛙头后,不要用水冲洗断面。

(3) 每次用0.5%硫酸刺激后应立即用清水洗净刺激部位,并用纱布揩干。

(4) 足趾部皮肤必须剥净,不要残留。

【结果讨论与分析】

脊髓蛙的反射活动

	完整的脊髓蛙	破坏周围神经的脊髓蛙	破坏神经中枢的脊髓蛙
0.5%硫酸滤纸刺激足背皮肤			
0.5%硫酸滤纸刺激足部肌肉			
结果分析讨论			

【思考题】

(1) 该实验各步分别出现什么结果,为什么?

(2) 根据实验总结屈肌反射的反射弧由哪几部分组成。

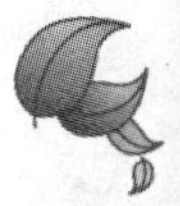

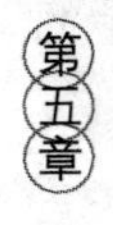

实验八　神经干的动作电位

【目的要求】

观察蛙神经动作电位的基本波形。

【基本原理】

神经的动作电位是神经兴奋的客观标志。神经纤维的表面正处于兴奋的部位对于静止部位来说呈负电性质，当神经冲动通过后，该处的电位又回复到静止时的水平。兴奋时发生的上述变化过程称为动作电位。

【实验动物】

蛙(蟾蜍)。

【药品】

任氏液、0.65%生理盐水。

【实验器材】

肌槽、铁架台、蛙板、蛙类手术器械、肌肉张力换能器、BL-420F 生物机能实验系统。

【方法与步骤】

(一) 制备蛙坐骨神经标本

1. 双毁髓

一手握蛙(可先用纱布包住蛙躯干部)，背部朝上(见图 5-86)。用食指按压其头部，拇指压住躯干的背部，使其头部向前俯；另一只手持毁髓针，垂直刺入枕骨大孔(可用毁髓针由两眼之间沿中线向后方划触，触及两耳后腺之间的凹陷处即表示已刺入枕骨大孔)。将针尖向前刺入颅腔内，搅动以捣毁脑组织(如毁髓针确在颅腔内，操作者可感到针触及颅骨)。此为单毁髓。再将毁髓针退至枕骨大孔处，针尖转向后方，与脊柱平行刺入椎管以捣毁脊髓。如已彻底捣毁脊髓，即可看到蛙后肢突然蹬直，然后瘫软。此为双毁髓。如蛙仍表现出四肢肌肉紧张或活动自如，则表示毁髓不成功，需重新毁髓。

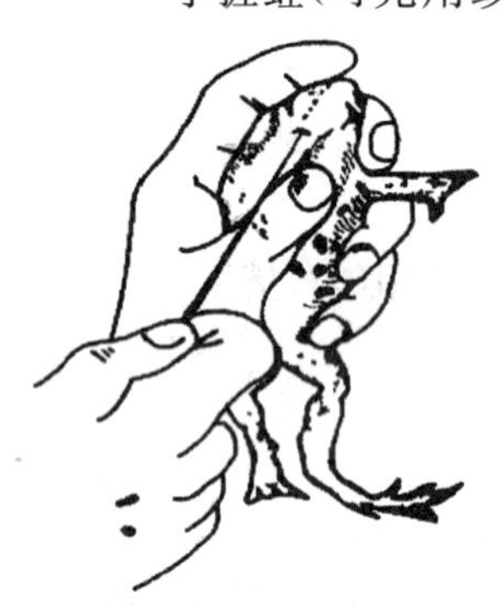

图 5-86　双毁髓

注意：操作过程中应尽量使蛙头部朝向外(切勿挤压耳后腺)，防止耳后腺分泌物射入操作者眼内(如被射入，应立即用 0.65%生理盐水冲洗眼睛)。

2. 剥制后肢标本

(1) 将双毁髓的蛙背面朝上放入托盘中。用手术钳轻轻提起两前肢之间背部的皮肤，持手术剪横向剪开皮肤，暴露耳后腺后缘水平的脊柱。然后用粗剪横向剪断脊柱。用手术钳提起断开的脊柱后端，用粗剪沿脊柱剪下腹壁肌肉，自基部剪断内脏，同时弃其头部及内脏。用蘸有 0.65%生理盐水的一手捏住断开的脊柱后端，另一只手向后方撕剥皮肤(见图 5-87)。将剥干净的后肢放在盛有任氏液的培养皿中。清洗手及手术器械上的污物。

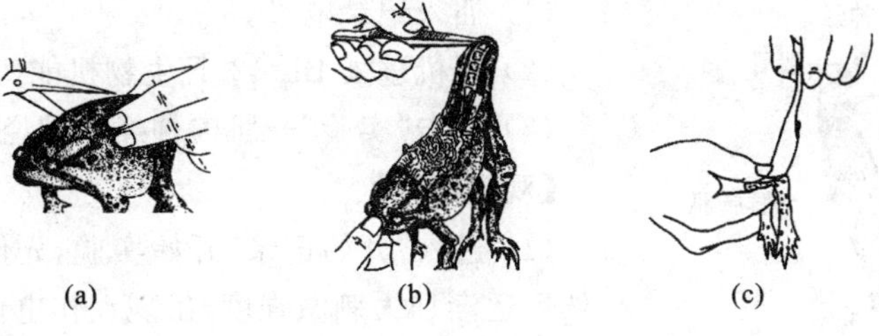

图 5-87　剥制后肢标本

(2) 将双毁髓的蛙腹面朝上放在托盘中。持手术钳轻轻提起腹壁皮肤,用手术剪将皮肤剪开,剪开腹壁肌肉。然后用手术钳轻轻提起内脏,自基部剪断(勿伤脊神经)。用手轻轻托起蛙后肢,使头部及内脏朝下,看清支配后肢的脊神经着附部位,于其前方剪断脊柱。剥皮的操作方法同前。

注意:操作过程中切勿将剥皮的标本同皮肤、内脏等弃物放在一起。

3. 分离两后肢

将去皮的后肢腹面朝上放在玻璃板上,脊柱端在左侧。用左手拇指及食指压住标本的两股部肌肉,右手持手术刀在耻骨联合处向下按压刀刃,切开耻骨联合。然后持粗剪剪开两后肢相连的肌肉组织,并纵向剪开脊柱(尽量沿脊柱中间剪),使两后肢标本完全分离。也可不用手术刀切开耻骨联合,用粗剪直接剪开耻骨联合。

注意:操作要小心,切勿剪断坐骨神经。将分开的后肢,一侧后肢继续剥制标本,另一侧后肢放入任氏液中备用。

4. 分离坐骨神经

将一侧后肢的脊柱端腹面朝上,趾端向外侧翻转,使其足底向上(见图 5-88),用固定针把标本固定在玻璃板下面的蛙板(木板或硬泡沫塑料板)上。用玻璃解剖针沿脊神经向前,在股部股二头肌和半膜肌之间的夹缝中,分离出坐骨神经。在坐骨神经基部(即与脊神经相接的部位),用玻璃解剖针轻轻挑起梨状肌,便可看清在下面穿行的坐骨神经。用玻璃解剖针轻轻分离出神经,自前向后剪去支配腓肠肌之外的分支神经,将坐骨神经分离至腘窝处。用粗剪剪去肌肉及脊柱骨,剪去后面部分

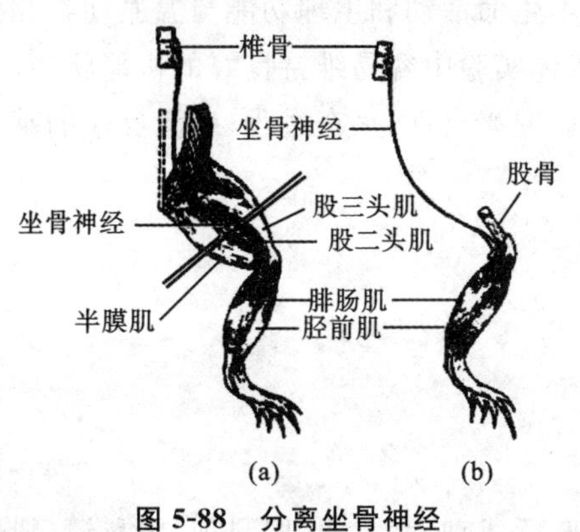

图 5-88　分离坐骨神经

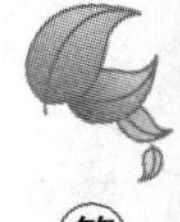

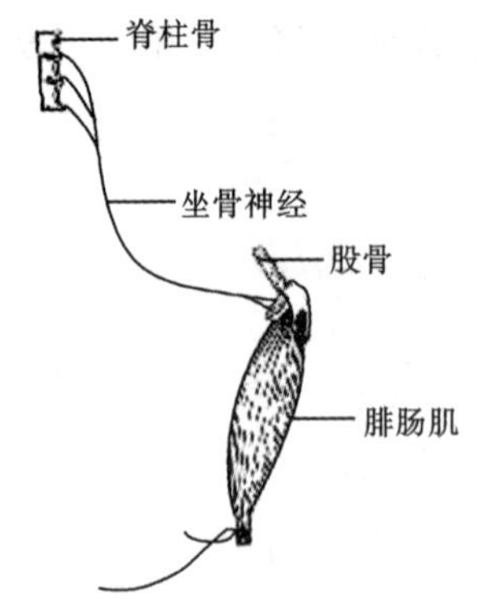

图 5-89 腓肠肌坐骨神经标本

(见图5-89)。

(二) 记录装置的准备

(1) 插入记录电极。

(2) 开机进入 BL-420F 生物机能实验系统。

(3) 单击"实验"→肌肉神经→神经干的动作电位。

【观察项目】

(1) 进入"开始记录"开始实验,先使"刺激强度"为1,然后逐渐加大刺激强度,出现动作电位时的刺激强度为阈刺激;观察双相动作电位。

(2) 用镊子将两个记录电极之间的神经夹伤,动作电位的第二相便消失,此时出现的为单相动作电位。

【注意事项】

(1) 神经干分离过程中切勿损伤神经组织,以免影响实验效果。

(2) 要保持神经干标本湿润,实验中可滴加任氏液防止其干燥。

(3) 刺激强度应由弱至强逐渐增加,以免过强刺激损伤标本。

【思考题】

(1) 双相动作电位和单相动作电位是怎样产生的?

(2) 为什么会出现动作电位的幅度随刺激强度的增大而增大的现象?

(3) 当刺激强度达到一定值时,动作电位幅度为什么不再增加?

实验九 刺激频率与骨骼肌收缩的关系

【目的要求】

(1) 学习蛙类动物双毁髓的实验方法。

(2) 学习并掌握蛙类动物坐骨神经-腓肠肌标本的制备方法。

(3) 观察不同刺激频率对骨骼肌收缩形式的影响。

【基本原理】

蛙类动物的一些基本生命活动和生理功能与温血动物相似,而其离体组织所需的存活条件又比较简单,离体实验中容易维持良好的机能状态。因此,蛙类动物的神经-肌肉标本常被用以观察研究兴奋性、兴奋过程、刺激反应的某些规律,以及研究骨骼肌的收缩特点等。

【实验动物】

青蛙或蟾蜍 1 只。

【药品】

0.65%生理盐水。

【实验器材】

常用手术器械(粗剪、手术剪、手术钳、眼科剪、眼科镊、毁髓针、玻璃解剖针)、锌铜

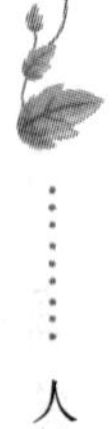

弓、蛙板、玻璃板、固定针、培养皿、托盘、滴瓶、纱布、粗棉线、BL-420F 生物机能实验系统。

【方法与步骤】

1. 双毁髓

一手握蛙(可先用纱布包住蛙躯干部),背部朝上(见图 5-86)。用食指按压其头部,拇指压住躯干的背部,使其头部向前俯;另一只手持毁髓针,垂直刺入枕骨大孔(可用毁髓针由两眼之间沿中线向后方划触,触及两耳后腺之间的凹陷处即表示已刺入枕骨大孔)。将针尖向前刺入颅腔内,搅动以捣毁脑组织(如毁髓针确在颅腔内,操作者可感到针触及颅骨)。此为单毁髓。再将毁髓针退至枕骨大孔处,针尖转向后方,与脊柱平行刺入椎管,以捣毁脊髓。如彻底捣毁脊髓时,将可看到蛙后肢突然蹬直,然后瘫软。此为双毁髓。如蛙仍表现四肢肌肉紧张或活动自如,则表示上述操作不成功。

注意:操作过程中应尽量使蛙头部朝向外(切勿挤压耳后腺),防止耳后腺分泌物射入操作者眼内(如被射入,应立即用 0.65%生理盐水冲洗眼睛)。

2. 剥制后肢标本

(1) 将双毁髓的蛙背面朝上放入托盘中。用手术钳轻轻提起两前肢之间背部的皮肤,持手术剪横向剪开皮肤,暴露耳后腺后缘水平的脊柱。然后用粗剪横向剪断脊柱。用手术钳提起断开的脊柱后端,用粗剪沿脊柱剪下腹壁肌肉,自基部剪断内脏,同时弃其头部及内脏。用蘸有 0.65%生理盐水的一手捏住断开的脊柱后端,另一只手向后方撕剥皮肤(见图 5-87)。将剥干净的后肢放在盛有生理盐水的培养皿中。清洗手及手术器械上的污物。

(2) 将双毁髓的蛙腹面朝上放在托盘中。持手术钳轻轻提起腹壁皮肤,用手术剪将皮肤剪开,剪开腹壁肌肉。然后用手术钳轻轻提起内脏,自基部剪断(勿伤脊神经)。用手轻轻托起蛙后肢,使头部及内脏朝下,看清支配后肢的脊神经着附部位,于其前方剪断脊柱。剥皮的操作方法同(1)。(注意:操作过程中切勿将剥皮的标本同皮肤、内脏等弃物放在一起)

3. 分离两后肢

将去皮的后肢腹面朝上放在玻璃板上,脊柱端在左侧。用左手拇指及食指压住标本的两股部肌肉,右手持手术刀在耻骨联合处向下按压刀刃,切开耻骨联合。然后持粗剪剪开两后肢相连的肌肉组织,并纵向剪开脊柱(尽量沿脊柱中间剪),使两后肢标本完全分离。也可不用手术刀切开耻骨联合,用粗剪直接剪开耻骨联合。(注意:操作要小心,切勿剪断坐骨神经。将分开的后肢,一侧后肢继续剥制标本,另一侧后肢放入生理盐水中备用)

4. 分离坐骨神经

将一侧后肢的脊柱端腹面朝上,趾端向外侧翻转,使其足底向上(见图 5-88),用固定针把标本固定在玻璃板下面的蛙板(木板或硬泡沫塑料板)上。用玻璃解剖针沿脊神经向前,在股部股二头肌和半膜肌之间的夹缝中,分离出坐骨神经。在坐骨神经基部(即与脊神经相接的部位),用玻璃解剖针轻轻挑起梨状肌,便可看清在下面穿行

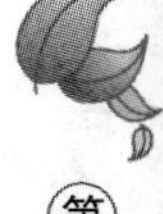

的坐骨神经。用玻璃解剖针轻轻分离出神经，自前向后剪去支配腓肠肌之外的分支神经，将坐骨神经分离至腘窝处。用粗剪剪去肌肉及脊柱骨，将神经搭在腓肠肌上。

5. 分离股骨

左手捏住股部，约在大腿肌肉 1/3 处，剪断肌肉及股骨。

6. 游离腓肠肌

用手术钳在腓肠肌跟腱下穿线，并结扎。在结扎线外端，剪断肌腱与胫腓骨的联系，游离出腓肠肌。剪去膝关节下部的后肢，保留腓肠肌与股骨的联系，完成坐骨神经-腓肠肌标本。完整的标本应包括坐骨神经、腓肠肌、股骨（见图 5-89）。

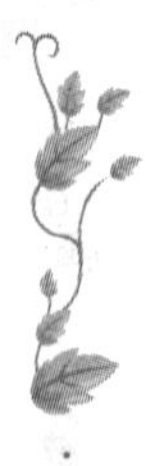

7. 检验标本

轻轻提起腓肠肌上的结扎线，将坐骨神经接触经 0.65%生理盐水蘸湿的锌铜弓两极，如腓肠肌发生收缩，则表示标本机能正常。将标本放入 0.65%生理盐水中（切勿使神经受牵拉）15～20 min，待稳定后，即可进行实验。（注意：制备标本过程中要经常用 0.65%生理盐水湿润剥去皮肤的标本）

8. 仪器及标本的连接

(1) 将张力换能器固定在铁架台上。

(2) 将标本固定于蛙板上，腓肠肌上的结扎线连接在张力换能器上，调整腓肠肌与张力换能器连线的位置及紧张度，使换能器能灵敏地感受到肌肉收缩造成的位移。

(3) 张力换能器接至 BL-420F 生物机能实验系统相应的通道上。

(4) 将神经干平搭在两根电线上，刺激输出线与电线相连。

【观察项目】

观察单收缩与强直收缩时肌肉收缩的方式及仪器记录的收缩曲线形状。

调节好各实验参数后，先给予单刺激，记录肌肉单收缩曲线；然后改用连续刺激，频率逐渐增高，直至出现不完全强直收缩曲线；再进一步增强刺激频率，直至出现完全强直收缩曲线。

【注意事项】

(1) 剥离皮肤的标本组织应避免接触皮肤毒液或其他不洁物。

(2) 分离坐骨神经时，要避免过度牵拉或损伤神经。

(3) 制备标本和实验过程时，要随时用 0.65%生理盐水润湿神经和肌肉，防止干燥。

(4) 每次刺激后，让肌肉休息 30 s～1 min，以免标本过度疲劳。

(5) 对肌肉施加连续刺激时，刺激时间不宜太长，一般不超过 4～6 s。

【思考题】

(1) 剥去皮肤的后肢标本，能用自来水冲洗吗？为什么？

(2) 金属器械碰压、触及或损伤神经及腓肠肌，可能会引起什么不良后果？

(3) 实验过程中，如何保持标本的机能正常？

(4) 不完全强直收缩和完全强直收缩分别是怎样形成的？

实验十　蛙心灌流

【目的要求】

利用心脏的自律性观察各种理化因素对心脏活动的影响。

【基本原理】

心肌组织具有四种生理特性：兴奋性、自律性、传导性和收缩性。自律性是在没有外来刺激的条件下，组织细胞能够自动地发生节律性兴奋的特征。两栖动物的心脏在缺氧的环境下其耐受性较强，在给予适当的营养液的情况下，其心脏能较长时间地存活并维持心肌收缩。将药物加入到灌流液中可立即观察到药物对心脏的作用。

【实验动物】

青蛙或蟾蜍1只。

【药品】

任氏液、0.01%肾上腺素、0.01%乙酰胆碱、2%氯化钙、1%氯化钾。

【实验器材】

常用手术器械（粗剪、手术剪、手术钳、眼科剪、眼科镊、毁髓针、玻璃解剖针）、蛙心插管、蛙心夹、BL-420F生物机能实验系统、张力换能器、蛙板、烧杯、注射器、滴管、胶头图钉、棉线。

【方法与步骤】

1. 离体蛙心的制备

(1) 取蟾蜍或蛙1只，用毁髓针由枕骨大孔刺入，破坏其大脑和脊髓，用图钉仰位固定在蛙板上，依次剪去胸部皮肤和胸骨，剪开心包膜，充分暴露心脏。

(2) 在左右主动脉下穿一线，然后将心尖翻向头侧，暴露出静脉窦和后腔静脉。小心分离两侧肝脏与肝间的韧带，游离后腔静脉后，在下面穿一线，在穿线处的下方剪一小口，把盛有任氏液的静脉插管从此口插入，用线结扎固定，立即用任氏液从静脉插管冲洗心脏。用主动脉下丝线结扎除主动脉和后腔静脉以后的所有血管。

(3) 翻正心脏，在主动脉下置一线，在左主动脉远端剪口，向心脏方向插入动脉插管，用预置线连同右主动脉一起将动脉插管扎紧。如灌流液从动脉插管流出通畅，则用剪刀将心脏从周围组织中游离出来，调整好方向、角度，将动、静脉插管固定在一起，制成蛙心标本（见图5-90）。

2. 连接实验装置

把蛙心套管夹在试管夹上，把蛙心夹系上一条棉线，在心室舒张时把蛙心夹夹在心尖上，夹大概5 mm的心肌组织，另一端的棉线系在张力换能器上。最后调节高度把线伸直（见图5-91）。

3. 记录装置的准备及操作

开机，启动BL-420F生物机能实验系统。进入实验系统界面，单击“实验”→“循环实验”→“蛙心灌流”。

(1) 描记一段正常的心搏曲线，观察心律（心输出量，即每分钟几滴）、心跳频率、

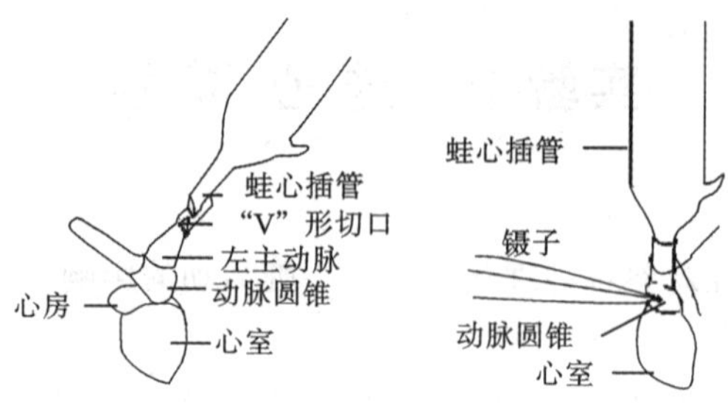

图 5-90　离体蛙心标本

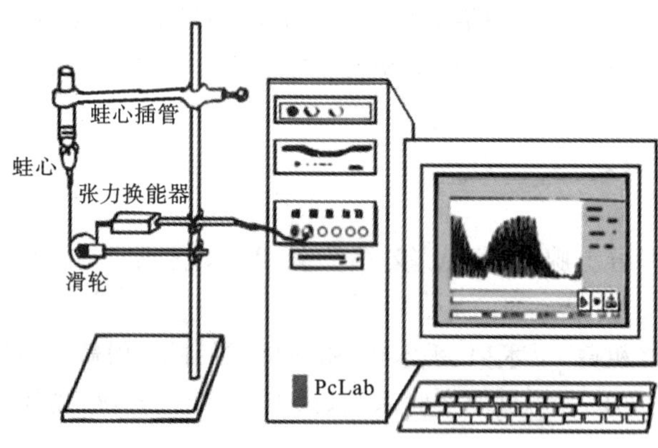

图 5-91　离体蛙心灌流装置

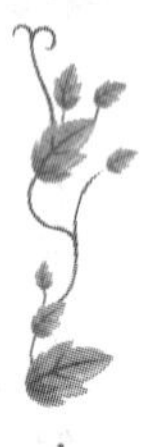

心脏收缩的振幅。

(2) 向蛙心套管内滴加 0.01%肾上腺素 0.2 mL,要逐滴加入,观察心律、心跳频率、心脏收缩的振幅的变化。

(3) 向蛙心套管内滴加 0.01%乙酰胆碱 0.2 mL,观察心律、心跳频率、心脏收缩的振幅的变化。

(4) 向蛙心套管内滴加 2%氯化钙 0.1 mL,观察心律、心跳频率、心脏收缩的振幅的变化。

(5) 向蛙心套管内滴加 1%氯化钾 0.1 mL,观察心律、心跳频率、心脏收缩的振幅的变化。

【注意事项】

(1) 确认蛙心套管已插入心室腔。

(2) 结扎时一定要扎紧,以免蛙心套管从动脉内滑脱。

(3) 结扎时以及剪断与心脏相连接的组织时,要小心,切勿损伤静脉窦。

(4) 施加影响因素时所用的抽取液体的注射器不能混用。

(5) 药液应逐滴滴加,加后混匀。

(6) 观察到现象后应立刻冲洗干净。

【思考题】

(1) 判断蛙心套管插入心室腔的标准是什么?

(2) 滴加 0.01%肾上腺素后,离体蛙心活动发生变化的机理是什么?

(3) 滴加0.01%乙酰胆碱后，离体蛙心活动发生变化的机理是什么?

(4) 滴加2%的氯化钙后，离体蛙心活动变化的机理是什么?

(5) 滴加1%氯化钾后，离体蛙心活动发生变化的机理是什么?

实验十一　蛙类心脏起搏点分析及心室肌期前收缩与代偿间隙

【目的要求】

(1) 掌握蛙类心脏分离手术的操作要点。

(2) 观察蛙类动物心脏的起搏点和心脏传导系统不同部位的自律性高低。

(3) 了解心肌产生期外收缩的条件与代偿间歇出现的原理。

【基本原理】

心脏的特殊传导系统具有自律性，但各部分的自律性高低不同。蛙类动物的静脉窦是其心脏起搏点(哺乳动物的是窦房结)。正常情况下，静脉窦(窦房结)的自律性最高，能自动产生节律性兴奋，并依次传导到心房、房室交界区、房室束、浦肯野纤维网、心室，引起整个心脏兴奋和收缩。所以，静脉窦(窦房结)是主导整个心脏搏动的正常部位，称为正常起搏点。其他部位的自律细胞只起着传导兴奋作用，称为潜在起搏点。

心肌特性之一是具有较长的有效不应期，整个收缩期和舒张早期都处于有效不应期的范围内，所以在心室收缩期给予任何刺激，心室都不发生反应，也不产生收缩。如果在心室舒张期给予一个阈上刺激，则会产生一次正常的节律以外的收缩反应，称为期前收缩。当静脉窦传来的节律性兴奋恰好落在期前收缩的收缩期时，心室不会发生收缩，而是等静脉窦传来下一次兴奋时才会收缩。因此，在期前收缩之后，就会出现一个长时间的间歇期，称为代偿间歇(见图5-92)。

【实验动物】

蟾蜍。

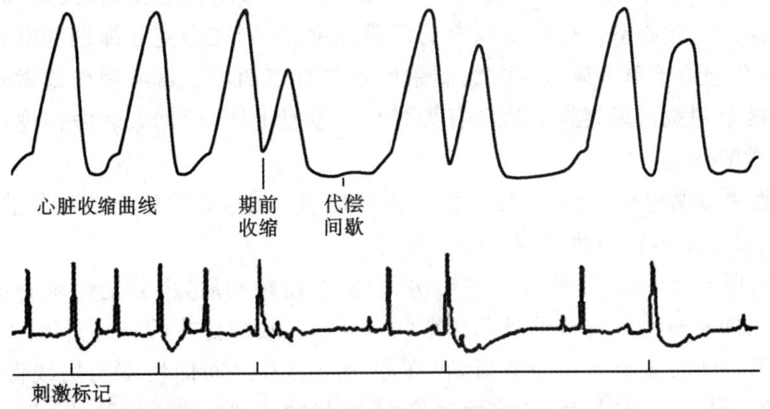

图5-92　期前收缩和代偿间隙

【实验器材】

蛙类常用手术器械，BL-420F 生物机能实验系统，任氏液，蛙板。

【方法与步骤】

1. 实验的准备 在体蛙心的制备(参考本章实验项目)。

2. 实验

(1) 观察蛙心各部分收缩的顺序 从蛙心背面观察静脉窦，心房和心室的跳动，记录每分钟的收缩次数(次/分)，注意其跳动次序(见图 5-93)。

(2) 实验装置 见图 5-94。

(3) 斯氏第一结扎 分离主动脉两分支的基部，用眼科镊在主动脉干下穿一备用线。将蛙心心尖翻向头端，暴露蛙心背面，在静脉窦和心房交界处的半月形白线(即窦房沟)处用备用线结扎，阻断静脉窦和心房之间的兴奋传导。

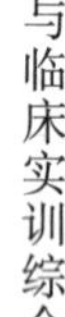

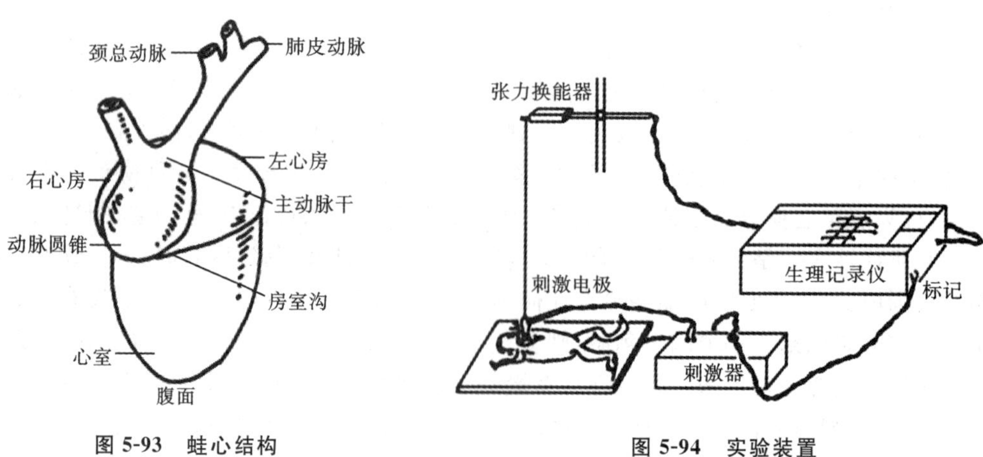

图 5-93 蛙心结构

图 5-94 实验装置

【观察项目】

(1) 记录正常蛙心跳动曲线以作为对照。

(2) 将刺激电极安放在蛙心心室外壁，使之既不影响蛙心搏动，又能和心室紧密接触。选择能引起心室发生期前收缩的刺激强度，分别在心室收缩期和舒张期的早、中、晚阶段分别给予单个刺激(注意：刺激前后要有三四段正常心搏曲线做对照，不可连续输出两个刺激)，观察蛙心搏动有无变化。重复上法，但加大刺激强度，观察蛙心对阈上刺激的反应。

(3) 撤去刺激电极，让蛙心慢慢恢复正常跳动。然后观察蛙心各部分的跳动节律有何变化，并记录各自的跳动频率(次/分)。

(4) 做斯氏第一结扎，待蛙心的心房、心室重新跳动后，再分别记录心房、心室恢复跳动的时间和蛙心各部分的跳动频率(次/分)，比较结扎前后有何变化?

(5) 第一结扎实验项目完成后，再在心房与心室之间即房室沟用线做第二结扎(即斯氏第二结扎)。结扎后，心室跳动停止，而静脉窦和心房继续跳动，记录其各自的跳动频率(次/分)。

(6) 经过较长时间的停止后，心室又开始跳动，记录心室恢复跳动的时间，及蛙心各部分的跳动频率(次/分)。

【注意事项】

(1) 结扎前要认真辨别蛙心的结构。

(2) 结扎部位要准确地落在相邻部位的交界处,结扎时应逐渐增加力度,直到心房或心室跳动停止。

(3) 斯氏第一结扎后,若心室长时间不恢复跳动,在进行斯氏第二结扎时可能会使心室恢复跳动。

【思考题】

(1) 如果用骨骼肌代替心肌做此实验,结果有何异同?

(2) 心肌的有效不应期长有何生理意义?

(3) 本实验为什么不能连续刺激蛙心?

(4) 为什么刺激蛙心前后要有心跳对照曲线?

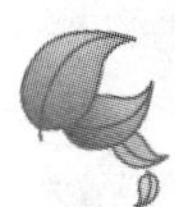

实验十二 蛙肠系膜微循环的观察

【目的要求】

(1) 观察蛙肠系膜微循环的血流状况。

(2) 了解微循环各组成部分的结构和血流特点。

【基本原理】

微循环是指微动脉和微静脉之间的血液循环,是血液和组织液进行物质交换的重要场所。由于肠系膜较薄,有透光性,可用低倍显微镜观察到其血管中的血流状况。小动脉内的血液是从主干流向分支,其流速快、有搏动、红细胞有轴流现象。小静脉内的血液流速慢,无轴流现象。毛细血管透明,近乎无色,血管中的血细胞只能单个通过。如给予某些药物,则可见到血管的舒缩情况。

【实验动物】

青蛙或蟾蜍一只。

【药品】

任氏液、0.01%肾上腺素、0.01%组织胺。

【实验器材】

显微镜、常用手术器械(粗剪、手术剪、手术钳、眼科剪、眼科镊、毁髓针、玻璃解剖针)、大头针、滴管。

【方法和步骤】

取蛙或蟾蜍一只,双毁髓后将其固定在蛙板上,在腹侧部剪一切口,拉出一段小肠,将肠系膜展开,并用大头针将其固定在蛙板的圆孔周围,并在上面滴加任氏液,防止干燥。

【观察】

(1) 在低倍镜下观察小动脉、小静脉和毛细血管中血流情况,分辨其流速、方向和特征。

(2) 对肠系膜血管进行轻微机械刺激，观察该处血管口径及血流速度的变化。

(3) 滴1滴0.01%肾上腺素在肠系膜血管上，观察血管口径及血流速度的变化。发生变化后，迅速用任氏液冲洗干净。

(4) 滴1滴0.01%组织胺在肠系膜血管上，观察血管口径及血流速度的变化。

(5) 蛙微循环参见图5-95，其中图(a)为显微镜下蛙肠系膜小血管，图(b)为显微镜下蛙蹼内小血管俯卧法观察血液循环。

本实验也可用蛙蹼、蛙舌或蛙膀胱观察。

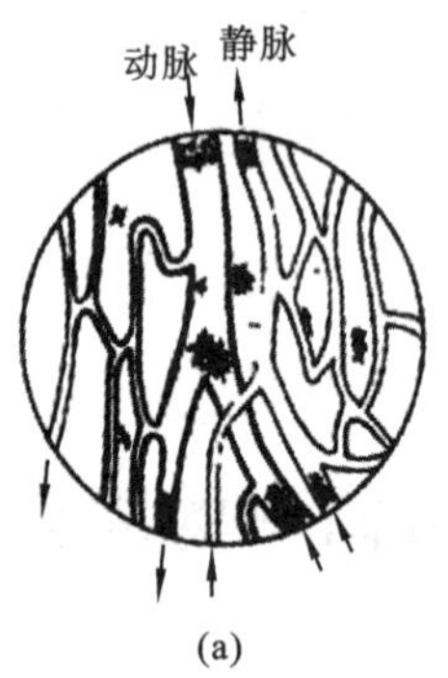

(a)

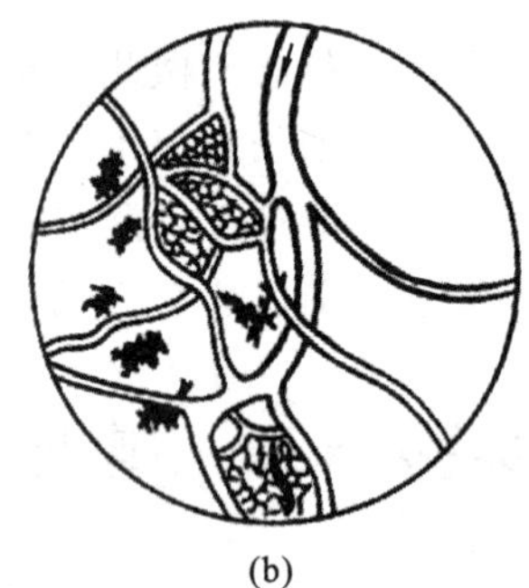

(b)

图 5-95　蛙微循环

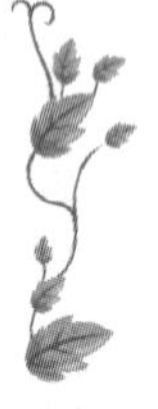

【注意事项】

(1) 手术过程中要尽量避免出血。固定肠系膜时，不可牵拉太紧，以免撕裂血管或阻断血流。

(2) 实验过程中，要随时用任氏液湿润肠系膜或舌，以防干燥。

(3) 若用蛙蹼作为观察标本，则难以观察到血管对药物的反应。

(4) 滴加各种溶液时不要污染显微镜。

【思考题】

(1) 0.01%组织胺和0.01%肾上腺素对毛细血管的影响主要是通过什么途径引起的？结合休克的发生说明维持或调节微循环的正常因素是什么？

(2) 毛细血管内血流特点对物质交换有什么影响？

(3) 为什么微循环各部分的血流快慢不同？

实验十三　食管、胃和小肠运动的观察

【目的要求】

(1) 观察正常情况下，食管、胃和小肠的运动形式。

(2) 了解神经和某些药物对食管、胃和小肠的运动形式的影响。

【基本原理】

食管蠕动是复杂的吞咽反射动作的组成部分，是一种反射活动。胃肠道平滑肌总是保持一定的紧张度并产生一定形式的收缩运动。分别刺激吞咽反射的传入和传出神经，可观察和分析吞咽反射和食管蠕动的发生过程及特征。

【实验动物】

家兔。

【药品】

30g/L 戊巴比妥钠、阿托品注射液、新斯的明注射液、生理盐水。

【实验器材】

常用手术器械（粗剪、手术剪、手术钳、眼科剪、眼科镊、毁髓针、玻璃解剖针）、保护电极、刺激器、兔解剖台。

【方法与步骤】

1. 反射与食管蠕动

(1) 耳缘静脉注射戊巴比妥钠（浓度为 30g/L，按 1 mL/kg 剂量给药）进行麻醉，然后背位将家兔固定于兔解剖台上。

(2) 从喉头上缘沿正中线向下剪毛，并作长 5～7 cm 的皮肤切口。暴露喉头，分离气管，并在气管下穿一条线备用。

(3) 在喉头右侧分离喉头上神经，并在神经下穿双线，以备结扎用。分离左侧迷走神经，穿一条线备用。

2. 胃和小肠运动

(1) 剪去上腹部毛，自剑突下沿腹正中线在腹壁上做一 8～10 cm 切口，暴露胃和肠。

(2) 在膈下食管的末端找出迷走神经的前支，套上保护电极。

【观察】

1. 反射与食管蠕动

(1) 拉气管的牵引线，使食管暴露。观察无刺激时食管的蠕动情况。

(2) 观察用中等强度连续刺激食管时食管的反应。

(3) 观察电刺激喉上神经时，有无吞咽活动及食管蠕动波。

(4) 观察剪断迷走神经后，分别刺激其中枢端和外周端时，反应有何不同。

2. 胃和小肠运动

(1) 观察正常情况下胃的紧张度和运动，以及小肠的蠕动、分节运动和摆动。如胃肠运动不明显，可用浸过 45 ℃生理盐水的纱布覆盖在其表面数秒钟后再观察。

(2) 观察电刺激膈下迷走神经时，胃肠运动的变化。

(3) 观察刺激内脏大神经时，胃肠运动及肠壁颜色的变化。

(4) 观察耳缘静脉注射新斯的明注射液（含量 0.2～0.3 mg）后，胃肠运动的变化。

(5) 在新斯的明作用的基础上，耳缘静脉注射阿托品注射液（含量 0.5 mg/mL），再观察胃肠运动的变化。

【注意事项】

(1) 胃肠不要离开腹腔，并且要注意保温。

(2) 随时用温热生理盐水湿润胃肠，防止干燥。

【思考题】

食管、胃和小肠的运动形式是什么？

实验十四　肠管平滑肌的生理特性

【目的要求】

(1) 观察哺乳动物肠管平滑肌的一般特性。

(2) 学习哺乳动物离体器官实验的一种方法。

【基本原理】

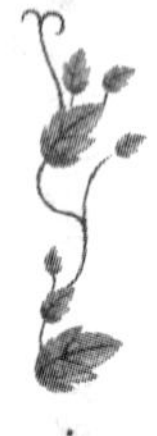

哺乳动物正常肠管平滑肌有自动节律性，在适宜的条件下，可以进行收缩和舒张的节律性活动，节律性活动曲线的振幅代表肠管平滑肌收缩的强度，曲线的密度代表收缩的频率。同时，因为肠管平滑肌还有持续性收缩（紧张性），所以曲线的水平位置代表肠管平滑肌的紧张性，曲线上升表示肠管平滑肌紧张性上升，曲线下降代表肠管平滑肌紧张性降低。若曲线高度上升、节律消失，则表示肠管平滑肌发生强直收缩（痉挛）。若曲线下降、节律消失，则表示肠管平滑肌收缩停止。

【实验动物】

家兔。

【药品】

台氏液、0.01%肾上腺素、0.01%乙酰胆碱。

【实验器材】

常用手术器械（粗剪、手术剪、手术钳、眼科剪、眼科镊、毁髓针、玻璃解剖针）、注射器、烧杯、纱布、棉线、木棒、恒温水浴槽、麦氏浴管、氧气瓶、培养皿、张力换能器、BL-420F生物机能实验系统、兔解剖台。

【方法与步骤】

1. 离体实验条件的准备

装好恒温水浴槽，水温加热到 28 ℃。用橡皮管将氧气瓶连至 W 形排气管上，把 W 形排气管放入盛有台氏液的麦氏浴管中。调节氧气瓶上的螺旋钮，使气泡不断通至浴管，通氧速度为每分钟 30～40 个气泡（见图 5-96）。

2. 离体肠管的制作

(1) 用木棒击打家兔的头部，待其昏迷后，剖开腹腔。

(2) 先找到胃，然后沿着胃找到胃幽门部及十二指肠，在近十二指肠端取 2～3 cm 小肠一段。立即放入盛有台氏液的培养皿中，用滴管冲洗小肠的内容物。

(3) 在小肠两端备线，其中一端结一线套，吊在 W 形排气管的弯头处，将 W 形排气管同小肠一起放入麦氏浴管中，小肠的另一端连线系在张力换能器上。

3. 记录装置的准备及实验结果的观察

(1) 将张力换能器插头插入 1 号通道。

(2) 打开电脑并启动 BL-420F 生物机能实验系统。

(3) 单击系统界面中“实验栏”→“消化实验”→“消化道平滑肌的生理特性”→“开

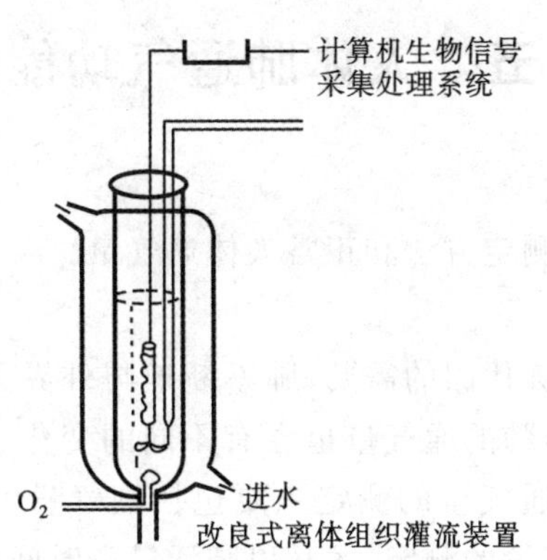

图 5-96　离体肠管平滑肌灌流装置

始实验”。

(4) 调节换能器的水平位置，紧拉棉线，给标本以一定量的前负荷，其大小可由基线上升高度得出。

(5) 观察屏幕上记录的图形，待稳定后，进行以下观察。

① 记录离体肠管在 28 ℃台氏液中的活动情况。

② 记录离体肠管在 28～38 ℃之间的活动变化，水温每升高 2 ℃，记录一次离体肠管的活动情况。

③ 滴加 0.01%肾上腺素　待台氏液温度稳定在 38 ℃后，抽取 0.01%肾上腺素 0.1 mL，直接滴加在麦氏浴管中的台氏液中(不要滴在管壁上)，观察离体肠管活动的变化，作用出现后，放掉浴管中台氏液，更换浴管中的台氏液，冲洗 3～4 次。

④ 滴加 0.01%乙酰胆碱　待离体肠管恢复正常活动后，抽取 0.01%乙酰胆碱 0.1 mL。同理，记录离体肠管收缩曲线的变化，即：

a. 离体肠管在 28 ℃台氏液中的活动情况，收缩曲线波形的变化。

b. 记录温度由 28 ℃上升到 38 ℃时离体肠管的活动情况。

c. 滴加 0.01%肾上腺素时，离体肠管收缩活性、频率、振幅的变化。

d. 滴加 0.01%乙酰胆碱时，离体肠管收缩活性、频率、振幅的变化。

【注意事项】

(1) 注意家兔离体肠管实验应具备的条件：温度、营养液、氧气。

(2) 尽量选取小肠的上段。离体肠管在取出之前，先将与该段小肠相连的肠系膜血管结扎，再将拟取下的肠段的两端分别用线结扎，然后用剪刀自结扎内侧剪断线。

(3) 离体肠管在冲洗、穿线时，要注意保持其活性。

(4) 实验装置连接要正确，以免影响张力换能器的工作。

(5) 在改变实验条件后，要更换台氏液 3～4 次，待离体肠管稳定后再开始实验。

【思考题】

如果改变台氏液温度，离体肠管活动会有什么变化？为什么？

实验十五　人体肺通气功能的测定

【实验目的】

了解人体肺通气量的测定方法和正常人体通气量。

【基本原理】

为了维持人体正常新陈代谢的需要，肺不断地与外界大气进行气体交换，即肺通气。在不同的生理情况下，肺的通气量也会有不同的变化。因此，测定肺通气量是评定肺功能的指标之一。肺通气量的测定主要包括潮气量、补吸气量、补呼气量、肺活量、时间肺活量和最大通气量的测定，尤其以肺活量和时间肺活量更具有临床意义。

【实验对象】

正常人。

【实验器材】

肺量计、橡皮吹嘴、鼻夹、75％乙醇、棉球。

【方法与步骤】

1. 仪器的安装及检查

先将肺量计(见图 5-97)安放平稳，浮筒内加清水至水位标志线。接着装好记录纸和笔，安上螺纹管和三通管，然后将“0”位调节旋钮旋至“0”位，使浮筒无摩擦。将浮筒内充气，使记录笔移动至“5”刻度线作为基线位置，再关上放气阀，装上消毒后的橡皮吹嘴，接通电源。

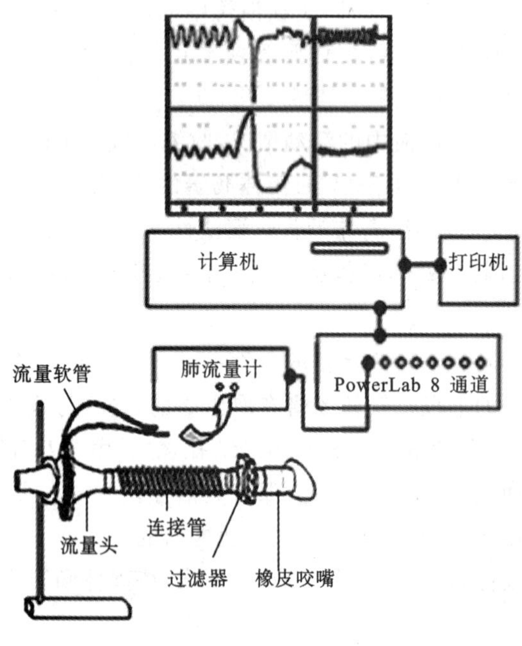

图 5-97　肺量计示意图

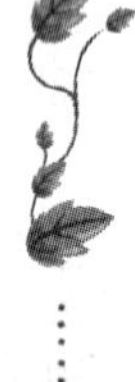

2. 潮气量、补吸气量、补呼气量和肺活量的测定

受检者闭眼静坐，衔好消毒的橡皮吹嘴，用鼻进行平静呼吸。然后夹紧鼻翼，用口呼吸。待受检者适应后，旋三通阀门，使受检者呼吸浮筒内气体。同时按下鼓速开关"3"挡(慢速)，即可记录出不同呼吸状态下的呼吸曲线。

(1) 潮气量　正常平静呼吸，每次吸出或呼出的气量(正常值：约 500 mL)。

(2) 补吸气量　记录 3～5 次平静呼吸后，在新一次的吸气末，再尽力吸气所能吸入的气量(正常值：1 500～2 000 mL)。

(3) 补呼气量　在平静呼气末，再尽力呼气所能呼出的气量(正常值：900～1 200 mL)。

(4) 肺活量　在平静呼吸后，令受检者用最大能力深吸气，然后以最大能力深呼气，所呼出气量(正常值：男性约 3 500 mL，女性约 2 500 mL)。

完成上述项目后，关上记录开关，放开鼻夹，旋转三通阀门与大气相通。从记录纸上所标数字中读取相关数据。

3. 时间肺活量的测定

肺量计内重新充新鲜空气 5 L。受检者预试后(同上述项目)，在平静呼吸 3～4 次后，最大限度深吸气，然后以最快的速度、最大的能力深呼气，鼓速开关选用"1"挡(快速)；记录其第一秒、第二秒和第三秒内呼出的气量，并计算出它们占全部呼出气量的百分比(正常人分别为 83%、96%和 99%)。

4. 最大通气量的测定

受检者戴鼻夹呼吸浮筒内新鲜空气数次，以最深最快的速度呼吸 15 s，用鼓速开关"2"挡(中速)记录呼吸曲线。然后，根据曲线高度计算 15 s 内的呼出或吸入气量总值，乘以 4，即为每分钟最大通气量。

【注意事项】

(1) 实验前应检查浮筒有无漏气、漏水现象。

(2) 受检者应按要求测试，不能让受检者看着描记呼吸。

(3) 受检者被测试前应预先练习，以便测试时能适应。

【思考题】

肺活量和时间肺活量的意义有什么不同?

实验十六　胸内负压的测定

【目的要求】

(1) 观察胸内压力。

(2) 掌握呼吸运动对胸内负压的影响。

【基本原理】

胸膜腔是由脏层和壁层胸膜构成的密闭腔隙，两层间含有少量液体。胸膜腔内压力通常低于大气压，称为胸内负压。胸膜腔的密闭性及潜在的肺的弹性回缩力是胸膜腔负压形成的必要条件。正常呼吸时，胸膜腔内的压力也会随着呼吸运动而变化。若

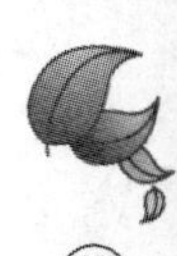

胸膜腔密闭性被破坏，胸膜腔与外界相通形成气胸，则胸内负压消失。

【实验动物】

家兔 1 只。

【药品】

戊巴比妥钠(30 g/L)。

【实验器材】

常用手术器械（手术剪、手术镊、止血钳、粗剪、眼科剪、眼科镊、玻璃解剖针）、兔手术台、气管插管、水银检压计、较粗的注射针头。

【方法与步骤】

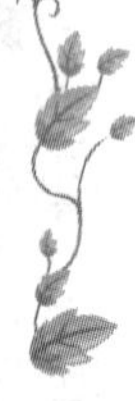

1. 手术前准备

(1) 实验装置准备　水银检压计内液面保持在“0”刻度处，并与动物胸膜腔在同一水平。

(2) 动物的麻醉　用戊巴比妥钠（浓度为 30 g/L，按 1 mL/kg 剂量给药）从家兔耳缘静脉注射麻醉，固定在兔手术台上，颈部手术视野剪毛。

2. 手术及穿刺

沿颈部正中线切开皮肤 5～7 cm，用止血钳钝性分离皮下组织和肌肉，暴露和分离出气管，在气管上做一 T 形切口，插入气管插管，用棉线固定。

将右侧第 4～5 肋间靠近腋前线处兔毛剪掉，用连于水银检压计的注射针头，沿肋骨上缘垂直刺入胸膜腔内，刺入深度约 0.5 cm，不宜过深或过浅。如刺入胸膜腔中，水银检压计液面会立刻发生移动。

3. 观察

(1) 观察吸气与呼气时的水银检压计移动的幅度，记录胸内负压。

(2) 将气管插管的右侧支管夹紧，使呼吸运动加强，观察呼吸道阻力增大时，胸内负压的变化。

【注意事项】

胸膜腔穿刺时，针头斜面应朝向头侧，针头刺入不能太深。

【思考题】

(1) 胸内负压是怎样形成的？有什么生理意义？

(2) 呼吸道阻力增大对胸内负压有什么影响？

实验十七　人体体温的测量

【目的要求】

学习人体体温测量方法，加深对正常体温的理解。

【基本原理】

临床上，人体体温测量的部位有直肠、口腔和腋窝；但以测腋窝、口腔温度最常用。不同测量部位所测得的体温有所不同，且体温因时间不同而有一定的生理变化，但变化的幅度一般不超过 1 ℃。

【实验对象】

正常人。

【实验器材】

水银玻璃体温表(腋表、口表)、75%乙醇棉球、干棉球。

【方法与步骤】

1. 了解水银玻璃体温表的结构和原理

结构:水银玻璃体温表有肛表、口表和腋表三种,均由标有刻度的真空毛细管和下端装有水银的玻璃球组成,在球部和管部连接处较狭窄,防止上升的水银遇冷下降;肛表的球部粗而短,口表的球部细而长,腋表的球部长而扁。原理:水银受热膨胀后,沿毛细管上升,上升的高度与温度呈正比。

2. 测量体温

取出体温表,将水银甩至35 ℃以下,用75%乙醇棉球擦拭消毒。注意检查体温表是否完好无损。

(1) 腋温测量法　受检者静坐数分钟,解开上衣并擦干腋下汗液。检查者将体温表水银端放在受检者腋窝深处紧贴皮肤,令受检者屈臂紧贴胸壁,夹紧体温表,10 min后取出,检视刻度并记录。

(2) 口温测量法　受检者静坐数分钟,检查者将体温表水银端斜放在受检者舌下,让受试者闭口用鼻呼吸,切勿用牙咬体温表,5 min后取出,用干棉球擦干,检视刻度并记录。

(3) 运动后体温测量　受检者去室外运动5 min后立即回实验室同时测量口温和腋温各一次,检视刻度并记录。比较同一人、同一部位运动前后体温有何变化。

【注意事项】

甩体温表时勿触及其他物体,防止碰碎体温表。

【思考题】

(1) 体温有怎样的生理变动?简述体温测定的生理意义。

(2) 根据运动后体温的变化,分析肌肉活动对体温影响的特点。

【附】 水银玻璃体温表一直是临床和家庭测量体温的仪器。近年来发明的电子数显体温表与传统的水银玻璃体温表比较,有如下优点:一是测量速度快;二是读数直接显示在液晶显示屏上,减少了读数误差;三是测量结束时,能发生蜂鸣提示音;四是不含水银,安全可靠。另外,还有专为婴幼儿开发使用的"奶嘴式数显体温表"。

实验十八　人体腱反射检查

【目的要求】

(1) 学习肱二头肌反射、肱三头肌反射、膝反射、跟腱反射的检查方法。

(2) 了解腱反射检查的临床意义。

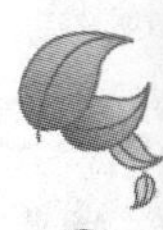

【基本原理】

腱反射是快速牵拉肌腱时发生的牵张反射，主要表现为被牵拉的肌肉迅速明显缩短。因其反射中枢常只涉及1～2个脊髓节段，所以临床上常采用检查腱反射的方法来了解神经系统的某些功能状态。

【实验对象】

正常人。

【实验器材】

叩诊锤。

【方法与步骤】

(1) 肱二头肌反射　受检者取坐位，检查者用左手托住受检者屈曲的肘部，用左前臂托住受检者的前臂，然后将左手拇指按在受检者肘窝肱二头肌肌腱上，右手持叩诊锤叩击检查者的左拇指(见图5-98)(正常反应:肘关节快速屈曲)。

(2) 肱三头肌反射　受检者取坐位，检查者用左手托住受检者屈曲的肘部，右手持叩诊锤快速叩击其鹰嘴突上方约2 cm处的肱三头肌肌腱(见图5-99)(正常反应:肘关节伸直)。

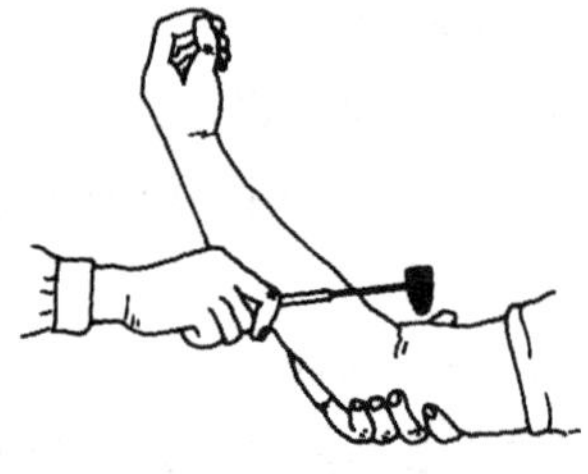

图5-98　肱二头肌反射检查

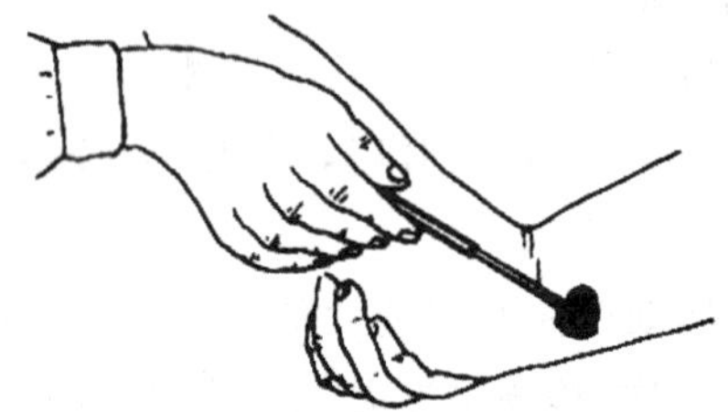

图5-99　肱三头肌反射检查

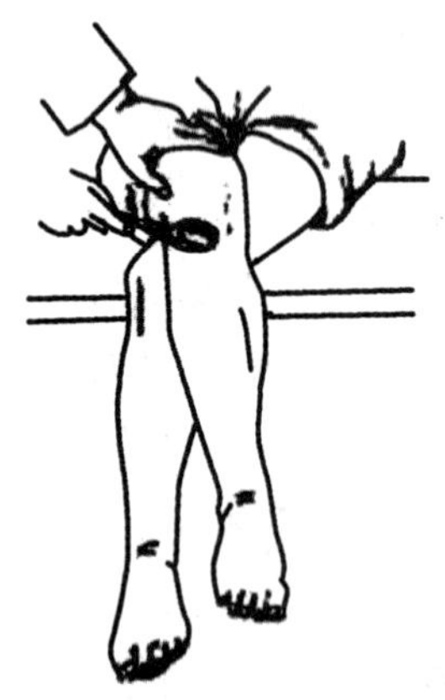

图5-100　膝反射检查

(3) 膝反射　受检者取坐位，两小腿自然下垂悬空，检查者持叩诊锤叩击膝盖下方股四头肌肌腱(见图5-100)(正常反应:膝关节伸直)。

(4) 跟腱反射　跟腱反射又称踝反射。受检者取仰卧位，髋关节、膝关节均微屈曲，下肢取外旋外展位。检查者左手抓住受检者足部，轻向外上方用力，使足背与小腿成直角，右手持叩诊锤叩击跟腱(见图5-101)(正常反应:腓肠肌收缩，足向跖面屈曲)。

【注意事项】

(1) 检查时受检者肢体肌肉应尽量放松，以消除紧张情绪。

(2) 叩击肌腱部位要准确，叩击力量要适度。

(3) 检查时要注意比较两侧腱反射的不同之处。

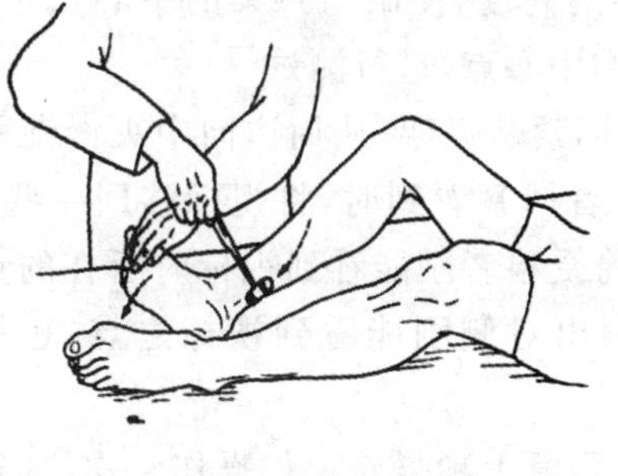

图 5-101　跟腱反射检查

【思考题】

不同的腱反射检查分别有什么临床意义?

实验十九　视野测定

【目的要求】

(1) 了解视野计的使用方法。

(2) 学会测定正常人各种颜色的视野。

【基本原理】

视野是指当一侧眼球固定注视正前方一点时所能看到的空间范围。视野测定使用视野计,所测的视野值用视野图纸记录后即得视野图。学习测定视野有助于了解视网膜、视觉传导路和视觉中枢的机理。正常人的视野颞侧大于鼻侧,下方大于上方。有色视野比无色视野小。在同一环境及同一光亮条件下,视野由大到小依次为白色视野、黄蓝色视野、红色视野、绿色视野。

【实验对象】

正常人。

【实验器材】

视野计、各色视标(白、红、黄、绿色)、视野图纸、铅笔。

【方法与步骤】

(1) 观察视野计的结构并熟悉其使用方法　视野计的样式较多,最常用的是弧形视野计。它是一个安在支架上的半圆弧形金属板,可绕水平轴旋转360°。圆弧上有刻度,用以表示由该点射向视网膜周边的光线与视轴之间的夹角,视野界限即用此角度表示。在圆弧内面中央装一个固定的小圆镜,对面的支架上附有可上下移动的托颌架。实验时,受检者的下颌置于托颌架上。托颌架上方附有眼眶托,测定时附着受检者眼窝下方。另外,视野计附有各色视标,为测定各种颜色的视野时使用(见图5-102)。

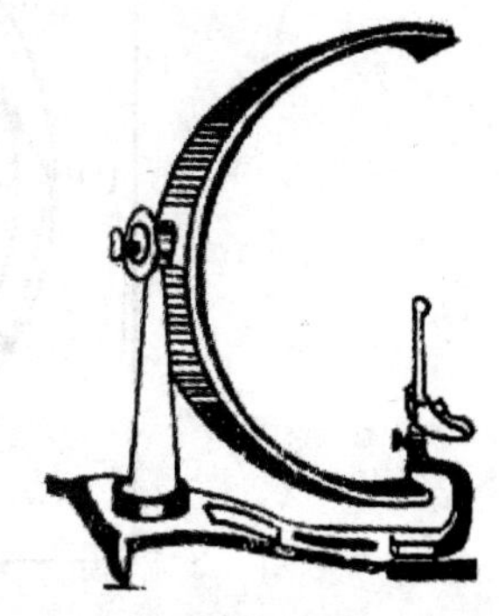

图 5-102　视野计

(2) 视野计对着光线充足的地方放好。受检者把下颌放在托颌架上,眼眶下缘靠

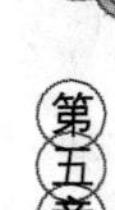
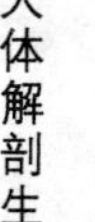

在眼眶托上。调整托颌架的高度,使眼与弧架的中心点在同一水平位置。遮住一只眼,用另一只眼注视弧架的中心点,进行测试。

(3) 检查者将白色视标紧贴弧架,从周边向中央慢慢移动,随时询问受检者是否看见了白色视标。当受检者回答看到时,将视标移回一些,然后再向前移,重复试一次。等得到一致结果后,将受检者刚能看到视标时所在的点,标在视野图纸的相应经纬度上。以同样的方法测出对侧刚能看到视标之点,也标在视野图纸的相应经纬度上。

(4) 将弧架转动 45°,重复上项操作。如操作 4 次,即得到 8 个点,然后将视野图纸上的 8 个点依次连接起来,即可得到视野的范围。

(5) 依照相同的操作方法,测定红色、黄蓝色、绿色视觉的视野。

(6) 依照同样方法,测定另一只眼的视野(见图 5-103、图 5-104)。

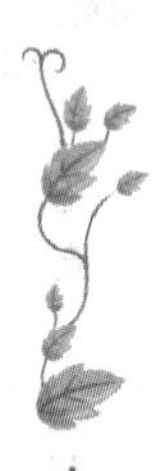

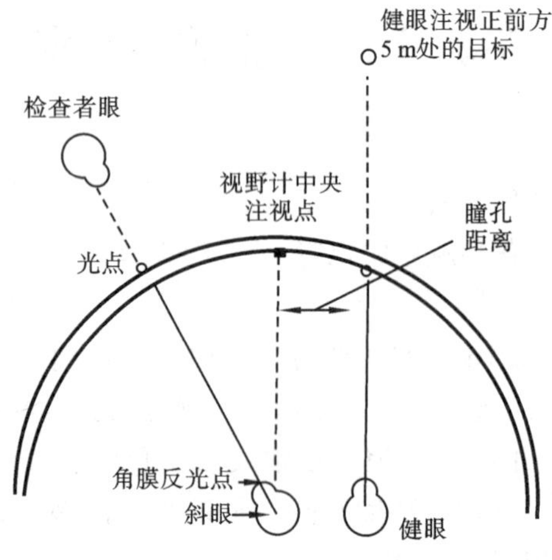

图 5-103 视野测量

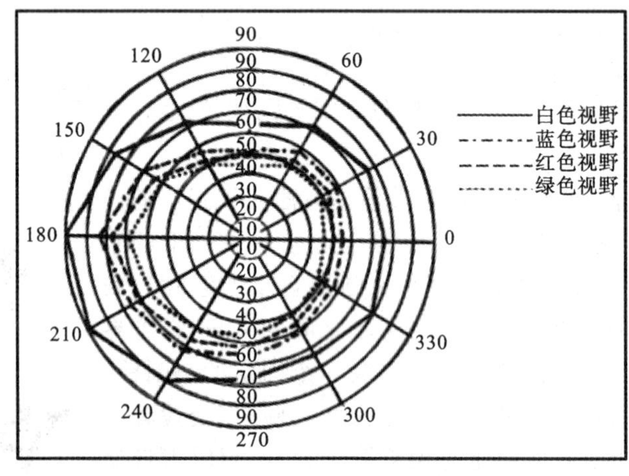

图 5-104 正常眼(左眼)视野范围

【注意事项】

(1) 测试时,受检者眼球不得转动,只能用余光观察视标。

(2) 有色视野时，应以看出视标的颜色为准。

【思考题】

视野检测有什么临床意义?

实验二十　瞳孔对光反射和近反射

【目的要求】

学习瞳孔对光反射和近反射的检查方法，了解其检查的临床意义。

【基本原理】

眼视近物或受光线刺激时，均可引起瞳孔大小的调节，前者为瞳孔近反射，后者为瞳孔对光反射。瞳孔对光反射中枢在中脑，其效应是双侧性的。检查瞳孔反射能了解包括中脑在内的神经反射弧是否正常。

【实验对象】

正常人。

【实验器材】

手电筒。

【方法与步骤】

(1) 瞳孔对光反射：

① 直接对光反射　受检者坐在较暗处，检查者先观察受检者两眼瞳孔的大小，然后用手电筒照射受检者一侧瞳孔，正常情况下，可见该侧瞳孔迅速缩小；停止照射，瞳孔迅速恢复正常(成人瞳孔直径为 2.5～4.0 mm，其变动范围为 1.5～8.0 mm)。

② 互感性对光反射(间接性对光反射)　用手沿鼻梁将两眼视野分开，用手电筒照射受检者一侧瞳孔，观察另一侧瞳孔是否缩小。

(2) 瞳孔近反射　受检者注视正前方 5 m 外某一物体，检查者先观察受检者两眼瞳孔的大小和位置，然后将物体迅速移到其眼前，受检者必须目不转睛地注视该物体，观察两眼瞳孔是否缩小，并注意有无双眼球会聚现象。

【注意事项】

瞳孔对光反射不能在强光下进行。

【思考题】

1. 检查瞳孔对光反射有什么临床意义?
2. 讨论互感性对光反射的反射过程。

实验二十一　视力测定

【目的要求】

学习视力测定的方法，了解其检查的临床意义。

【基本原理】

通常以分辨两点的最小视角(a′)来衡量视力(视敏度)。用标准对数视力表测定

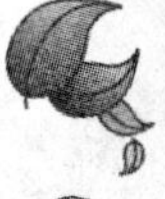

的视力，可用小数记录(V)或5分记录(L)。$V=1/a'=d/D$；$L=5-\log a'$。d为受检者辨认某字形视标的最远距离(视力表设计为5 m)，D为正常视力辨认该字形视标的最远距离(即设计距离，数值上$D=5a'$)。

视力表每行字旁边的L、V数值，表示d=5 m处能辨认该字形的视力。如受检者在5 m处能辨认第11行字时，$a'=1'$，那么$L=5-\log1=5$；$V=1/1=5/5=1.0$。同理只能辨认第1行字时，$a'=10'$，$L=5-\log10=4$；$V=1/10=5/50=0.1$。余依此类推。

【实验对象】

正常人。

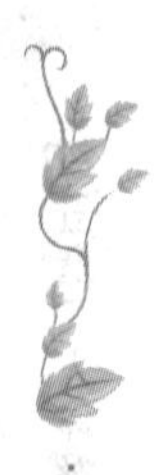

【实验器材】

标准对数视力表、指示棒、米尺、遮眼板。

【方法与步骤】

(1) 将视力表挂在光线充足墙上，表上第11行字与受检者眼睛于同一水平高度。受检者站或坐在距视力表前约5 m处，用遮眼板遮一侧眼后，测试另一侧眼的视力。一般先测右眼，后测左眼。

(2) 检查者用指示棒自上而下逐行指表上符号，每指一符号，让受检者说出表上"E"或"C"缺口的方向，直至不能辨清为止。受检者能分辨的最后一行符号的表旁数值，即代表受检者该侧眼的视力。

(3) 依此法检查另一眼的视力。

【注意事项】

遮眼板的遮眼范围及与眼的距离要适宜。

【思考题】

影响视力的因素有哪些？

实验二十二　色盲检查

【目的要求】

(1) 学会检查色盲的方法。

(2) 了解色盲检查的临床意义。

【基本原理】

色盲是指一种对全部颜色或某些颜色缺乏分辨能力的色觉障碍，可分为全色盲和部分色盲。全色盲只能分辨明暗，极少见；部分色盲又可分为红色盲、绿色盲及蓝色盲，其中以红、绿色盲最为多见。可用色盲图谱检查。

【实验对象】

正常人。

【实验器材】

色盲检查图谱。

【方法与步骤】

(1) 色盲检查图谱种类较多,使用前应仔细阅读使用说明书。

(2) 在自然光线下,检查者逐页翻开检查图谱,受检者要尽快回答所见数字或图形,检查者注意其回答是否正确,时间是否超过 30 s。若有误,则应按色盲检查图谱的说明进行判断。

【注意事项】

检查时检查者要认真,不能对受检者有任何提示。

【思考题】

(1) 颜色视觉与哪一种感光细胞有关?为什么?

(2) 颜色视觉形成的"三原色学说"基本内容是什么?

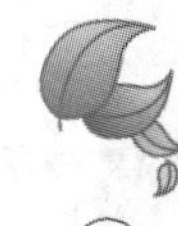

实验二十三　声波的传导途径

【目的要求】

(1) 比较声波气传导和骨传导两条途径的听觉效果。

(2) 掌握常用的鉴别听力障碍的检查方法。

【基本原理】

声波通过气传导和骨传导两条途径传入内耳。气传导是正常情况下声音传导的主要途径,当气传导发生障碍时,骨传导不受影响甚至相对增强。借此可鉴别听力障碍。

【实验对象】

正常人。

【实验器材】

音叉一盒、棉球、橡皮锤、秒表。

【方法与步骤】

1. 同侧耳气传导和骨传导(Rinne's test)的比较

(1) 受检者背对检查者而坐,检查者先用橡皮锤敲响音叉后,立即将音叉柄置于受检者一侧颞骨乳突处(骨导)。此时受检者可听到音叉响声,当听不见声音时,立即将音叉移至同侧的外耳道口处(气导),受检者又可重新听到声音,直到听不见声音为止。接着,将敲响的音叉先置于外耳道口处,当听不见声音时,立即将音叉再移至同侧颞骨乳突部,询问受检者能否听到声音。分别记下从开始听到声音到听不见声音为止的时间,如气导时间比骨导时间长,称为 Rinne's test 阳性。

(2) 用棉球塞住受检者同侧外耳道口(模拟气导障碍),重复上述实验步骤,如气导时间比骨导时间短,称为 Rinne's test 阴性。

2. 两耳骨传导(Weber's test)的比较

(1) 将敲响的音叉柄置于受检者前额正中,正常时两耳听到的声音强度应相同。

(2) 用棉球塞住受检者一侧耳孔，重复上述实验步骤。询问受检者声音偏向哪侧？下表是用RT实验和WT实验鉴别正常人、传音性耳聋和感音性耳聋的测试结果（"→"表示偏向，"="表示声音在中间）。

实验方法	正常人	传音性耳聋	感音性耳聋
RT	（+）	（－）、（±）	（+）
WT	=	→患耳	→健耳

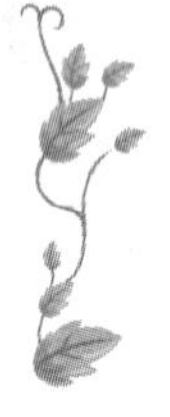

【注意事项】

(1) 实验过程中，必须保持室内安静，避免影响听觉效果。

(2) 不可在坚硬物体上敲击音叉，且不可用力过猛。

(3) 将音叉振动方向对准外耳道口时，不要触及耳郭和头发。

【思考题】

(1) 分析声波传导的主要途径及原因。

(2) 正常人为什么可听到不同频率的声音？

实验二十四　胰岛素引起的休克现象

【目的要求】

(1) 观察小白鼠注射过量胰岛素后引起的休克现象。

(2) 了解胰岛素对血糖的影响。

【基本原理】

胰岛素是调节机体血糖的激素之一，当体内胰岛素浓度过度增高时，可引起血糖下降，使动物出现休克现象。

【实验动物】

小白鼠。

【实验器材】

鼠笼、注射器、胰岛素、20%葡萄糖溶液。

【方法与步骤】

(1) 将小白鼠放在鼠笼中，观察其正常活动情况。

(2) 取禁食一日的小白鼠2只，腹腔注射胰岛素20 U/只，记录注射时间。

(3) 观察小白鼠的活动情况，当小白鼠出现角弓反张、乱滚等惊厥反应时，记下时间，并立即给其中一只小白鼠皮下或腹腔内注射20%葡萄糖溶液2～3 mL，另一只小白鼠不注射20%葡萄糖溶液，再观察小白鼠活动的改变。并分析所得的实验结果。

【注意事项】

实验前一日注意禁食。

【结果分析和讨论】

	潜伏时间	注射胰岛素后反应	注射20%葡萄糖溶液后反应
1号小白鼠			
2号小白鼠			
结果分析与讨论			

【思考题】

正常机体内的胰岛素是怎样调节血糖水平的?

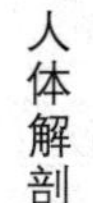

实验二十五　肾上腺摘除动物的观察

【目的要求】

(1) 了解研究内分泌腺功能的摘除实验法。

(2) 验证肾上腺的作用及其对生命活动的重要性。

【基本原理】

肾上腺皮质释放糖皮质激素、盐皮质激素和性激素三类激素,生理功能较广泛而复杂;而肾上腺髓质产生肾上腺素和去甲肾上腺素。正常情况下,糖皮质激素、肾上腺素和去甲肾上腺素共同参与调节机体对抗有害刺激的反应,并可增强机体的应激能力。因肾上腺髓质功能类似交感神经,摘除动物肾上腺后,对机体影响较小,而肾上腺皮质功能失调现象则迅速出现。

【实验动物】

大白鼠。

【药品】

乙醚、10%生理盐水。

【实验器材】

外科手术器械、棉球、动物秤、大玻璃缸、秒表。

【方法与步骤】

1. 肾上腺摘除对生命维持的影响

(1) 选择雄性大白鼠9～30只,分别记录体重,然后分成3组,每组3～10只。第一组假手术,保留肾上腺,做对照。第2、3组动物手术摘除双侧肾上腺。

(2) 肾上腺摘除手术　用乙醚麻醉大白鼠,取俯卧位,背部剪毛。在大白鼠胸椎交界处,沿背部正中线皮肤做一约3 cm长的切口。接着使大白鼠先向右侧卧倒,用小剪刀轻轻沿左侧最后一根肋骨与脊柱之交点分离肌肉(注意避开该处附近的小动脉和静脉),右手持大止血镊撑开创口,左手持小止血镊,将肾脏上面的肾上腺(脂肪组织包裹着的粉黄色绿豆大小组织)提出至创口处。右手持小弯钳分离肾上腺下面通至肾上腺的血管,并紧紧夹住血管,用小剪刀将肾上腺剪下。使大白鼠向左侧卧倒后,用同样方法取出右侧肾上腺(右侧肾上腺位置略高),随后缝合背部皮肤。

（3）术后第1、2组大白鼠用水做饮料；第3组大白鼠用10%生理盐水做饮料；3组大白鼠在同样环境下饲养。

（4）观察、比较3组动物在1周之内体重变化、死亡率、肌肉的紧张度和食欲的差别。

2. 去肾上腺后大白鼠运动功能与应激功能的改变

（1）将体重和性别相同的大白鼠分成两组，每组6只。第1组大白鼠保留肾上腺作为对照，第2组摘除肾上腺作为实验组，术后在同样条件下饲养。环境温度保持相对恒定（约20℃），食物、水分供应必须充足（第2组大白鼠供应10%生理盐水），小心护理，避免大白鼠死亡。在实验前2天将第2组改为清水饮料，两组动物均停止供食。

（2）实验时，将两组大白鼠各取3只同时放入水温4℃以下大玻璃缸内，开始计时，观察哪组大白鼠先溺水下沉。当有1组大白鼠全部溺水下沉时，记录时间，然后将大白鼠同时从水中取出，观察溺水大白鼠的恢复情况。从两组各另取3只放入缸内水中，比较两组大白鼠的姿势、活动情况、肌肉紧张度。

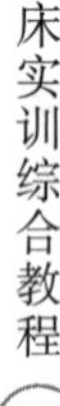

【结果分析和讨论】

肾上腺摘除对生命维持的影响

	体重变化	死亡率	肌肉紧张度	食欲差别
空白对照组				
摘除肾上腺组（给清水）				
摘除肾上腺组（给10%生理盐水）				
结果分析、讨论				

去肾上腺后大白鼠运动功能与应激功能的改变

		大白鼠反应		
	溺水时间	姿势	活动情况	肌肉紧张度
摘除肾上腺组				
对照组				
分析与讨论				

【注意事项】

（1）注意控制好麻醉的深浅程度。

（2）手术过程中创口切勿太大，尽量避开血管，防止大白鼠失血过多。

（3）根据大白鼠在冰水中运动的情况，可酌量提前或延缓把大白鼠取出。

【思考题】

根据实验结果，分析肾上腺糖皮质激素的作用。

（陈桂江）

第三部分

实　　训

RENTI JIEPOU

SHENGLIXUE SHIXUN

第六章 人体解剖生理学实训项目

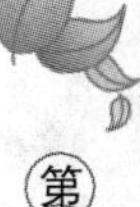

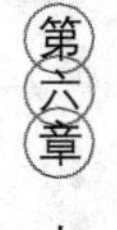

实训一　人体动脉血压的测定及运动、体位对血压的影响

【目的要求】

(1) 学习袖带法测定人体肱动脉血压的原理和方法。

(2) 掌握人体肱动脉收缩压与舒张压产生的原理。

(3) 观察运动、体位对人体血压的影响。

【基本原理】

动脉血压，是指流动的血液对血管壁所施加的侧压力。临床上常用袖带间接测压法来测定人体动脉血压，它是利用袖带压迫动脉使动脉血流发生湍流并产生血管音(Korotkoff 音)，然后通过听诊器听取血管音来测量血压的。测量部位一般常在肱动脉。通常血液在血管内顺畅地流动时并没有声音，但当血管受压变狭窄或血液发生湍流时，则可发生所谓的血管音。

用充气袖带缚于上手臂加压，使动脉被压迫而血流阻断，然后放气，缓慢降低袖带内的压力，当袖带内压力高于动脉收缩压时，血管受压、血流阻断，此时听不到血管音，也触不到桡动脉搏动。当袖带内压力等于或略低于动脉内最高压力时，有少量血液通过压闭区，在血管内引起湍流，此时用听诊器可听到血管壁震颤音，并能触及脉搏，此时袖带内的压力即代表收缩压。当袖带内压力等于或稍低于舒张压时，血管处于通畅状态，失去了造成湍流的因素，声音突然由强变弱或消失，此时袖带内压力代表舒张压。

在运动和体位变化时，由于机体神经和体液的调节，使循环系统产生一系列适应性变化而改变动脉收缩压和舒张压。

【实训对象】

正常人。

【实训器材】

血压计、听诊器、手表。

【方法与步骤】

1. 使用血压计测定动脉血压(见图 6-1)

(1) 常用的血压计有两种，即水银式及表式。两种血压计都包括三部分：袖带、橡皮球和测压计。水银式血压计在使用前，应先检查血压计是否完好，橡皮球是否漏气。排净袖带内的空气，打开水银柱根部的水银开关。

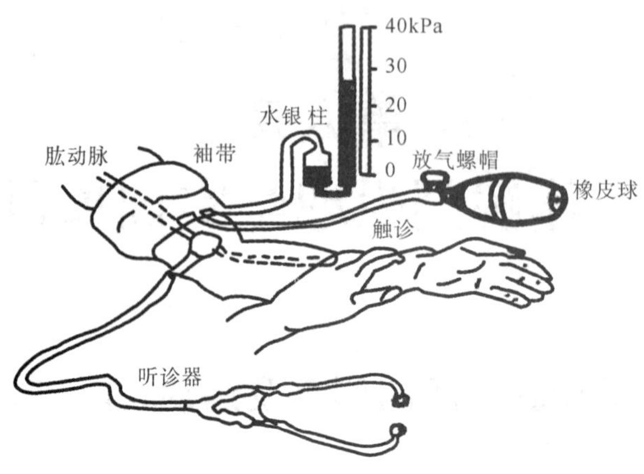

图 6-1　使用血压计测量人体动脉血压示意图

(2) 受检者端坐位，脱去一侧衣袖，静坐 5 min 以上。

(3) 受检者前臂平放于桌上，手掌向上，令上臂中段与心脏在同一水平高度。将袖带卷缠在距离肘窝上方 2 cm 处，松紧度适宜，以能插入两指为宜。

(4) 在肘窝处靠近内侧先用手指触及脉搏所在，将听诊器胸件放于上面。

(5) 一手轻压听诊器胸件，另一手紧握橡皮球朝袖带内充气，加压到听不到血管音时，继续打气使水银柱继续上升 2.6 kPa(20 mmHg)，一般达到 24 kPa(180 mmHg)左右，随即轻轻拧松放气螺帽，缓慢放气，以降低袖带内压，在水银柱缓慢下降的同时仔细听诊。

(6) 当突然出现第一声"嘣嘣"样的血管音时，血压计上所示水银柱刻度即代表收缩压。继续缓慢放气，这时声音将发生一系列的变化，先由低而高，然后由高突然变低钝，最后则完全消失。在声音由高突然变低钝这一瞬间，血压计上所示水银柱刻度即代表舒张压。

2. 观察项目

(1) 测定安静坐位状态下的心率、血压(所有同学都作为受检对象)。

受检者在安静环境中静坐，左上臂缠上袖带，不讲话，也不要注意操作过程及水银柱的波动。

(2) 观察运动对血压的影响(每组选一个同学作为受检对象)：

① 例如，做蹲下起立运动　以每两秒一次的速度做 20 次，在运动后即刻、3 min、5 min 和 10 min 时各测定血压一次。

② 健康人做蹲下起立运动的标准：运动刚停止时，心跳次数增加 30 次以上，收缩压增加 4.0～5.3 kPa(30～40 mmHg)，而舒张压增加不到 1.33 kPa (10 mmHg)，并且在 3 min 内恢复至安静状态。而心功能不全者运动刚结束时，心跳次数增加 30 次以上，收缩压仅有轻微增加，舒张压则显著增高，心跳、血压恢复至安静状态至少需要 5 min。

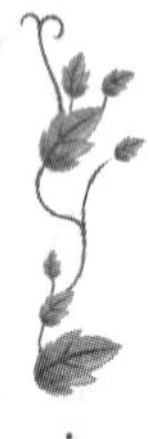

(3) 观察体位变化对血压的影响(每组选择一个同学作为受测对象)：

① 先让受检者安静平躺 10～30 min 后，每隔 2 min 测定其血压，直至稳定为止。

② 然后让受检者下床站立于地上。在站立后即刻、3 min、5 min 和 10 min 时各测定血压一次。

③ 起立试验阳性反应判断标准：舒张压降低 2.1 kPa (16 mmHg)以上，收缩压降低 1.6 kPa(12 mmHg)以上，脉搏增加 21 次/min 以上，符合以上一项者即为阳性反应。本实验阳性反应是交感神经紧张度欠佳所致。有时由于大脑缺血，可出现头晕与昏厥。

【注意事项】

(1) 室内必须保持安静，以利于听诊。袖带不宜绑得太松或太紧。

(2) 动脉血压通常连续测 2～3 次，每次间隔 2～3 min。一般取两次较为接近的数值为准。重复测定时袖带内的压力须降到“0”挡后方可再次充气。

(3) 上臂位置应与心脏同高；袖带应缚于肘窝以上。听诊器胸件放在肱动脉位置上面时不要用力压或直接塞在袖带下测量，也不能接触太松以致听不到声音。

(4) 如血压超出正常范围，应让受检者静坐休息 10 min 后再测量。受检者休息期间，可将袖带解下。

(5) 注意正确使用血压计，开始充气前要打开水银柱根部的开关，使用完毕后应向右倾斜 45°然后关上开关，以免水银溢出。

【结果分析和讨论】

填入以下两个表中：

正常血压脉搏测量表

	血压(静坐)/mmHg	脉搏(静坐)/(次/分)
第一次		
第二次		

不同状态下血压脉搏变化记录表

	血压/mmHg		血压/mmHg
静坐时		平躺时	
运动后即刻		站立后即刻	
运动后 3 min		站立后 3 min	
运动后 5 min		站立后 5 min	
运动后 10 min		站立后 10 min	
结果分析与讨论			

【思考题】

(1) 什么叫收缩压和舒张压？其正常值是多少？

(2) 如何测定收缩压和舒张压？其原理是什么？

(3) 测量血压时，为什么不能直接把听诊器胸件塞在袖带底下？

(4) 为什么不能在短时间内反复多次测量血压?

(5) 运动前后血压有何不同? 其机制是什么?

实训二　家兔动脉血压的神经、体液调节

【目的要求】

(1) 学习直接测定和记录家兔动脉血压的急性活体手术实验的方法。

(2) 观察某些神经、体液因素对心血管活动的影响。

【基本原理】

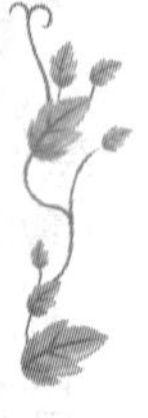

人和高等动物的动脉血压在正常生理情况下是相对稳定的。这种相对稳定性是通过神经和体液因素的调节来实现的,其中以颈动脉窦-主动脉弓减压反射尤其为重要。此反射既可在血压升高时降低血压,又可在血压降低时升高血压,故称为减压反射。家兔的减压神经在解剖学上独成一支,因它易于分离,也容易观察它的作用,所以常用它做实验。

【动物】

家兔 1 只。

【药品】

戊巴比妥钠(30g/L)、乙酰胆碱(1∶10000)、肝素(300 单位/mL)、肾上腺素(1 mL∶0.1 mg)、去甲肾上腺素(1 mL∶0.2 mg)、0.9%生理盐水。

【实训器材】

手术台、常用手术器械(手术剪、手术镊、止血钳、粗剪、眼科剪、眼科镊、玻璃解剖针)、BL-420E+生物机能实验系统、压力换能器、电子刺激器、动脉插管、气管插管、动脉夹、照明灯、棉签、纱布、丝线、注射器(1、5、50 mL)。

【方法与步骤】

1. 准备

打开电脑,将压力换能器插头连到 BL-420E+生物机能实验系统相应通道的输出插座,压力换能器的位置应大致与动物心脏在同一水平面,开启 BL-420E+生物机能实验系统。

2. 手术过程

1) 术前准备

(1) 麻醉　取家兔一只,称重,耳缘静脉缓慢注射戊巴比妥钠(浓度 30g/L,按 1 mL/kg 剂量给药)进行麻醉。推射注射液的速度要慢,并注意观察动物反应。当家兔四肢松软、呼吸变深变慢、角膜反射迟钝时,表明家兔已被麻醉,即可停止注射。

(2) 固定与剪毛　将家兔翻转过来,固定于手术台上,用剪毛剪将颈部手术视野的被毛剪去,即可进行手术。

2) 手术

(1) 做一手术视野切口　在紧靠喉头下缘至锁骨处,沿颈部正中线做一长 5～7 cm 的皮肤切口,用止血钳分离皮下结缔组织,首先可看到胸锁乳突肌。接着向下分离,便

可见到胸骨甲状肌和紧贴于气管上的胸骨舌骨肌。

(2) 分离颈部血管与神经:

① 颈部神经与颈总动脉被结缔组织膜束在一起,形成血管神经束,位于气管两侧,其腹面被胸骨舌骨肌和胸骨甲状肌所覆盖。用止血钳分离结缔组织,然后用左手拇指和食指轻轻摄住肌肉和皮肤,稍向外翻,即可将血管神经束翻于食指之上,然后用止血钳分离颈总动脉外的结缔组织膜,将颈总动脉分离约 4 cm 长,穿线备用(注意:a.在分离血管及穿线时,切勿伤及血管下的神经;b.在颈动脉近甲状腺处有甲状腺前动脉分支,分离时应稍靠其下,避免损伤。用同样方法分离另一侧颈总动脉,穿线备用)。

② 轻轻提起右侧颈总动脉下的备用线,可清楚地看到 3 条粗细不同的神经(见图 6-2):迷走神经最粗,一般在外侧,呈白色,易于识别;交感神经较细,一般在内侧,但比减压神经稍粗,略呈灰色;减压神经最细,一般在迷走和交感神经之间,呈白色。识别准确后,用玻璃解剖针沿纵向小心分离其外的结缔组织膜,可先分离减压神经,再分离交感神经和迷走神经。神经分离出约 2 cm 长,穿线备用。

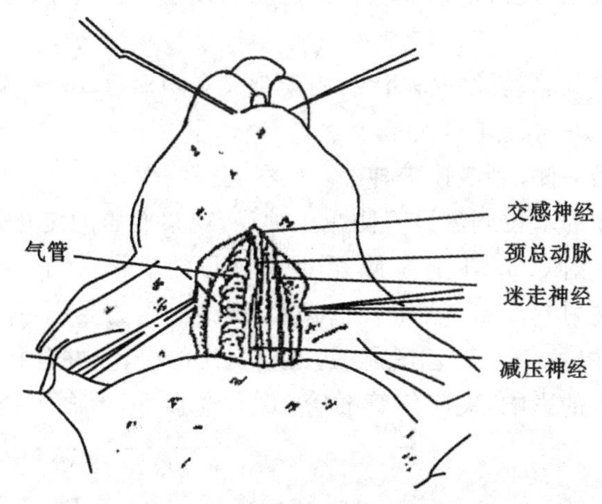

图 6-2　家兔颈部的血管、神经解剖图

③ 需要说明的是,上面描述的家兔颈部神经位置仅是正常的解剖位置,由于家兔品种不同,个体的差异,可发现三条神经的解剖位置常有较大的变异。家兔减压神经的五种变异类型:一是外侧位型(见图 6-3(a)),位于迷走神经的外侧;二是两分支型(见图 6-3(b));三是减压-迷走神经干型(见图 6-3(c));四是内侧位型(见图 6-3(d)),位于交感神经的内侧;五是减压-交感神经干型(见图 6-3(e))。由于这些变异类型的存在,在基本确定三条神经之后,可根据刺激神经时瞳孔的反应、耳血管网的数目和充血情况以及对血压的影响加以验证。

(3) 动脉插管　在分离出来的右侧颈总动脉远心端处(尽可能靠头端),用丝线将动脉结扎。于颈总动脉近心端处(尽可能靠心端),用动脉夹将动脉夹住。在两者之间另穿一线,打一活结备用。在动脉紧靠结扎处的稍后方用锐利的眼科剪沿向心方向做一斜形切口,切口大小约为管径的一半。动脉插管由切口向心方向插入动脉内,用备用线将插管尖端固定在动脉内,并将余线结扎在插管上,以免滑脱(注意:插管应与血管方向一致,并且将插管放置稳妥,以防扭转或插管尖端刺破动脉管壁)。

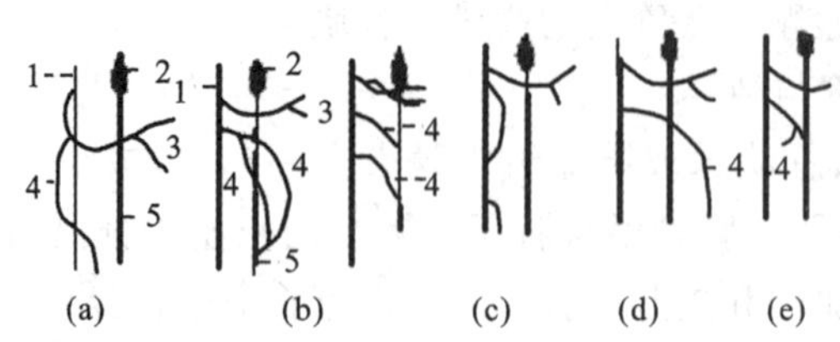

图 6-3　家兔减压神经的五种变异类型

1—迷走神经；2—上颈神经节；3—上喉头神经；4—减压神经；5—交感神经

3. 实验观察

在实验装置准备妥当、手术完毕以后，选择相应实验，然后慢慢放松动脉夹，即可见到有少量血液由颈总动脉冲向动脉套管。此时，BL-420F 生物机能实验系统开始显示血压的变化曲线，随后可按以下实训项目进行观察。

【观察项目】

(1) 记录正常血压曲线，描记一段正常血压曲线，识别一级波（心波）与二级波（呼吸波）。

(2) 提起另一侧颈总动脉的备用线，用动脉夹夹闭血管 10～15 s。观察记录血压之变化，分析其原因。

(3) 用手牵拉另一侧，刺激迷走神经，观察血压的变化。

(4) 用同样强度的牵拉刺激另一侧减压神经，观察血压的变化。

(5) 耳缘静脉注射 0.2 mL 肾上腺素，观察血压的变化，并分析其原因。

(6) 耳缘静脉注射 0.2 mL 去甲肾上腺素，观察血压的变化，并分析其原因。

(7) 耳缘静脉注射 0.2 mL 乙酰胆碱，观察血压的变化，并分析其原因。

(8) 窒息对血压的影响，夹闭气管插管 10 s，观察、记录血压变化，分析其可能的原因。

【注意事项】

除文中已提及的注意事项外，在实训过程中还须注意如下几点。

(1) 完成一项实验后，要等血压基本恢复后再进行下一项实验。

(2) 随时注意动脉插管的位置，特别是家兔挣扎时，避免扭转而阻塞血流或戳穿血管。

(3) 随时注意家兔麻醉深度，如实验时间太长，动物经常挣扎，可补注少量麻醉剂。

(4) 注意保温：深度麻醉可使外周血管扩张、体温降低，冬季保温不好常引起动物死亡。

【思考题】

影响动脉血压变化的因素有哪些？

（曾琳玲）

实训三　人体心电图描记方法及分析

【目的要求】

(1) 学习人体心电图机的使用方法。

(2) 辨认正常心电图各波形并了解其代表意义。

【基本原理】

几乎一切有活性的细胞都伴有生物电现象。心肌细胞是可兴奋细胞，具有自律性，能够在不受外界刺激下自行产生动作电位，这是心肌细胞的生理特性之一。其中的窦房结自律频率最高，能控制整个心脏收缩、舒张，被称为窦性心律。整个心脏产生的既有方向又有电位变化的生物电，可通过心脏周围组织传到体表。所以，心电图是所有心肌细胞膜电位的合电位在体表的反映，可由记录电极传入心电图机描记出来。

【实训对象】

正常人。

【材料与器材】

电极、导联线、FX-102B 心电图机、75%乙醇、生理盐水棉球。

【方法与步骤】

1. 描记心电图

1) 准备

接好心电图机的地线和电源线，打开电源，预热几分钟。确定标准电压，使描笔上下各移动 5 mm，并将走纸速度设定为 25 mm/s。

2) 安放电极和导联线

(1) 受检者去除身上的手表等金属物品，静卧于检查床上，稳定情绪。让自身肌肉松弛，精神安定。

(2) 用 75%乙醇棉球擦拭受检者两手腕屈侧和两踝上方的内侧皮肤，再用生理盐水棉球擦拭一遍，令体表电阻降低。

(3) 在上述擦拭部位上放置电极板，用导联线与心电图机相接。黄色、红色、绿色(或蓝色)、黑色的四条导联线分别与左腕、右腕、左腿、右腿上相应电极板相连，注意不要接错。然后，使电极板与皮肤紧密接触，并将电极板固定，松紧要适度(见图 6-4)。

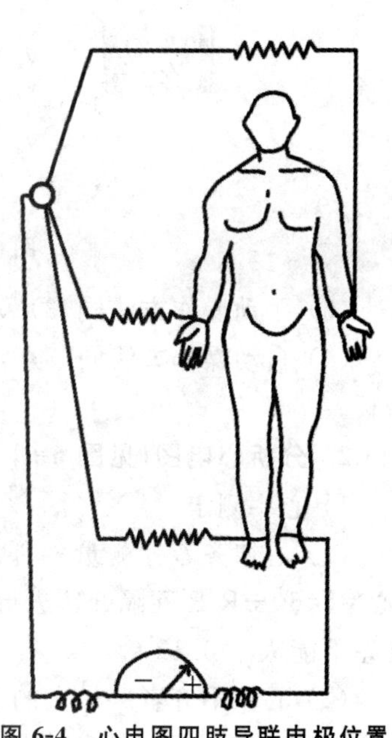

图 6-4　心电图四肢导联电极位置

3) 记录标导、肢导心电波形

使用 FX-102B 心电图机的方法如下。

(1) 手动操作：

① 合上电源开关，按“AUTO”键。

② 按导联选择开关“→”键，选择“Ⅰ导联”。

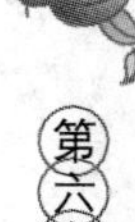

③ 按“INST”开关;调描笔于“中线”位置。

④ 按“启动/停止”键,开始记录;按“1 mV”键,使心电图上的 1 mm 表示 0.1 mV 电压。记录标导Ⅰ心电图。

⑤ 按“启动/停止”键,停止记录。

⑥ 按导联选择开关“→”键,选择“导联Ⅱ”;按“启动/停止”键,开始记录Ⅱ导联心电图;按“启动/停止”键,停止记录Ⅱ导联心电图。

⑦ 按第⑥步骤可记录Ⅲ、aVR、aVL、aVF 心电图。

(2) 自动操作:

① 合上电源开关,并使描笔居中。

② 按“启动/停止”键,按照预编程序,自动记录各导联心电图。在使用中不要按动任何按键。

4) 记录胸前导联 V 心电图

(1) 用白色导联线连接胸前导联的各个电极板,在固定电极板之前,先用 75%乙醇、生理盐水棉球擦拭固定部位的皮肤。

(2) 胸前导联电极板放置位置:V_1 在胸骨右缘第 4 肋间,V_2 在胸骨左缘第 4 肋间,V_4 在左锁骨中线第 5 肋间,V_3 在 V_2 与 V_4 连线的中点,V_5 在左腋前线第 5 肋间,V_6 在右腋中线第 5 肋间(见图 6-5)。

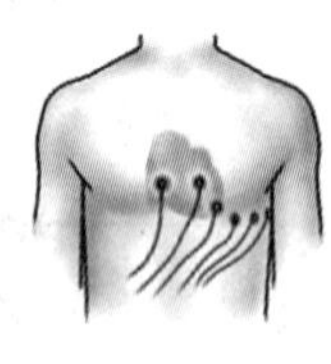

位置	导联
V_1	①胸骨右缘第4肋间
V_2	②胸骨左缘第4肋间
V_3	③V_2与V_4连线中点
V_4	④左锁骨中线第5肋间
V_5	⑤左腋前线第5肋间
V_6	⑥右腋中线第5肋间

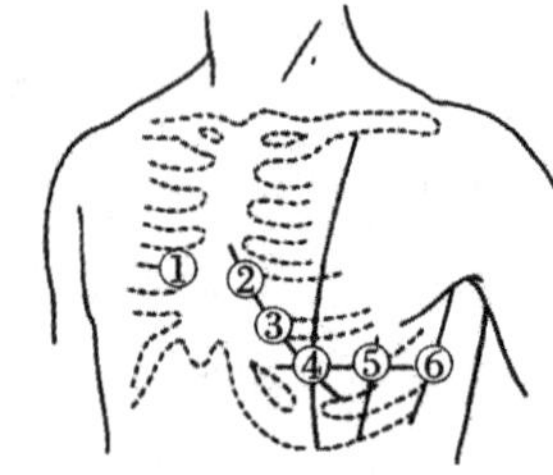

图 6-5　心电图胸前导联电极位置

(3) 手动操作方法同“3)”,需将导联选择开关置于“V 位”。

(4) 自动操作方法同“3)”,但需要在做标导、肢导之前,先接好胸前的 6 个导联电极板。

2. 分析心电图(见图 6-6)

1) 心率测定

(1) 心律齐者　测量相邻两个 R 波之间的距离,得出 R-R 间隔时间,运用公式“心率=60÷R-R 间隔(s)”进行计算。注意,这时的最大 R-R 间距与最小的 R-R 间距之差不能大于 0.12 s。

(2) 心律不齐者　最大的 R-R 间距与最小的 R-R 间距之差大于 0.12 s 时,则视为心律不齐。心率计算公式是:心率=60÷5 个连续 R-R 间距的平均值(s)。

2) 时间测量

心电图纸的横格表示走纸速度,即时间。若走纸速度为 25 mm/s,最小一个横格(1 mm)表示 0.04 s,5 个最小横格表示 0.2 s。

(1) PR 间期　从 P 波起始部到 QRS 波群的起始部之间时间为 PR 间期,表示心

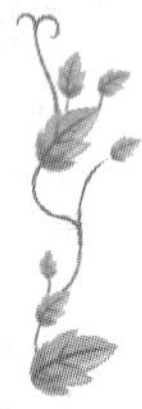

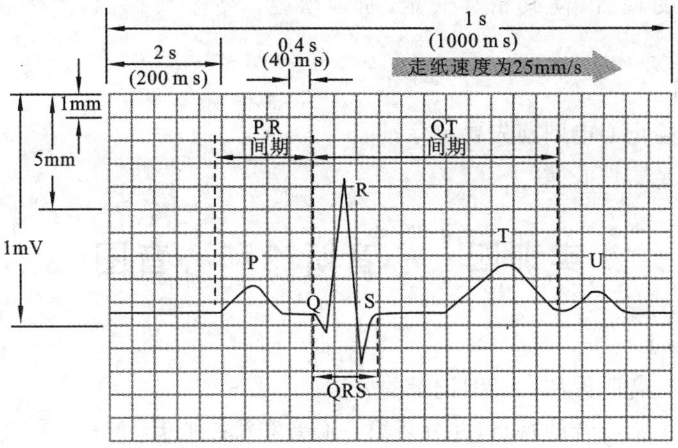

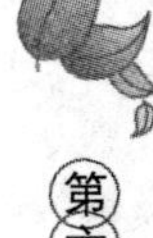

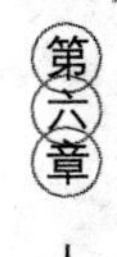

图 6-6　心电图

房开始除极到心室开始除极之间的时间，正常成人为 0.12～0.20 s。

(2) QRS 波群的时限　QRS 波群为心室除极波，由 Q、R、S 三个波段构成。向上波为 R 波，在它之前的向下波为 Q 波，在它之后的向下波为 S 波。QRS 间期表示心室除极所需的时间，正常成人为 0.06～0.10 s。

3) 电压测量

从基线到波顶点的间距，表示该波电压。一般上下竖格最小格(1 mm)表示 0.1 mV，这是“定标”确定的。

(1) Q 波　Q 波深度不应超过后继 R 波的 1/4，时间不超过 0.04 s，而且无切迹。异常 Q 波(过深或过宽)常提示心肌梗死等疾病。

(2) R 波　加压单极肢体导联 aVL 导联 R 波不超过 1.2 mV，aVF 导联 R 波不超过 2.0 mV，如超过此值，常提示左心室肥大。aVR 导联 R 波不应超过 0.5 mV，如超过此值，常提示右心室肥大。

(3) T 波　在 V_5、V_6 导联中，T 波幅度值必须大于 1/10 R 波，若小于 1/10 R 波或低平或倒置，常提示心肌劳损。

(4) P 波　其幅度值应小于 0.25 mV，高而尖 P 波常提示右心房肥大。

【观察项目】

(1) 记录一段正常心电图。

(2) 在心电图上标出 Q、R、T、P 波的位置。

(3) 根据所记心电图计算受检者的心率。

【注意事项】

(1) 描记心电前，必须“定标”。一般 1 mV 标准电位时描笔上下移动 10 mm 距离，1 mm 表示 0.1 mV 电压。

(2) 正常心电图者，每个导联一般只需描记 3～4 次心动的心电图。

(3) 每次更换导联时，停止记录。

(4) 地线接地良好，导联线与电极板之间、电极板与皮肤之间、导联线与心电图机之间接触良好，确保描记的心电图波形无杂波干扰。

(5) 安慰受检者，使其精神安定，肌肉松弛。冬季要保温，严禁在寒冷情况下描记。

【思考题】

(1) 为何描记心电图前先要定标？

(2) 什么是窦性心律？

实训四　心音听诊和心音图

【目的要求】

(1) 学习心音听诊和心音图记录的方法。

(2) 了解正常心音的特点，并分辨第一心音和第二心音。

【基本原理】

心脏的舒张和收缩活动，瓣膜的启、闭及血液的流动等因素引起的振动所产生的声音称为心音。一个心动周期中，会先后出现第一心音(S_1)、第二心音(S_2)、第三心音(S_3)和第四心音(S_4)。正常成人一般只听到两个心音 S_1 和 S_2，其中 S_1 频率为 40～60 Hz，时程 0.1～0.12 s，S_2 频率为 60～100 Hz，时程 0.07～0.08 s；在婴幼儿及某些健康儿童和青少年也可听到 S_3，正常情况下听不到 S_4，如能听到可能为病理性的。

用换能器将心音转换成电信号并用记录仪记录得到的图形称为心音图。第一心音和第二心音如图 6-7 所示，两者均可分为起始部、中心部和终末部三部分，其中 1、2、3 分别表示起始部、中心部、终末部。

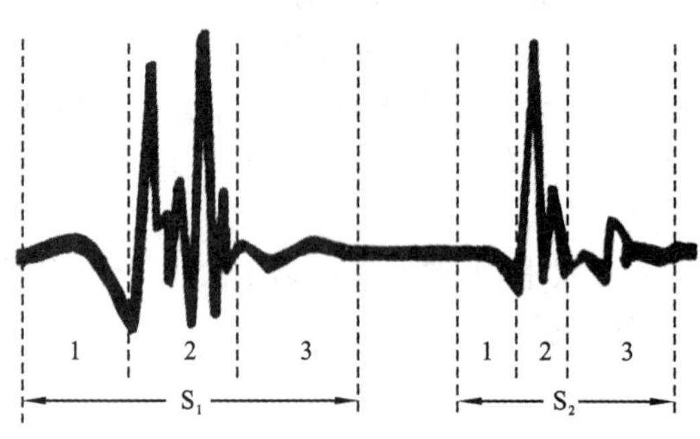

图 6-7　心音图

(1) 起始部　一般为 1～2 次低频低幅的振动波，常位于心电图的 Q 波之后。它反映了心室的等长收缩期，是血液在心室中加速冲击房室瓣所形成的。

(2) 中心部　一般为 4～5 次高频高幅的振动波，常位于心电图 R 波稍后。它反映了心室收缩时心肌的振动、房室瓣的关闭以及半月瓣的开放，为 S_1 的主要组成部分。

(3) 终末部　一般为 1～2 次低频低幅的振动波，常位于心电图 S 波之后，是心室收缩快速射血导致大血管振动所产生的。

在如图 6-7 所示的心电图中，S_2 主要是半月瓣的关闭和房室瓣的开放所造成的。根据其形状，可分起始部、中心部和终末部三部分。

① 起始部　一般为1～2次低频低幅振动波，它是心室等长舒张的反映，是心室壁弛张所产生的。

② 中心部　一般出现2～3次波峰，为S_2的主要成分，它反映了半月瓣的关闭和心室壁以及血管的振动。前半部振幅较高，一般认为它是主动脉瓣及肺动脉瓣的振动；后半部振幅略低，一般认为它是血管的振动。

③ 终末部　一般为1～3次的低频低幅波，常位于心电图T波终末以后，它反映了房室瓣的开放。

【实训对象】

正常人。

【材料与器材】

75%乙醇、听诊器。

【方法与步骤】

心音听诊的方法和步骤如下。

(1) 戴好听诊器：听诊器的耳件方向与外耳道方向一致，用右手拇指、食指和中指轻持听诊器探头。

(2) 受检者取卧位，检查者站在床的右侧，或受检者取坐位，检查者坐在对面，受检者解开上衣。

(3) 确定各听诊部位，听诊顺序：二尖瓣听诊区—主动脉瓣听诊区—肺动脉瓣听诊区—三尖瓣听诊区(见图6-8)。

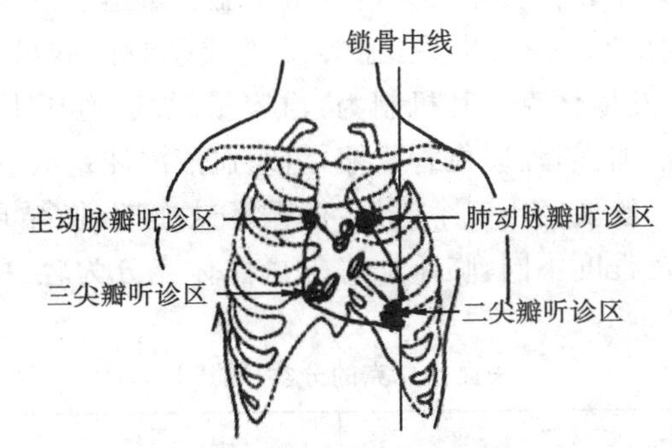

图6-8　心音听诊部位示意图

(4) 每一心动周期中可听到两个心音，即S_1和S_2。注意心音的响度和音调、持续时间、时间间隔等，仔细区分S_1和S_2。若难以分辨两个心音，则听诊时可用手指触摸心尖搏动(或颈动脉搏动)，心音与心尖搏动(或颈动脉搏动)在时间上有一定关系，这种关系有助于心音的辨别。二尖瓣听诊区：位于胸骨左缘第五肋间锁骨中线稍内侧(心尖部)。三尖瓣听诊区：位于胸骨右缘第四肋间或剑突下。主动脉瓣听诊区：位于胸骨右缘第二肋间。主动脉瓣第二听诊区：位于胸骨左缘第三肋间。肺动脉瓣听诊区：位于胸骨左缘第二肋间。

(5) 比较各瓣膜听诊区两心音的声音强弱。

(6) 判断心音的节律是否整齐。

(7) 计数心率时，可将听诊器的探头放在二尖瓣听诊区，看表计数心率。如节律

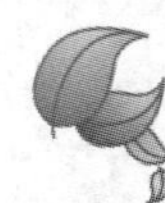

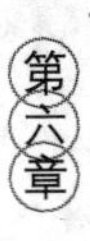

整齐,可只数 15 s 的心跳次数,乘以 4 即为心率。

【注意事项】

(1) 室内保持安静。硅胶管切勿与其他物体摩擦,以免发生摩擦音影响听诊。

(2) 检查听诊器的管道系统是否通畅。

(3) 如果呼吸音影响心音听诊,可令受检者暂停呼吸。

【思考题】

(1) 心音听诊区是否在各瓣膜的解剖位置上?

(2) 怎样区别 S_1 和 S_2?

(3) 什么叫心电图? 正常情况下可听到几种心音,它们分别是如何产生的?

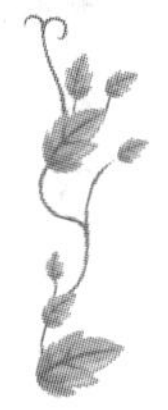

(李凤云)

实训五　急性失血性休克及药物治疗

【目的要求】

(1) 学会制作失血性休克动物模型。

(2) 观察在休克发生发展过程中微循环和心肺功能指标的改变。

(3) 观察血管活性药物的治疗效果。

【基本原理】

失血是休克的常见原因。机体大失血时由于血容量迅速减少可引起血压下降,严重时甚至导致失血性休克。一般来说,血容量锐减(如肝、脾破裂等)超过总血量的20%以上时,即有可能发生休克。其机制为:血容量锐减,血压下降,由压力感受器反射引起交感神经紧张性加强,外周血管收缩,组织血液灌注量减少,导致急性微循环障碍。休克的发生发展一般要经历三个时期:微循环缺血期、微循环淤血期和微循环衰竭期。根据失血速度及程度不同,临床上将失血性休克分为轻、中、重三种类型,其典型特征参见下表。

失血性休克的分类(临床)

程　　度	轻　　度	中　　度	重　　度
失血量	>20%(800 mL)	20%~40% (800~1 600 mL)	>40%(1 600 mL)
收缩压/(mmHg)	正常或稍高	70~90	0~70
舒张压/(mmHg)	增高	降低	降低
脉搏/(次/分)	<100(有力)	100~120	细弱或不清

注:1 mmHg=0.133 kPa

家兔收缩压正常值为 105 mmHg(14 kPa)左右。本实验造成家兔失血,直到其收缩压降至 40 mmHg。这时,家兔应是处于中、重度休克状态。

休克对机体的影响是多方面的。本实验着重观察发生失血性休克时微循环的改变，同时观察心肺功能等指标的变化。微循环的观察主要是观察血流速度、流态和方向，毛细血管开放的数目，毛细血管出口和入口的口径。在中、重度休克时，微循环表现出毛细血管开放数目减少、血流缓慢和红细胞聚集。其机制是：与交感-肾上腺髓质系统兴奋有关，这时血液会重新进行分布和浓缩，导致血液的黏滞度也随之增加。心肺功能等指标的观察即观察血压、心率和呼吸。中度失血性休克时，血容量锐减，血压下降，由于交感神经反射性紧张会出现心率和呼吸加快的现象，而重度休克时血压进一步下降，心肺功能抑制，可出现心率减慢、呼吸困难等现象。

失血性休克处在不同阶段，其病理生理特征不同，治疗侧重点也就不同。止血和补充足够的血容量是治疗休克的关键，及时使用适当的血管活性药物也很重要。酚妥拉明是肾上腺素 α 受体阻断药，可舒张血管，反射性地增加心肌收缩力和心率，对改善微循环障碍和休克症状具有积极作用。异丙肾上腺素是 β_1 受体激动剂，能增强心肌收缩力，促进心排血量增加，同时激动 β_2 受体，降低外周阻力，另外，它还具有良好的抗休克作用。

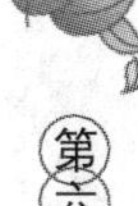
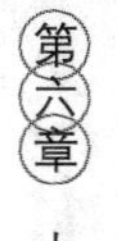

【动物】

体重为 2 kg 以上家兔一只。

【药品】

30g/L 戊巴比妥钠，0.5%肝素，0.9%生理盐水（0.9%氯化钠），2.5%酚妥拉明，0.01%硫酸异丙肾上腺素。

【实训器材】

BL-420F 生物机能实验系统、体视显微镜、微循环灌流装置、呼吸波传感器、兔手术台、哺乳类动物手术器械（一套）、动脉插管、静脉插管、输液装置（一套）、铁架台、纱布、手术线、注射器、小烧杯。

【方法与步骤】

1. 手术操作

（1）麻醉与固定　取家兔 1 只，称重，按 1 mL/kg 的剂量耳缘静脉注射 30 g/L 戊巴比妥钠进行麻醉，麻醉后将家兔仰卧位固定于兔手术台上。

（2）颈部手术　家兔颈部备皮，做颈正中切口。①分离气管并做气管插管。②分离右侧颈总动脉 2～3 cm，穿一根备用线（检查减压反射用）；分离左侧颈总动脉 3～4 cm，穿两根备用线，并做左颈总动脉插管（监察血压变化用）。③分离右侧颈外静脉，穿两根备用线，并做右颈外静脉插管（给药用）。

（3）腹部手术　在一侧腹股沟部备皮，在动脉搏动明显处做一切口。①分离一侧股动脉，穿两根备用线并做插管（用于放血）。②在腹部左侧距中线 5 cm 处备皮，做长度约为 6 cm 的纵向切口，打开腹腔（用于观察小肠肠系膜微循环）。将肠系膜轻柔放置于微循环灌流盒的凸形平台上，固定。在微循环灌流盒内注入与平台相齐的 0.9%生理盐水。调整光源使之汇聚在平台上，以便显微镜观察（见图 6-9）。

2. 实验系统连接

将压力换能器固定在铁架台上，并连接到 BL-420F 生物机能实验系统的 1 号通道，观察记录动脉血压和心率。将呼吸波传感器绑在家兔呼吸活动度较大的胸壁

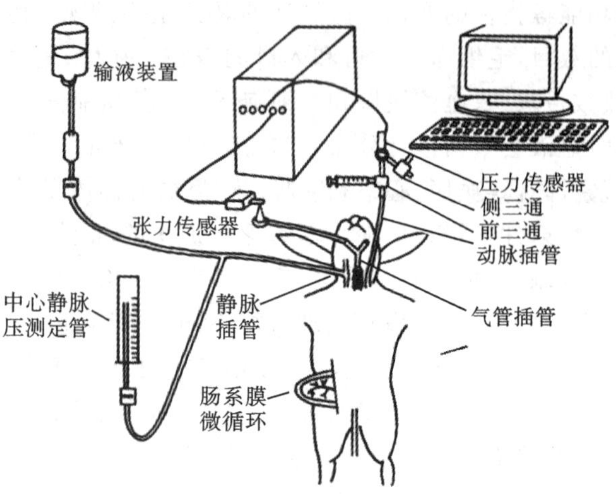

图 6-9　家兔失血性休克实验手术操作参考图

上，并将其连接到 BL-420F 生物机能实验系统的 2 号通道，记录呼吸运动。

3. 实验系统进入和参数设置

双击桌面机能实验图标进入 BL-420F 生物机能实验系统主界面→选择"实验"→"循环系统实验"→"动脉血压的调节"实验模块。

开始实验前，从静脉插管处向家兔体内注入 0.5%肝素 2～3 mL，防止血液凝固而影响实验结果。

【观察项目】

(1) 放血前　实验时首先观察并记录放血前各项指标的数值。

放血前、后和抢救后各项指标记录

实 训 项 目	放血前	放血后(1)	抢救后	放血后(2)	用药后
微循环					
收缩压/(mmHg)					
舒张压/(mmHg)					
心率/(次/分)					
压力变化值(ΔP)/(mmHg)					
呼吸					
讨论与分析					

(2) 第一次放血　将 1 mL 0.5%的肝素放入小烧杯内，打开股动脉插管出口，把家兔血放入小烧杯内，当家兔收缩压降至 40 mmHg(5.33 kPa)时，停止放血。若血压回升可重新放血，务必使家兔收缩压维持在 40 mmHg 约 20 min，这期间注意观察家兔微循环、血压、心率、呼吸情况的变化，检查减压反射。

(3) 回输血抢救　从颈外静脉快速输入放出的血，然后根据血压回升情况，适当输入一定量的 0.9%生理盐水，观察上述各项指标是否恢复正常。

(4) 第二次放血　再次放血，使家兔收缩压降至 40 mmHg 并维持约 20 min，观

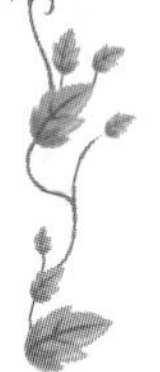

察并记录上述各项指标。

(5) 药物抢救　从颈外静脉注射 0.01%硫酸异丙肾上腺素 0.1 mL/kg 和 2.5 %酚妥拉明 0.2 mL/kg,观察上述各项指标。

【注意事项】

(1) 所用的血管插管均要注入肝素,以防止凝血。

(2) 检查减压反射是否存在,可通过拉紧右颈总动脉引线来阻断血流并观察血压有无变化(ΔP)来确定。

(3) 微循环的观察特别要注意对比和动态观察。实验时要边放血边观察微循环的改变情况。

(4) 由于在一个显微镜视野下,很难同时观察到所有现象,需各实验小组间交叉观察或更换肠系膜位置观察。

(5) 由于毛细血管交替开放,在生理条件下微循环某些部分的血流可能处于停滞状态。

【思考题】

(1) 失血性休克的抢救的关键是什么?

(2) 哪些药物可用于抢救失血性休克? 其药理作用及应用原则是什么?

实训六　包扎与固定

【目的要求】

(1) 学习基本的急救知识。

(2) 熟练掌握创伤急救方法中的包扎及固定技术。

【基本原理】

包扎的目的在于压迫止血,保护伤口,减少感染,固定敷料夹板,挟托受伤的肢体,防止损伤血管、神经等严重并发症,减轻伤员痛苦。包扎的要求是动作轻、快、准、牢,包扎前要弄清包扎的目的,以便选择适当的包扎方式,并先对伤口做初步处理。包扎的松紧要适度,太紧会影响血液循环,太松会移动脱落。包扎材料打结(或其他方法固定)的位置,要避开伤口和坐卧受压的地方。为骨折而做的包扎应露出伤肢末端,以便观察肢体血液循环的情况。

骨折要进行临时固定,避免在运送过程中患者重新受伤。骨折临时固定的操作要点如下。

(1) 止血　骨折固定之前要注意伤口和全身状况,如伤口出血,则应先止血,后包扎固定。

(2) 加垫　在骨折处要用棉花或布块等软物垫好,尽量使夹板等固定材料不直接接触皮肤。

(3) 不随意搬动骨折部位　为防止骨折断端刺伤神经、血管,在固定时不要随意搬动;外露的断骨不能直接送回伤口内,以免增加污染。现场急救不可避免地要移动伤肢时,可一人握住伤处上方,另一人握住伤处下端,沿着肢体的纵轴线向相反方向牵

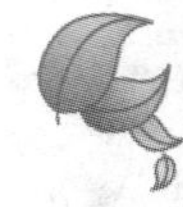
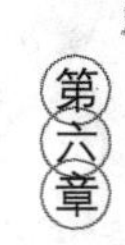

引，在不扭曲伤肢的情况下让骨折断端分离开，然后边牵引边移动，其他人可进行固定，固定时应先捆绑骨折断端上端，后绑下端，然后再固定骨折断端的上下两个关节。

(4) 固定、捆绑的松紧度要适当。太松容易滑脱，失去固定作用；太紧会影响血液循环。固定时要外露指(趾)尖，以便观察血流情况，如果发现指(趾)尖苍白或青紫，要马上放松并重新包扎固定。包扎固定完成后应记录固定的时间，并迅速送医院做进一步的诊治。

【实训对象】

正常人。

【实训器材】

1. 常用的包扎材料

(1) 三角巾　用一块边长 1 m 的正方形棉布，沿着对角线剪开即为两条三角巾。根据包扎的实际需要再将三角巾的顶角折向底边的中央，折叠成一定宽度的条带。若将三角巾的顶角偏折到底边中央偏左或偏右侧，便成为燕尾巾，其夹角的大小可视实际包扎需要而定。

(2) 绷带　我国标准绷带长 6 m，宽度有 3、4、5、6、8、10 cm 6 种规格，供临床包扎实际需要选用。绷带的一头卷起为单头绷带，从两头卷起则为双头绷带。其长度可视包扎部位的需要而定。

危急情况下没有上述常规包扎材料时，可用身边的衣服、毛巾、手绢等材料进行包扎。

2. 骨折固定的材料

(1) 夹板　用于扶托固定伤肢，其长度和宽度要与伤肢相适应，长度一般要跨伤处上下两个关节位。没有夹板时可用健侧肢体、竹片、树枝、厚纸板、报纸卷等代替。

(2) 敷料　用于垫衬的可用棉花、布块、衣服等软材料；用于包扎捆绑夹板的可用三角巾、绷带、头巾、腰带、绳子等，但不能用铁丝、电线。

【方法与步骤】

1. 绷带包扎方法

这里只介绍最简单的四种。

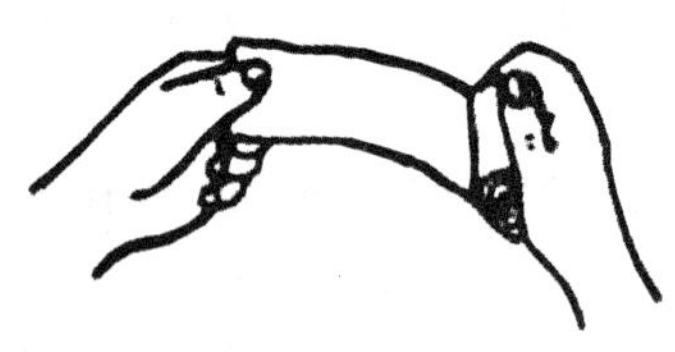

图 6-10　纱布持法

(1) 环形包扎法　此法是各种绷带包扎中最基本的方法。一般常用于手腕、肢体、胸、腹等肢体粗细大致相同部位的包扎。方法如下。先将绷带拿好，如图 6-10 所示，然后做环形重叠缠绕，第一圈环绕稍斜；第二、三圈进行环绕，并将第一圈斜出的绑带角反折至圈内，继续重叠环绕固定，以后的每一圈均将上一圈的绷带完全覆盖；最后将带尾固定，可用扣针或医用胶布将带尾固定，或将带尾剪成两头，打结固定。

(2) 螺旋形包扎法　此法常用于肢体粗细大致相同部位的包扎和固定。方法如下。先按环形包扎法缠绕数圈，然后将绷带按一定间隔向上做螺旋形缠绕，每缠绕一圈都将前一圈绷带覆盖 1/3 或 1/2，最后固定带尾(见图 6-11)。

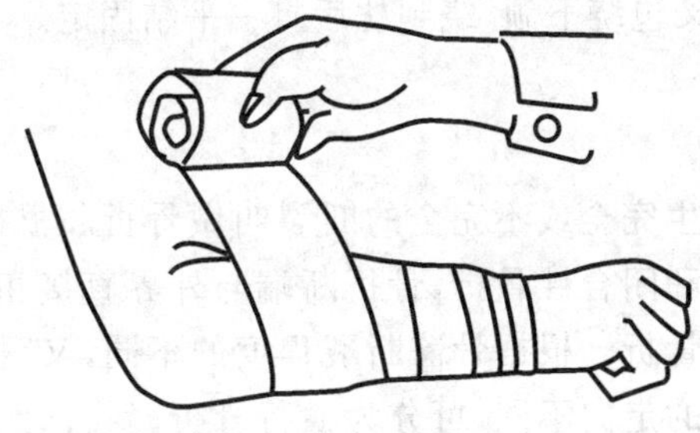

图 6-11 螺旋形包扎法

（3）螺旋形反折包扎法　此法常用于肢体粗细差别较大的前臂、小腿部位的包扎。方法如下。先按环形包扎法缠绕数圈，然后做螺旋形缠绕，待缠绕至渐粗处时，将每一圈绷带反折，反折时可先用左手拇指按住反折处，再用右手将绷带反折向下拉紧缠绕肢体，并覆盖前一圈绷带的 1/3 或 2/3，最后固定带尾（见图 6-12）。

（4）花式包扎（“8”字形包扎法）　此法常用于肘、膝及肩、髋等关节部位的包扎。方法如下。包扎起点在关节中央，先做一固定的环绕，然后向下缠绕一圈，再向上缠绕一圈，形成“8”字形的缠绕，并覆盖前一圈的 1/2，最后固定带尾（见图 6-13）。

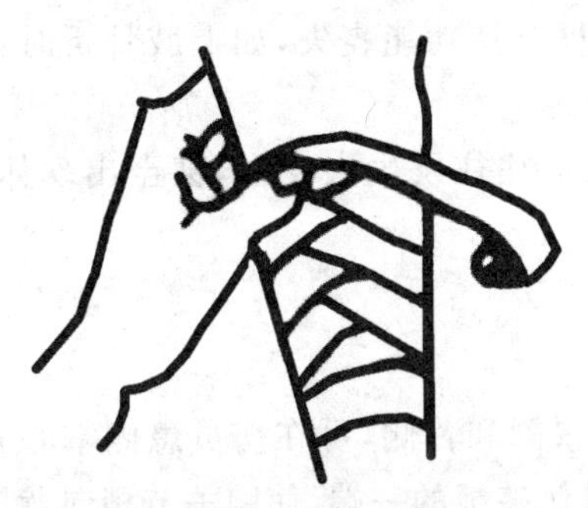

图 6-12 螺旋形反折包扎法

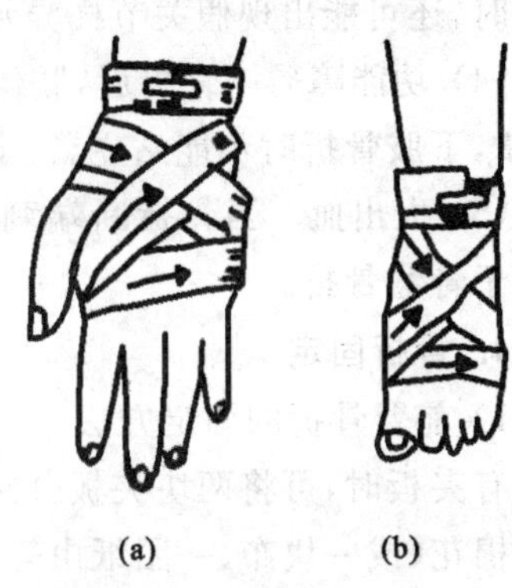

图 6-13 “8”字形包扎法

2. 头部包扎方法

（1）头部帽式包扎法　首先，将三角巾的底边向内折叠约两指宽，置于前额眉处，顶角向后覆盖头部；接着，将两底角经耳上缘向后拉到枕部下方，左右交叉压住顶角，再绕到前额打一平结固定；然后将顶角折入底边内（见图 6-14）。

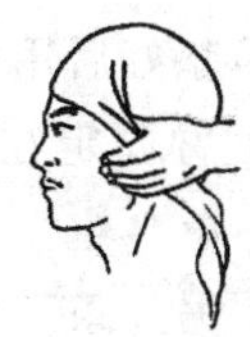
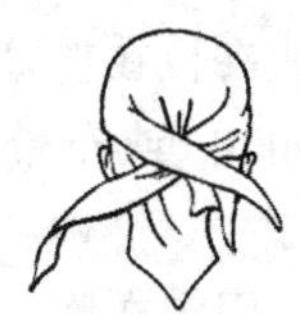
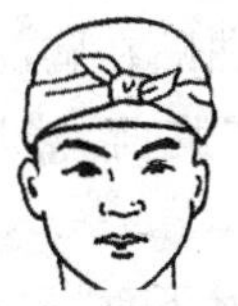
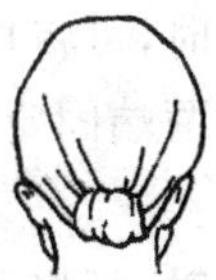

图 6-14 头部帽式包扎法

（2）头、耳部风帽式包扎法　首先，在三角巾顶角处打一结，成风帽状；接着，将顶结置于前额中央，头部套入风帽内，包住头部，向下拉紧两底角；然后将底边向外反折

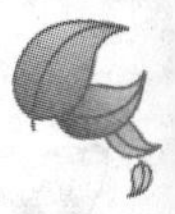

2～3 指宽的边，左右交叉包绕下颌，绕到枕后打一平结固定。

3. 骨折简介

1）骨折的分类

人体骨骼因外伤发生完全或不完全的断裂叫做骨折。根据骨折断端是否与外界相通可分为开放性骨折和闭合性骨折，骨折断端与外界直接相通的叫开放性骨折，未与外界相通的叫闭合性骨折。根据骨骼断裂程度的不同，又可分为完全性骨折、不完全性骨折。根据骨折线的走向不同，可分为横行骨折、斜行骨折、压缩性骨折、粉碎性骨折等。还可按骨骼的名称分为尺骨骨折、股骨骨折、桡骨骨折等。不同类型的骨折其治疗、处理的方法也不尽相同。

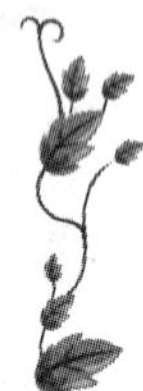

2）骨折的主要症状

骨折的类型和部位不同，其症状也不完全相同。骨折的局部症状主要有如下几种。

(1) 疼痛　骨折部位疼痛，活动时疼痛加剧，局部有明显的压痛感。

(2) 肿胀　骨折处小血管的损伤和软组织损伤，可使骨折部位出现肿胀。

(3) 畸形　由于骨折处的错位，肢体常发生弯曲、缩短、旋转等畸形，当骨骼完全断离时，还可能出现假关节样异常活动。

(4) 功能障碍　骨折后，肢体原有的骨骼杠杆支持功能丧失，如上肢骨折时不能提、拿，下肢骨折时不能站立、行走。

(5) 大出血　当骨折断端刺破大血管时，伤员往往发生大出血，甚至出现休克。多见于骨盆骨折。

4. 骨折固定

1）前臂骨折的固定方法

有夹板时，可将两块夹板分别置放在前臂的掌侧和背侧，可在伤员患侧掌心先放一团棉花（或一块布、一团纸巾等），让伤员握住掌侧夹板的一端，使腕关节稍向背屈后再固定，然后用三角巾将前臂悬挂在胸前（见图 6-15(a)）。

无夹板时，可将伤侧前臂屈曲，手端略高，用三角巾将其悬挂在胸前，再用一条三角巾将伤臂固定在胸前。具体方法：将三角巾从上臂和肘后穿过，使底边下垂，顶角置于肘外侧，把上角从伤者颈后绕至颈前，把下角上折到颈部，与上角打一平结，最后将顶角打结固定。

2）上臂骨折的固定方法

有夹板时，可将伤肢屈曲贴在胸前，放一块夹板在伤臂外侧，垫好后用两条布带将骨折处上下两端固定并吊在胸前，然后用三角巾（或布带）将上臂固定在胸部（见图 6-15(b)）。

无夹板时，可将上臂自然下垂，先用三角巾固定在胸侧，再用另一条三角巾将前臂挂在胸前。亦可先将前臂吊挂在胸前，再用另一条三角巾将上臂固定在胸部。

【注意事项】

(1) 包扎时要注意实用和美观并重，绷带不能缠得过紧，防止血液流通不畅，也不能过松，过松达不到止血效果。

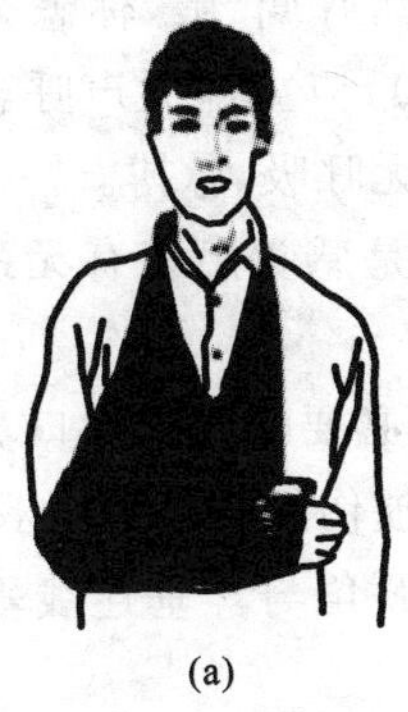
(a)

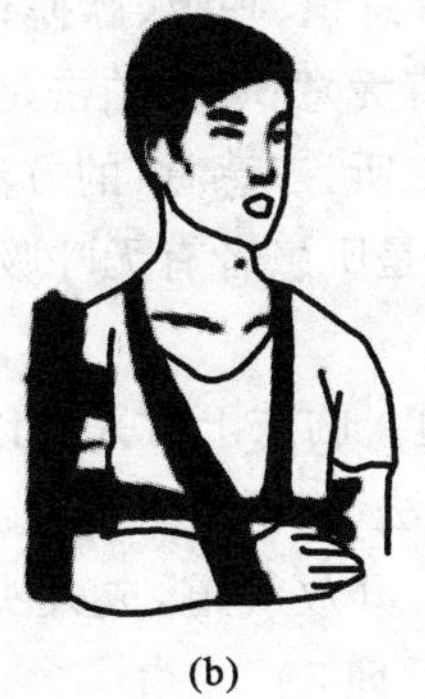
(b)

图 6-15　上臂骨折固定方法

(2) 固定时注意保护的关节功能，一定要使关节处于工作状态。

【思考题】

根据不同伤势，解释所采取的包扎和固定方法。

（辛增辉）

实训七　心肺复苏

【目的要求】

(1) 了解初期心肺复苏的原理及方法。

(2) 掌握初期心肺复苏的内容、方法、注意事项。

(3) 掌握心肺复苏的监测与护理。

【基本原理】

1. 心肺复苏的原理

空气中约含 80%的氮气，20%的氧气（其中包括微量的其他气体）。而人体呼出的气体成分，氮气仍占约 80%，氧气却降低为 16%，二氧化碳占了 4%。由此可知，正常呼吸所呼出的气体仍然能够满足人体对氧的需求。所以，可以利用人工呼吸吹送空气进入肺内，再配合心外按摩，促使血液在肺部交换氧气后循环到脑部及全身，以维持脑细胞及组织器官的存活。

2. 心肺复苏的重要性

当人体呼吸、心跳停止时，心脏、脑部及其他组织器官都将因缺乏氧气而渐趋坏死，临床上发现患者的嘴唇、指甲及面色由原有的正常色逐渐趋向深紫色，瞳孔也不断扩大。在呼吸、心跳停止 4 min 内，肺内与血液中尚存的氧气可维持供应，因此在此时间内正确实施心肺复苏术可使脑细胞不受损伤；在 4～6 min 之间脑细胞可能受到损伤；6 min 以上会有不同程度的损伤；10 min 以上就会造成脑细胞因缺氧而坏死。

【材料与器材】

一次性口膜，心肺复苏模型。

【方法与步骤】

(1) 判断周围环境，说：“周围环境安全”。

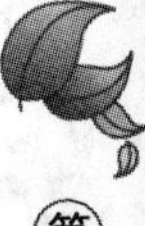

(2) 判断患者意识、呼吸、脉搏：轻拍患者肩部，呼叫“喂，你怎么了?”如无意识(1岁以内婴儿判断有无意识，可拍击足底、捏掐上臂)，应立即大声呼救：“来人啊！救命啊！”利用“一看、二听、三感觉”的方法判断患者有无呼吸、脉搏。“一看”是看患者有无肢体活动；“二听”是听患者有无呼吸音；“三感觉”是感觉患者有无颈动脉搏动。注意安置好患者体位。

(3) 开放气道　临床上常采用以下三种方法(必要时先清除口鼻腔内异物)：仰头举颏法、仰头抬颈法、双下颌上提法。怀疑有颈椎损伤的伤员可用双下颌上提法，而不宜用仰头抬颈法。开放气道，成人头后仰 90°(下颌角与耳垂连线垂直地面)，儿童头后仰 60°，婴儿头后仰 30°。

(4) 进行人工呼吸　口对口吹气。救护人一手扶住患者下额，另一只手的拇指和食指捏紧患者的鼻翼，深吸一口气，用双唇包严患者口唇四周，再缓慢持续将气体吹入。同时观察患者胸部是否起伏。连续吹气 2 次。成人每分钟吹气 12 次(每 5 s 吹一次)。每次吹气量 700～1100 mL(见图 6-16)。

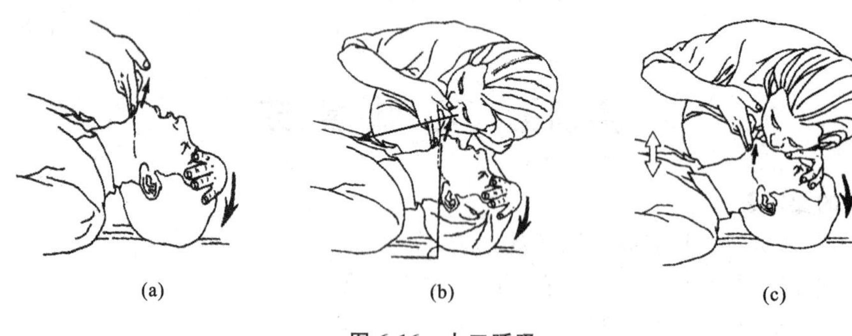

图 6-16　人工呼吸

(5) 建立人工循环　胸外心脏按压位置为胸骨下 1/2 的位置。定位方法有如下两种。

a. 方法一：

① 救护者一手的中指置于患者一侧肋弓下缘。

② 中指沿肋弓向上滑到肋弓的汇合点(剑突处)，中指定位于此处，食指紧贴中指。

③ 另一只手的手掌根部贴在定位之手的食指并平放，使手掌根部的横轴与胸骨的长轴重合。

④ 定位之手放在另一只手的手背上，两手掌根重叠，十指相扣，手心翘起，手指离开胸壁。

⑤ 上半身前倾，双肩位于双手的正上方，两臂伸直，垂直向下用力，借助自身上半身的体重和肩臂部肌肉的力量进行操作(见图 6-17)。

b. 方法二：

① 救护者将一手平放在患者胸骨的下中处，使中指对着患者的胸骨上凹。

② 此手掌根部紧贴胸壁，手掌翘起离开胸壁。

③ 再顺时针旋转 90°，使掌根的横轴与胸骨的长轴重合并固定。

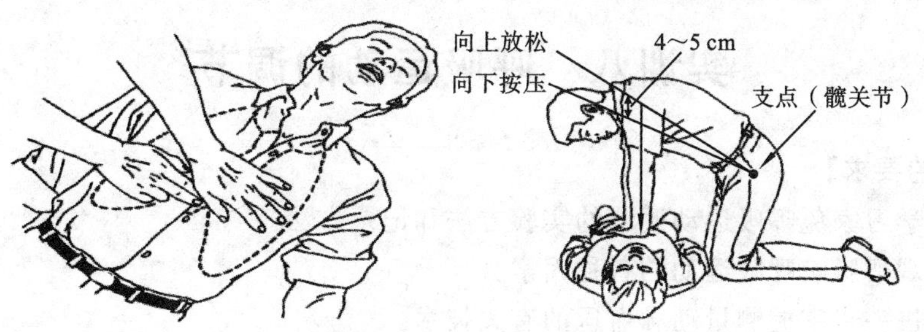

图 6-17　胸外心脏按压

④ 两手掌根重叠，十指相扣，手心翘起，手指离开胸壁。

(6) 按压深度　成人胸骨下压 4～5 cm。挤压速度：每分钟 80～100 次。挤压与吹气之比 15∶2。再连续吹气 2 次。

(7) 再行胸外心脏按压 15 次。

(8) 再连续吹气 2 次(考试操作可只做到此，即只做 2 次即可)。

(9) 判断意识(10 s)。如患者颈动脉搏动恢复、胸廓有起伏(自主呼吸恢复)、瞳孔缩小、面色转红，说明心肺复苏成功，可停止操作。如有呼吸，将患者置于恢复体位，每隔数分钟检查 1 次循环体征。如循环体征存在，却没有呼吸，则每 4～5 s 需再进行 1 次人工呼吸，每隔数分钟检查 1 次呼吸。

(10) 从评估至整理衣服 90 s 内完成。

【注意事项】

实行心肺复苏术时，口对口吹气和胸外心脏按压应同时进行(可单人操作或双人同时进行)。按压与吹气的比例为 15∶2。

(1) 吹气 2 次，胸外心脏按压 15 次，吹气与按压的次数过多过少，均会影响复苏的成败。

(2) 胸外按压的部位不能太低，以免损伤肝、脾、胃等内脏。按压的力量要适宜，按压力量过猛过大都会导致胸骨骨折，导致气胸或血胸。按压力量太轻，形成的胸腔压力太小，则不足以推动血液循环。

(3) 口对口的吹气量不能太大(不应超过 1200 mL)，吹入时间不宜太长，以免发生急性胃扩张。吹气过程要注意观察患者气道是否通畅，即胸腔是否被“吹起”。

(4) 复苏的成功与终止。进行心肺复苏术后，患者面色转红，瞳孔缩小，对光反射恢复，脑组织功能开始恢复(如患者出现挣扎、有吞咽动作等)，能自主呼吸，脉搏恢复等，可认为心肺复苏成功。如经过约 30 min 的心肺复苏抢救，不出现上述复苏的表现，则说明复苏失败。若患者有脉搏，收缩压保持在 60 mmHg 以上，瞳孔处于收缩状态，无论能不能自主呼吸，都应继续进行心肺复苏抢救。如患者深度意识不清、缺乏自主呼吸、瞳孔散大固定，表明已经脑死亡。心肺复苏持续 1 h 之后，心电活动不恢复，表示心脏死亡。患者如出现尸斑时，可放弃心肺复苏抢救。

【思考题】

初期心肺复苏的方法、注意事项。

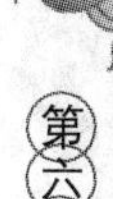
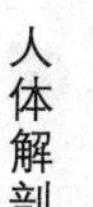

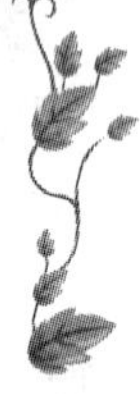

实训八　呼吸运动的调节

【目的要求】

(1) 学习家兔呼吸运动调节的实验方法和记录方法。

(2) 观察影响呼吸运动的各种因素。

(3) 进一步掌握测量动脉血压的有关技术。

【基本原理】

人体及高等动物的呼吸运动之所以能持续地有节律地进行,是由于体内有调节呼吸运动的机制存在。体内、外的各种刺激,可以直接作用于中枢呼吸系统或各种感受器,反射性地影响呼吸运动,以适应机体代谢的需要。肺牵张反射是保证节律性呼吸运动的机制之一。血液中 CO_2 的改变(通过对中枢性与外周性化学感受器的刺激及反射性调节),是保证血液中气体分压稳定的重要机制。

【动物】

家兔 1 只。

【药品】

30 g/L 戊巴比妥钠、3%乳酸、生理盐水。

【实训器材】

兔手术台、常用手术器械(手术剪、手术镊、止血钳、粗剪、眼科剪、眼科镊、毁髓针、玻璃解剖针)、BL-420F 生物机能实验系统、呼吸波传感器、气管插管、注射器(1、5、50 mL)、橡皮管(长 1 m,内径 0.7 cm)。

【方法与步骤】

(1) 术前准备:

① 麻醉　取家兔一只,称重,耳缘静脉缓慢注射戊巴比妥钠(浓度 30 g/L,按 1 mL/kg 剂量给药)进行麻醉。推注药液的速度要慢,并注意观察动物反应。当家兔出现四肢松软、呼吸变深变慢、角膜反射迟钝时,表明家兔已被麻醉,即可停止注射。

② 固定与剪毛　将家兔翻转过来,固定于手术台上,用剪毛剪将颈部手术视野的被毛剪去,即可进行手术。

(2) 手术　沿颈部气管正中线切开皮肤 5～7 cm,分离皮下组织和肌肉层,分离气管,作一"T"形气管切口,将气管插管沿肺方向插入。再分离出一侧颈总动脉与双侧迷走神经,分别穿线备用。用温热生理盐水纱布覆盖手术创面。

(3) 将呼吸波传感器插头连到 BL-420F 生物机能实验系统相应通道的输出插座,打开电脑,进入 BL-420F 生物机能实验系统,并将呼吸波传感器固定在家兔胸部,选择相应的实训项目,开始实验(见图 6-18)。

【观察项目】

(1) 记录正常的呼吸运动曲线,辨清吸气与呼气时记录标记移动的方向。

(2) 增加无效腔对呼吸运动的影响,将橡皮管连于气管插管的一个侧管上,用止血钳夹闭另一侧管,使无效腔增加,观察并记录呼吸运动的改变。

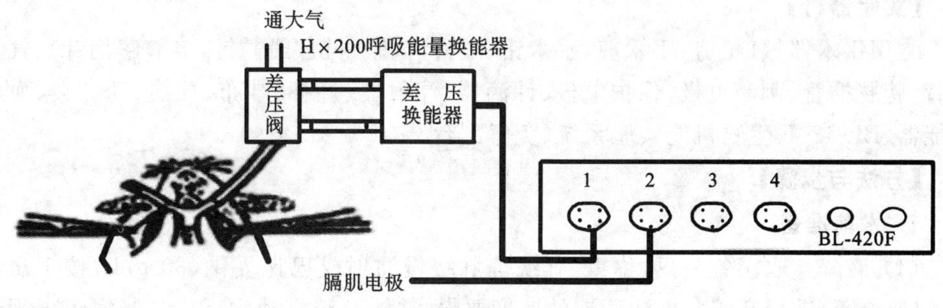

图 6-18 呼吸系统的调节装置图

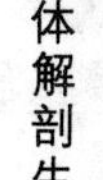

(3) 窒息对呼吸运动的影响，将气管插管的两个侧管同时夹闭，观察并记录呼吸运动的变化。待呼吸运动改变后，立即打开止血钳。

(4) 切断一侧迷走神经，观察并记录呼吸运动的变化。再切断另一侧迷走神经，比较切断迷走神经前后呼吸频率与深度的变化。

(5) 分别刺激迷走神经中枢端和外周端，观察并记录呼吸运动。注意是否都有变化，并分析其原因。

【思考题】

(1) 血液中 CO_2 浓度过高或 O_2 过少时，呼吸运动有何改变？会通过哪些途径发生这些改变？

(2) 根据实验结果分析肺牵张反射（包括迷走神经吸气抑制反射和吸气兴奋反射）的反射途径，及其对维持正常呼吸节律的意义。

(3) 双侧切断迷走神经以后，呼吸运动的变化说明什么问题？

实训九 影响尿生成的因素

【目的要求】

(1) 验证尿的生成过程及其影响因素。

(2) 观察增加血容量、20%葡萄糖溶液、垂体后叶素对尿生成的影响。

(3) 掌握气管插管、动脉插管、膀胱插管的操作技术。

【基本原理】

尿生成的过程包括肾小球的滤过，肾小管、集合管的重吸收和分泌排泄过程。凡影响上述过程的因素都可以引起尿量的改变。本实验在家兔麻醉条件下将插管直接插入输尿管或膀胱以引出尿液，从而能直接观察肾脏生成的尿量在上述因素改变情况下的变化。

【实验动物】

家兔。

【药品】

30 g/L 戊巴比妥钠、生理盐水、20%葡萄糖溶液、垂体后叶素、呋塞米、肝素生理盐水、0.01%去甲肾上腺素。

【实验器材】

常用手术器械(粗剪、手术剪、手术钳、眼科剪、眼科镊、毁髓针、玻璃解剖针)、气管插管、膀胱插管、刺激电极、保护电极、计滴器、注射器、烧杯、纱布、棉线、动脉夹、血压换能器、BL-420F生物机能实验系统、兔解剖台。

【方法与步骤】

1. 术前准备

(1) 麻醉 取家兔一只,称重,耳缘静脉缓慢注射戊巴比妥钠(30 g/L,按1 mL/kg剂量给药)进行麻醉。推注药液的速度要慢,并注意观察动物反应。当家兔出现四肢松软、呼吸变深变慢、角膜反射迟钝时,表明家兔已被麻醉,即可停止注射。

(2) 固定与剪毛 将家兔翻转过来,固定于手术台上,用剪毛剪将颈部和腹部手术视野的被毛剪去,即可进行手术。

2. 手术操作

(1) 颈部切口,做颈部正中切口,分离气管并插入气管插管。

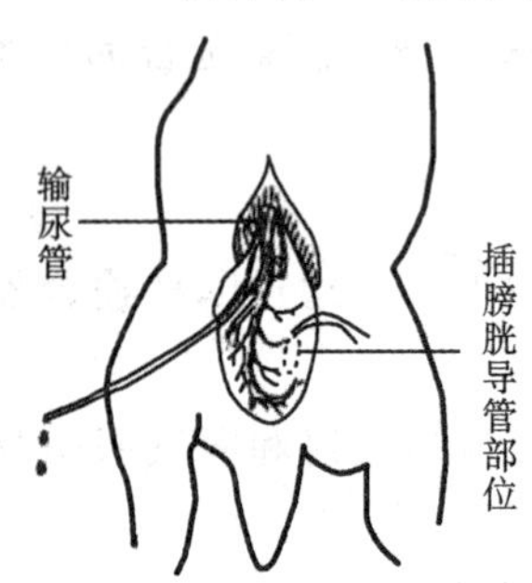

图6-19 家兔输尿管及膀胱导尿法

(2) 分离左侧颈总动脉,将充满肝素生理盐水的动脉插管(已连接血压换能器)插入颈总动脉内。

(3) 分离右侧迷走神经,在其下方穿两条线备用。

(4) 手术结束后,用浸有38 ℃生理盐水的纱布覆盖创面。

(5) 腹部切口,在耻骨联合上方正中做一3～5 cm长的切口。①沿腹白线切开腹壁,膀胱向尾侧移出腹外,暴露膀胱三角。找到输尿管后,将靠近膀胱处的输尿管用止血钳做钝性分离,穿线备用。②将近膀胱端的输尿管穿线结扎,于靠近结扎线处剪一斜向肾脏的小口,把充满生理盐水的细塑料管沿肾脏方向插入输尿管,结扎固定备用线。此后,可看到尿液从细塑料管中慢慢逐滴流出(见图6-19)。③手术结束后,用浸有38 ℃生理盐水的纱布覆盖创面。

也可从膀胱引流尿液。同样切开腹壁后,膀胱向尾侧移至腹外。辨认清楚膀胱和输尿管的解剖部位,用线结扎膀胱颈部,阻断它同尿道的通路。在膀胱顶部选择血管较少处,剪一纵行小切口,插入膀胱插管(可用弯头滴管代替),插管口最好正对着输尿管在膀胱的入口处,但不要紧贴膀胱后壁,以免堵塞输尿管。用线沿切口结扎两次,将切口边缘固定在输尿管管壁上。

3. 实验装置的连接与使用

记滴器与系统的4号通道连接,将引流出的尿液,滴在记滴器上,描记尿滴数。刺激电极与系统的刺激输出相接。进入BL-420F生物机能实验系统的"实验"→"泌尿实验"→"影响尿生成的因素",同步记录血压及尿滴数(见图6-20)。

【观察项目】

(1) 记录正常血压和尿量曲线。待血压和尿量稳定之后,开始下面的实验。

(2) 耳缘静脉注射37 ℃生理盐水20 mL(1 min内注射完),观察血压和尿量的变

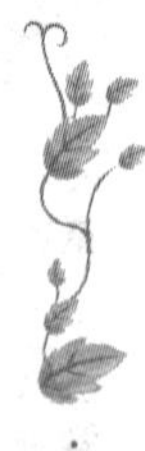

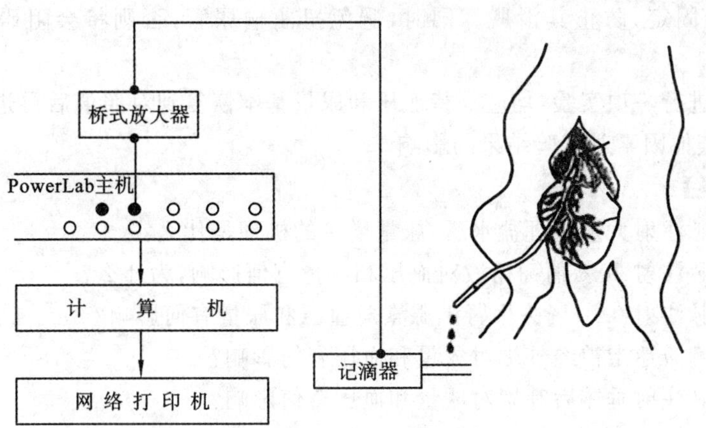

图 6-20　影响尿生成的因素实验装置图

化。

(3) 耳缘静脉注射 20%葡萄糖 5 mL,观察血压和尿量的变化。

(4) 耳缘静脉注射 0.01%去甲肾上腺素 0.3 mL(用生理盐水补足 1 mL),观察血压和尿量的变化。

(5) 结扎并剪断右侧迷走神经,有中等强度的电刺激对颈部右迷走神经外端刺激 20～30 s,使血压降至 6.67 kPa(50 mmHg)左右,观察尿量的变化。

(6) 耳缘静脉注射呋塞米 0.3 mL(用生理盐水补足 1 mL),观察血压和尿量的变化。

(7) 耳缘静脉注射垂体后叶素 2 U,观察血压和尿量的变化。

【结果分析与讨论】

施加条件	尿量/(滴/分)	变化率	血压/(kPa)	变化率
生理盐水				
20%葡萄糖				
0.01%去甲肾上腺素				
迷走神经				
呋塞米				
垂体后叶素				
结果分析与讨论				

【注意事项】

(1) 实验前给家兔多喂食菜叶或给家兔用水灌胃,以增加基础尿量。

(2) 手术操作应尽量轻柔。腹部切口不可太大,避免损伤性闭尿。剪开腹膜时,注意勿伤及内脏。

(3) 实验中因需多次静脉注射,故应尽量从静脉远端开始注射,逐步移向根部,以免反复注射时造成困难。

(4) 输尿管插管时,要插入输尿管管腔内,勿插在输尿管管壁与周围结缔组织间,

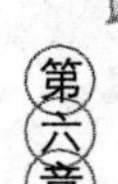

插管应妥善固定，防止其滑脱。同时，避免扭曲输尿管，否则将会阻碍尿液的正常排出。

(5) 每进行一项实验，均应等待血压和尿量基本恢复到对照值后再进行下一项实验，以排除其他因素对实验结果的影响。

【思考题】

(1) 静脉注射大量生理盐水后，尿量增多的机理是什么？

(2) 静脉注射 20%葡萄糖液对血压和尿量有何影响，为什么？

(3) 静脉注射 0.01%去甲肾上腺素对血压和尿量有何影响？

(4) 电刺激迷走神经外端对尿量和血压有何影响？

(5) 静脉注射垂体后叶素对尿量和血压有何影响？

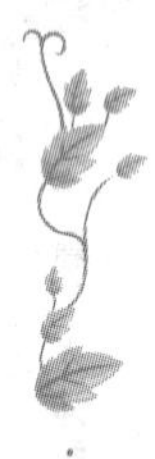

实训十　大脑皮层诱发电位

【目的要求】

(1) 掌握动物脑部手术的操作方法。

(2) 大脑皮层诱发电位产生的原理。

【基本原理】

诱发电位是指感觉器官受刺激时，在中枢神经系统内引起的电位变化，即各种刺激(包括声、光、电、机械、温度等)作用于机体各种感觉器官，经过换能作用，转变为传入神经纤维的神经冲动而进入中枢神经系统。最后大脑皮层的一定部位记录到这种传入神经冲动在时间上和空间上综合的电位变化——诱发电位。由于大脑皮层随时都在进行活动并产生自发脑电波，所以诱发电位是在自发脑电波的背景上出现的。本实验的目的是观察刺激皮肤所引发的大脑皮层诱发电位。

【动物】

家兔 1 只。

【药物】

30 g/L 戊巴比妥钠。

【实训器材】

兔手术器械、引导电极、BL-420F 生物机能实验系统。

【方法与步骤】

1. 手术及电极的安置

(1) 家兔称重，耳缘静脉注射 30 g/L 戊巴比妥钠(剂量为 1 mL/kg)，俯位固定。

(2) 家兔颅顶部备皮，用手术刀沿颅顶矢状缝切开皮肤。用刀柄刮去颅顶骨膜，用止血钳掀起硬脑膜。

(3) 把记录的电极放置在家兔一侧硬脑膜的中央前回区，使银球与大脑皮层表面接触，无关电极夹在耳部。将刺激电极刺入前肢或后肢皮下(见图 6-21)。

2. 记录仪器的准备

(1) 将引导电极的输入线接在 1 号通道上。

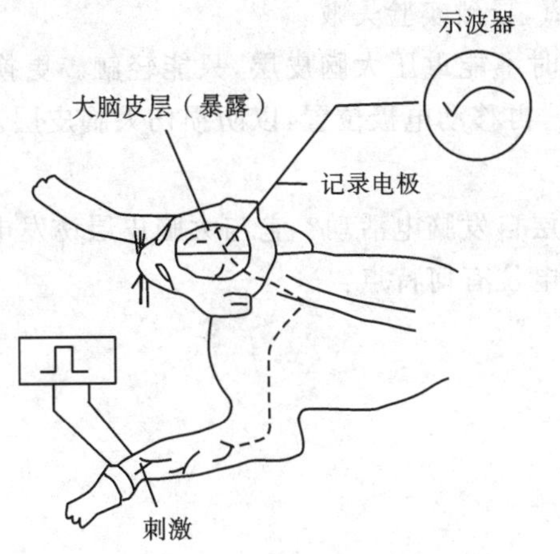

图 6-21　大脑皮层诱发电位实验装置

(2) 开机并启动 BL-420F 生物机能实验系统。

(3) 开始实训操作：单击“实验”→“中枢神经实验”→“大脑皮层诱发电位”。

【观察项目】

启动刺激器，开始叠加，叠加过程和次数会在相应通道里显示。可选择适当的“刺激强度”、“刺激波宽”，并根据需要调整灵敏度，以得到最佳实验效果。如果记录电位很小，可以改变记录电极位置，寻找记录电位最明显的部位（见图 6-22）。

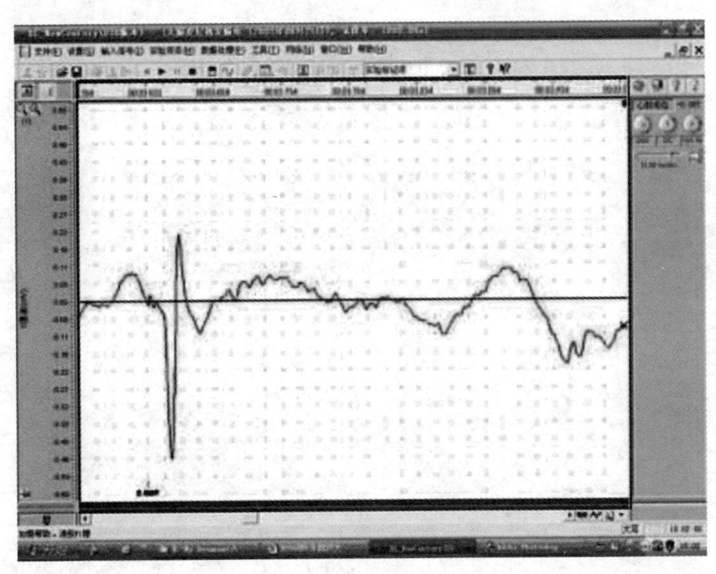

图 6-22　大脑皮层诱发电位

待叠加结果满意后，关闭刺激器。单击“停止实验”，保存结果，退出系统。

【注意事项】

(1) 整个实验最好在屏蔽室内进行，或把家兔用铜丝网屏蔽起来，以减少交流电干扰。

(2) 手术过程中要注意大脑皮层血管的情况。一旦血管破裂出现血凝块，会压迫

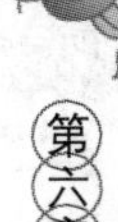

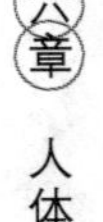

大脑皮层细胞，造成缺氧，导致实验失败。

(3) 引导电极放置时不能重压大脑皮层，只能轻触。更换引导部位时，要先旋起电极使之离开大脑皮层，再移动电极位置，以防损伤大脑皮层。

【思考题】

(1) 什么叫大脑皮层自发脑电活动？它与大脑皮层诱发电位有什么区别？

(2) 大脑皮层诱发电位有何特点？

（陈桂江）

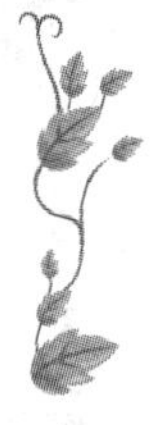

第四部分

综合练习题

RENTI JIEPOU

SHENGLIXUE ZONGHE LIANXI

第七章
人体解剖生理学综合练习题

练习一　基础理论

一、名词解释

1. 生理学　2. 内环境　3. 稳态　4. 神经调节　5. 反射
6. 反射弧　7. 体液调节　8. 神经分泌　9. 自身调节

二、填空题

10. 生理学是研究________的科学，研究对象是________，其研究可分为________、________和________三个水平。
11. 体内的液体按其在体内的分布可分为________和________两大类。
12. 机体的内环境是指________，维持内环境________相对恒定的状态，称为稳态。
13. 机体对功能活动的主要调节方式是________、________和________。
14. 神经系统活动的基本过程是________，其结构基础称为________。
15. 观察奔跑时呼吸和心率的变化属于________水平的研究；若将某种细胞从整体取下后，对其功能进行研究，属于________水平的研究，所获得的这方面知识，称为________。
16. 以解剖学姿势为准，眼位于鼻的________，口位于鼻的________。

三、选择题

A 型题

17. 人体生理学是研究(　　)。
A. 人体物理变化的规律　B. 人体化学变化的规律
C. 正常人体功能活动的规律　D. 异常人体功能活动的规律
E. 人体与环境之间的关系
18. 内环境的稳态是指(　　)。
A. 维持细胞外液理化性质保持不变
B. 维持细胞内液理化性质保持不变
C. 维持细胞内液化学成分相对稳定

D. 维持细胞内液理化性质相对稳定

E. 维持细胞外液理化性质相对稳定

19. 机体中细胞生活的内环境是指(　　)。

A. 细胞外液　　B. 细胞内液　　C. 脑脊液

D. 组织液　　E. 血浆

20. 关于内环境稳态的叙述,错误的是(　　)。

A. 内环境的理化性质保持绝对平衡的状态

B. 由机体内部各种调节机制维持的动态平衡过程

C. 维持内环境理化性质相对稳定的状态

D. 机体一切调节活动最终的生物学意义在于维持内环境的相对稳定

E. 揭示了生命活动的一个最重要的规律

21. 维持内环境稳态的重要调节方式是(　　)。

A. 体液调节　　B. 自身调节　　C. 正反馈调节

D. 负反馈调节　　E. 前馈控制

22. 神经调节的基本方式是(　　)。

A. 适应　B. 反应　C. 反射　D. 正反馈调节　E. 负反馈调节

23. 神经调节的特点是(　　)。

A. 调节幅度小　　B. 反应速度慢　　C. 作用广泛和持久

D. 调节的敏感性差　　E. 作用迅速、准确和短暂

24. 在寒冷环境中,甲状腺激素分泌增多是由于(　　)。

A. 神经调节　　B. 体液调节　　C. 自身调节

D. 旁分泌调节　　E. 神经-体液调节

25. 神经调节和体液调节相比,下述各项中错误的是(　　)。

A. 神经调节发生快　　B. 神经调节作用时间短

C. 神经调节的范围比较小　　D. 神经调节的基本方式是反应

E. 神经调节起主导作用

26. 细胞生存的内环境是指(　　)。

A. 体液　　B. 细胞内液　　C. 细胞外液　　D. 组织液

B 型题

A. 神经调节　　B. 体液调节　　C. 自身调节

D. 负反馈调节　　E. 正反馈调节

27. 食物进入口腔后,引起唾液腺、胃腺等的分泌,这一过程属于(　　)。

28. 甲状旁腺分泌甲状旁腺激素调节血浆中钙离子浓度,属于(　　)。

29. 平均动脉压在一定范围内变化时,肾、脑血管可发生相应变化,使肾、脑血流量保持相对恒定,属于(　　)。

30. 正常的分娩过程,属于(　　)。

31. 血液凝固的过程,属于(　　)。

A. 感受器　　B. 传入神经　　C. 中枢

D. 传出神经　　　E. 效应器

32. 皮肤黏膜的游离神经末梢属于(　　)。

33. 骨骼肌、平滑肌、心肌属于(　　)。

X 型题

34. 关于反射的描述,正确的是(　　)。

A. 反射是在中枢神经系统的参与下发生的适应性反应

B. 反射的结构基础为反射弧

C. 反射是神经系统活动的基本过程

D. 没有大脑,则不能发生反射

E. 没有脊髓,则不能发生反射

35. 下列属于反射弧的是(　　)。

A. 感受器　B. 效应器　　C. 突触　　D. 传入神经　　E. 传出神经

36. 神经调节的特点是(　　)。

A. 出现反应快　　B. 持续时间短

C. 局限而精确　　D. 能提供生理反应的能量

E. 是最主要的调节方式

37. 体液调节的特点是(　　)。

A. 缓慢　B. 广泛　　C. 持久　　D. 迅速　　E. 短暂

38. 自身调节的特点是(　　)。

A. 准确　　B. 稳定　　C. 局限

D. 灵敏度较差　　E. 调节幅度较小

39. 下列关于稳态的描述,哪些是正确的?(　　)

A. 维持内环境理化性质相对恒定的状态,称为稳态

B. 稳态是机体的各种调节机制维持的一种动态平衡状态

C. 负反馈调节是维持内环境稳态的重要途径

D. 稳态的调定点是固定不变的

E. 稳态是维持细胞正常功能的必要条件

练习二　细　胞

一、名词解释

1. 兴奋性　　2. 静息电位　　3. 动作电位　　4. 细胞　　5. 细胞膜

二、填空题

6. 细胞的基本结构由________、________和________三部分组成。

7. 细胞膜的化学成分,主要有________、________和________。

8. 人体和其他生物体的最基本的功能单位是________。

9. 液态镶嵌模型的基本内容是:以液态________的双分子层为基架,其中镶嵌着具有不同分子结构因而也具有不同生理功能的________。

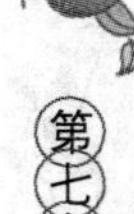

10. 钠泵能分解________使之释放能量，在消耗代谢能的情况下逆着浓度差把细胞内的________移出膜外，同时把细胞外的________移入膜内，因而形成和保持了不均衡离子分布。

11. 在刺激的________以及________不变的情况下，刚能引起细胞兴奋或产生动作电位的最小刺激强度，称为阈强度。

12. 若每次新的收缩都出现在前次收缩的舒张期过程中，称为________收缩；若每次新的收缩都出现在前次收缩的收缩期过程中，称为________收缩。肌肉发生复合收缩时，出现了收缩形式的复合，但引起收缩的________电位仍是独立存在的。

13. 物质跨膜转运的方式除单纯扩散外，还有________、________、________和________等。

三、选择题

A 型题

14. 关于细胞膜结构和功能的叙述，错误的是(　　)。

A. 细胞膜是一个具有特殊结构和功能的半透性膜

B. 细胞膜的结构是以脂质双分子层为基架，其中镶嵌着具有不同生理功能的蛋白质

C. 细胞膜是细胞和它所处环境之间物质交换的必经场所

D. 细胞膜是接受细胞外的各种刺激、传递生物信息，进而影响细胞功能活动的必由途径

E. 水溶性物质一般能自由通过细胞膜，而脂溶性物质则不能

15. 细胞膜脂质双分子层中，镶嵌蛋白质的形式是(　　)。

A. 仅在内表面　　B. 仅在外表面

C. 仅在两层之间　　D. 仅在外表面和内表面

E. 靠近膜的内侧面、外侧面、贯穿脂质双分子层三种形式

16. 关于钠泵生理作用的描述，下列哪项是错误的？(　　)

A. 钠泵能逆着浓度差将进入细胞内的 Na^+ 移出胞外

B. 钠泵能顺着浓度差使细胞外的 K^+ 移入胞内

C. 从膜内移出 Na^+，可防止水分子进入细胞内

D. 钠泵的活动造成细胞内高 K^+，使许多反应得以进行

E. 钠泵的活动可造成膜两侧的离子势能储备

17. 在一般生理情况下，每分解一个 ATP 分子，钠泵能使(　　)。

A. 2 个 Na^+ 移出膜外，同时有 3 个 K^+ 移入膜内

B. 3 个 Na^+ 移出膜外，同时有 2 个 K^+ 移入膜内

C. 2 个 Na^+ 移入膜内，同时有 2 个 K^+ 移出膜外

D. 3 个 Na^+ 移入膜内，同时有 2 个 K^+ 移出膜外

E. 2 个 Na^+ 移入膜内，同时有 3 个 K^+ 移出膜外

18. 按照现代生理学观点，兴奋性为(　　)。

A. 活的组织或细胞对外界刺激发生反应的能力

B. 活的组织或细胞对外界刺激发生反应的过程

C. 动作电位

D. 细胞在受刺激时产生动作电位的过程

E. 细胞在受刺激时产生动作电位的能力

19. 通常用做判断组织兴奋性高低的指标是(　　)。

A. 阈电位　　B. 阈强度

C. 基强度　　D. 刺激强度对时间的变化率

E. 动作电位的幅度

20. 组织兴奋后,处于绝对不应期时,其兴奋性为(　　)。

A. 零　B. 无限大　C. 大于正常　D. 小于正常　E. 等于正常

21. 刺激阈值指的是(　　)。

A. 用最小刺激强度,刚刚引起组织兴奋的最短作用时间

B. 保持一定的刺激强度不变,能引起组织兴奋的最适作用时间

C. 保持一定的刺激时间和强度-时间变化率不变,引起组织发生兴奋的最小刺激强度

D. 刺激时间不限,能引起组织兴奋的最适刺激强度

E. 刺激时间不限,能引起组织最大兴奋的最小刺激强度

22. 关于神经纤维的静息电位,下述哪项是错误的?(　　)

A. 它是膜外为正、膜内为负的电位

B. 接近于钾离子的平衡电位

C. 在不同的细胞,其大小可以不同

D. 它是一个稳定的电位

E. 相当于钠离子的平衡电位

23. 安静时,细胞膜外正内负的稳定状态称为(　　)。

A. 极化　B. 超极化　C. 反极化　D. 复极化　E. 去极化

24. 各种可兴奋组织产生兴奋的共同标志是(　　)。

A. 肌肉收缩　B. 腺体分泌　C. 神经冲动

D. 动作电位　E. 局部电位

25. 下列关于神经细胞兴奋传导的叙述,错误的是(　　)。

A. 动作电位可沿细胞膜传导到整个细胞

B. 传导的方式是通过产生局部电流来刺激未兴奋部位,使之也出现动作电位

C. 动作电位的幅度随传导距离增加而衰减

D. 传导速度与神经纤维的直径有关

E. 传导速度与温度有关

26. 关于有髓神经纤维跳跃式传导的叙述,错误的是(　　)。

A. 以相邻朗飞结间形成局部电流进行传导

B. 传导速度比无髓神经纤维快得多

C. 双向传导

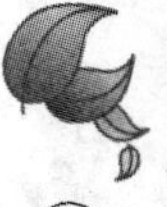

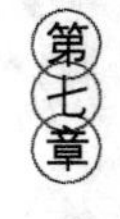

D. 不衰减传导

E. 离子跨膜移动总数多、耗能多

27. 在骨骼肌兴奋-收缩耦联过程中起关键作用的离子是（　　）。

A. Na^+　B. K^+　C. Ca^{2+}　D. Cl^-　E. Mg^{2+}

28. 以下物质跨膜转运过程中，不需要细胞提供结构和能量支持的是（　　）。

A. CO_2　B. 葡萄糖　C. 氨基酸　D. 钠离子

29. 粗面内质网的功能是（　）。

A. 传导兴奋　B. 合成和运输蛋白质

C. 加工和浓缩蛋白质　D. 合成多糖

30. 神经细胞静息电位是由于（　　）而形成的。

A. Na^+内流　B. Na^+外流　C. K^+内流　D. K^+外流

31. 判断组织兴奋性高低的常用指标是（　　）。

A. 阈强度　B. 阈电位

C. 刺激频率　D. 刺激强度时间变化率

B 型题

A. 一连串单收缩　B. 一次单收缩

C. 无收缩反应　D. 不完全强直收缩

E. 完全强直收缩

32. 当连续刺激的时距短于单收缩的收缩期时，肌肉出现（　　）。

33. 当连续刺激的时距大于单收缩的时程时，肌肉出现（　　）。

34. 肌肉受到一次阈下刺激时，出现（　　）。

35. 肌肉受到一次阈上刺激时，出现（　　）。

36. 正常体内骨骼肌收缩几乎都属于（　　）。

X 型题

37. 属于经通道易化扩散的特点是（　　）。

A. 高速度　B. 饱和现象　C. 有选择性

D. 竞争性抑制　E. 通道的开关有一定条件

38. 经载体易化扩散的特点是（　　）。

A. 有饱和性　B. 有结构特异性　C. 有电压依赖性

D. 有竞争性抑制　E. 与膜通道蛋白质有关

39. 关于钠泵的叙述，正确的是（　　）。

A. 是 Na^+-K^+依赖式 ATP 酶的蛋白质

B. 逆着浓度差把细胞内的 Na^+移出膜外，同时把细胞外的 K^+移入膜内

C. 细胞膜内高 K^+是许多代谢反应进行的必要条件

D. 维持正常的渗透压

E. 建立的势能储备是可兴奋组织兴奋性的基础

40. 关于细胞生物电现象的描述，正确的是(　　)。

A. 只要细胞未受刺激、生理条件不变，静息电位将持续存在

B. 细胞处于静息电位时，膜内电位较膜外电位为负的状态称为膜的极化

C. 动作电位的大小不随刺激强度和传导距离而改变

D. 动作电位是一种快速、可逆的电变化

E. 细胞的跨膜电变化在整体功能活动中无关紧要

41. 兴奋性是指(　　)。

A. 活的组织或细胞对外界刺激发生反应的能力

B. 活的组织或细胞对外界刺激发生反应的过程

C. 细胞在受刺激时产生动作电位的能力

D. 细胞在受刺激时产生动作电位的过程

E. 动作电位就是兴奋性

练习三　基本组织

一、名词解释

1. 神经元　2. 神经纤维

二、填空题

3. 人体的基本组织有四大类，即________、________、________和________。

4. 根据结构和功能，肌组织分为________、________和________三种。

5. 神经组织由________和________________构成。

6. 神经元分为________和________________两部分。

7. 神经纤维，根据结构可分为________和________。

三、选择题

8. 肌节是指(　　)。

A. 两条M线之间的部分　　B. 两条Y线之间的部分

C. 1个明带、1个暗带　　D. 1/2明带、1个 暗带、1/2明带

9. 每条肌原纤维在明带内只有(　　)。

A. 粗肌丝　　B. 细肌丝　　C. 微丝　　D. 肌丝

10. 心肌的特征性结构是(　)。

A. 肌节　　B. 闰盘　　C. 横纹　　D. 二联体

11. 关于心肌纤维的描述，错误的是(　　)。

A. 呈短柱状，末端分叉

B. 具有三联体

C. 一个细胞核，位于细胞中央

D. 细胞连接处有闰盘

E. 表面有横纹，但不如骨骼肌明显

练习四　血　　液

一、名词解释

1. 血浆　2. 血清　3. 血型

二、填空题

4. 体液约占体重的________%，其中细胞内液约占体重的________%，细胞外液约占体重的________%，血浆约占体重的________%。
5. 血液由________和________组成。
6. 血液凝固的三个基本步骤是________、________和________，按始动因子来源的不同，凝血过程包括________性凝血和________性凝血两条途径。
7. 纤溶系统包括四种成分，即________、________、________和________。
8. ABO 血型系统将人类的血型分成________、________、________、________四种；Rh 血型系统将人类的血型分成________和________两种。
9. 血液的主要功能有________________、________________、________________。
10. 成熟红细胞内含有大量的________，它能运输________和________。
11. 血细胞包括________、________和________。
12. 红细胞膜上含 B 抗原而不含 A 抗原的血型是________，血清中有 A、B 抗体的血型是________。
13. 血液加入肝素后，静置分三层：上层是血浆，中间是白细胞和________，下层是________。
14. 血浆胶体渗透压的大小取决于________，它与溶质的分子量和半径无关。

三、选择题

A 型题

15. 通常所说的血型是指(　　)。
    A. 红细胞上受体的类型
    B. 红细胞表面特异凝集素的类型
    C. 红细胞表面特异凝集原的类型
    D. 血浆中特异凝集素的类型
    E. 血浆中特异凝集原的类型
16. 下列关于输血的叙述，错误的是(　　)。
    A. ABO 血型系统相符合便可输血，不需进行交叉配血
    B. O 型血的人为“万能供血者”
    C. AB 型血的人为“万能受血者”
    D. 将 O 型血液输给其他血型的人时，应少量而且缓慢
    E. Rh 阳性的人可接受 Rh 阴性的血液
17. B 型血的红细胞膜上含有(　　)。
    A. A 抗原　　B. B 抗原　　C. A 和 B 抗原都有

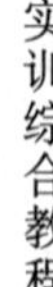

D. A、B及H抗原均无　E. H抗原

18. 以下哪种情况可能发生溶血症？（　　）

A. Rh(＋)母亲所怀Rh(＋)胎儿

B. Rh(＋)母亲所怀Rh(－)胎儿

C. Rh(－)母亲所怀Rh(＋)胎儿

D. Rh(－)母亲所怀Rh(－)胎儿

E. 父亲是Rh(－)、母亲为Rh(＋)胎儿

19. 某人的红细胞与B型血的血清凝集，而其血清与B型血的红细胞不凝，此人的血型为(　　)。

A. A型　B. B型　C. AB型　D. O型　E. 无法判断

20. 输血时应主要考虑供血者的(　　)。

A. 红细胞不被受血者的红细胞所凝集

B. 红细胞不被受血者的血浆所凝集

C. 红细胞不发生叠连

D. 血浆不被受血者的血浆所凝集

E. 血浆不被受血者的红细胞所凝集

21. 输血原则是(　　)。

A. 输同型血，即交叉配血的主侧和次侧都不凝

B. 紧急情况下，可大量输O型血给其他血型的受血者

C. 只要交叉配血主侧不凝就可以输血

D. 只要血型相同，可不做交叉配血

E. 第一次配血相合输血顺利，第二次接受同一献血员血液不必做交叉配血

22. 父母双方一方为A型，一方为B型，其子女可能的血型为(　　)。

A. 只可能是AB型

B. 只可能是A型或B型

C. 只可能是A型、B型、AB型

D. A型、B型、AB型、O型

E. 只可能是AB型或O型

23. 在凝血过程中起重要作用的是(　　)。

A. 红细胞　B. 巨噬细胞　C. 白细胞　D. 血小板

24. 通常所说的血型是指(　　)。

A. 红细胞膜上受体的类型　B. 红细胞膜表面特异抗体的类型

C. 红细胞膜表面特异抗原的类型　D. 血清中特异抗体的类型

B型题

A. 细胞外液　B. 细胞内液

C. 细胞外液和细胞内液　D. 组织液

E. 血浆

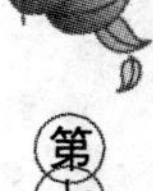
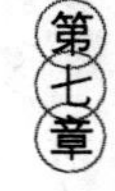

25. 体液是指(　　)。

26. 内环境是指(　　)。

A. 显性基因　　B. 隐性基因

C. 性连锁隐性基因　　D. X 连锁显性基因

E. Y 连锁基因

27. A 型血基因属于(　　)。

28. B 型血基因属于(　　)。

29. O 型血基因属于(　　)。

X 型题

30. 血清与血浆的区别在于前者(　　)。

A. 缺乏纤维蛋白原　　B. 增加了血小板释放的物质

C. 缺乏某些凝血因子　　D. 含有大量的清蛋白

E. 以上都不是

31. 如果某男的血型是 B 型的,则(　　)。

A. 他的基因型可以是 AB 型的

B. 他的父亲的血型可以是 O 型的

C. 他的孩子的血型不是 B 型,就是 O 型的

D. 如果他的妻子的血型是 B 型的,孩子的血型只能是 B 型或 O 型的

E. 如果他的妻子的血型是 O 型的,孩子的血型只能是 B 型或 O 型的

32. 小血管损伤后,生理止血过程包括(　　)。

A. 受损小血管收缩　　B. 血小板聚集形成止血栓

C. 受损局部血液凝固形成血凝块　　D. 血管壁修复、伤口愈合

E. 以上都对

33. 正常人的血液在血管内不发生凝固的原因有(　　)。

A. 血液流动快　　B. 血管内膜光滑完整

C. 纤维蛋白溶解系统的作用　　D. 有抗凝血物质存在

E. 以上都不对

34. 血浆蛋白主要生理功能有(　　)。

A. 是多种代谢物的运输载体　　B. 能缓冲血浆 pH 变化

C. 参与机体的免疫功能　　D. 参与生理性止血

E. 维持血浆胶体渗透压

35. 下列哪种情况能使试管中的血液延缓凝血?(　　)

A. 血液中加入草酸钾　　B. 将血液置于有棉花的试管中

C. 加入肝素　　D. 将试管置于冰水中

E. 将试管壁涂上液体石蜡,再放入新鲜血液

36. 生理型止血过程包括(　　)。

A. 血小板黏着于受损伤血管

B. 血液凝固，血块回缩

C. 血小板释放5-羟色胺使小血管收缩

D. 血小板聚集形成血小板止血栓

E. 纤溶系统激活

37. 下列哪些情况可延缓或防止凝血？（ ）

A. 血液中加入柠檬酸钠 B. 血液置于硅胶管中

C. 血液中加入肝素 D. 血液中加入双香豆素

E. 将血液置于冰水混合物中

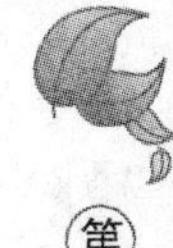

练习五 运动系统

一、选择题

A 型题

1. 手指骨属于（ ）。

A. 长骨 B. 短骨 C. 扁骨 D. 不规则骨

2. 老年人的骨易发生骨折的原因是（ ）。

A. 有机质含量相对较多 B. 无机质含量相对较多

C. 有机质和无机质含量均少 D. 骨松质较多

3. 手掌骨属于（ ）。

A. 长骨 B. 短骨 C. 扁骨 D. 不规则骨

练习六 脉管系统

一、名词解释

1. 心动周期 2. 心输出量 3. 血压

二、填空题

4. 心肌组织具有________、________、________和________四种生理特性。其中，不属于心肌电生理特性的是________。

5. 心脏的工作细胞是指________和________细胞，心脏的自律细胞主要包括________细胞和________细胞。

6. 心肌的自动节律性，以________细胞的自律性最高，而________的自律性最低。

7. ________的高低主要反映每搏输出量的大小；________的高低主要反映外周阻力的大小。

8. 影响动脉血压的因素有________、________、________、主动脉和大动脉的弹性储器作用以及循环血量和血管容量的比例。

9. 在烧伤和过敏反应时，出现组织液生成增多和水肿的主要原因是毛细血管壁的________，部分血浆蛋白质滤过进入组织液，使组织液中________升高。

三、选择题

A 型题

10. 关于心动周期的论述，错误的是（　　）。
    A. 心房开始收缩，作为一个心动周期的开始
    B. 通常心动周期是以心室的活动周期而言的
    C. 舒张期大于收缩期
    D. 房室有共同收缩的时期
    E. 心动周期持续的时间与心率有关

11. 心输出量是指（　　）。
    A. 每分钟由左、右心室射出的血量之和
    B. 每分钟由一侧心房射出的血量
    C. 每分钟由一侧心室射出的血量
    D. 一次心跳一侧心室射出的血量
    E. 一次心跳两侧心室同时射出的血量

12. 兴奋在心脏中传导时，传导速度最慢的部位是（　　）。
    A. 心房　B. 房室交界　C. 左、右束支　D. 浦肯野纤维　E. 心室

13. 心脏中传导速度最快的组织是（　　）。
    A. 窦房结　B. 心房优势传导通路　C. 房室交界
    D. 心室肌　E. 浦肯野纤维

14. 心肌不产生强直收缩的原因是（　　）。
    A. 心脏是功能上的合胞体
    B. 心肌肌浆网不发达，Ca^{2+}储存少
    C. 心肌有自律性，会自动节律性收缩
    D. 心肌呈“全或无”收缩
    E. 心肌的有效不应期长

15. 当血流通过下列哪一部位时，血压的降落最大？（　　）
    A. 主动脉和大动脉　B. 小动脉和微动脉
    C. 毛细血管　D. 微静脉和小静脉
    E. 大静脉和腔静脉

16. 关于心室射血和动脉血压，以下哪一项是错误的？（　　）
    A. 动脉血压的形成与心室射血和外周阻力两个因素都有关
    B. 心室肌收缩时可释放两部分能量，即动能和势能
    C. 在每个心动周期中，左心室内压与主动脉压的变化幅度相同
    D. 一般情况下，左心室每次收缩时向主动脉内射出 60～80 mL 血液
    E. 左心室的射血是间断性的，而动脉血流是连续的

17. 生理情况下影响收缩压的主要因素是（　　）。
    A. 心率的变化　B. 搏出量的变化
    C. 外周阻力的变化　D. 循环血量的变化

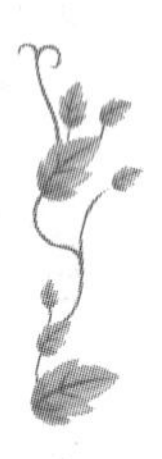

E. 大动脉管壁弹性的变化

18. 影响正常人舒张压的主要因素是(　　)。

A. 大动脉弹性　　B. 心输出量　　C. 阻力血管的口径

D. 血液黏滞性　　E. 年龄

19. 下列影响动脉血压的因素中,哪一项是错误的?(　　)

A. 外周阻力增加,舒张压升高　　B. 心率加快,脉压减小

C. 大动脉硬化,脉压减小　　D. 搏出量增加,脉压增大

E. 回心血量增加,脉压增大

20. 下列哪项数据主要反映外周阻力的大小?(　　)

A. 收缩压　　B. 舒张压　　C. 脉压

D. 中心静脉压　　E. 体循环平均充盈压

21. 生成组织液的有效滤过压等于(　　)。

A. (毛细血管压＋组织液胶体渗透压)－(血浆胶体渗透压＋组织液静水压)

B. (毛细血管压＋血浆胶体渗透压)－(组织液胶体渗透压＋组织液静水压)

C. (毛细血管压＋组织液静水压)－(血浆胶体渗透压＋组织液胶体渗透压)

D. 毛细血管压＋组织液胶体渗透压－血浆胶体渗透压＋组织液静水压

E. 毛细血管压－组织液胶体渗透压＋血浆胶体渗透压－组织液静水压

22. 肾上腺素和去甲肾上腺素对心血管的效应是(　　)。

A. 两者的升压效应相近

B. 两者引起的心率变化相似

C. 小剂量的肾上腺素使皮肤微动脉舒张

D. 去甲肾上腺素使胃肠道微动脉舒张

E. 在完整机体中,注射去甲肾上腺素后血压升高,心率加快

23. 肾上腺素不具有下述哪项作用?(　　)

A. 使心肌收缩力增强　　B. 使心率加快

C. 使内脏和皮肤血管收缩　　D. 使骨骼肌血管舒张

E. 使组织液生成减少

B 型题

A. 窦房结　　B. 心房肌

C. 房室交界　　D. 浦肯野纤维

E. 心室肌

24. 自律性最高的是(　　)。

25. 传导速度最快的是(　　)。

26. 传导速度最慢的是(　　)。

27. 收缩力最强的是(　　)。

28. 形成优势传导通路的是(　　)。

A. 绝对不应期　　B. 有效不应期

C. 相对不应期　　D. 低常期

E. 超常期

29. 无论多么强的刺激都不能引起反应的时期在(　　)。

30. 施加阈上刺激可引起兴奋的时期在(　　)。

31. 施加阈下刺激可引起兴奋的时期在(　　)。

32. 心肌不会发生强直收缩是因为存在(　　)。

X 型题

33. 心肌的工作细胞具有(　　)。

A. 兴奋性　　B. 传导性　　C. 收缩性

D. 自律性　　E. 收缩时有“全或无”现象

34. 下述有关动脉血压的叙述,正确的有(　　)。

A. 大动脉管壁的弹性愈大,收缩压愈高

B. 每搏输出量增加主要使收缩压升高

C. 外周阻力增加时,收缩压升高明显,脉压增大

D. 心率适当增快,舒张压升高明显,脉压减小

E. 老年人通常收缩压升高,舒张压降低

35. 微循环的基本功能是(　　)。

A. 实现血液与组织液的物质交换　　B. 控制组织血液灌流量

C. 维持动脉血压　　D. 调节和维持有效循环血量稳定

E. 调节体温

36. 促进组织液生成的因素有(　　)。

A. 微动脉扩张　　B. 血浆胶体渗透压升高

C. 组织液胶体渗透压升高　　D. 毛细血管压下降

E. 毛细血管通透性增高

37. 与肾上腺素相比较,去甲肾上腺素对心血管的作用特点是(　　)。

A. 与不同受体结合的能力不同于肾上腺素

B. 对 α 受体作用小于 β 受体

C. 对心脏的效应不如肾上腺素

D. 可反射性引起压力感受性反射活动增强

E. 在机体中,可引起心率加快

练习七　消化系统

一、名词解释

1. 消化　2. 吸收

二、填空题

3. 消化的方式有两种,即________和________。

4. 通过消化液中各种________的作用，可将食物中大分子物质分解为小分子。
5. 含消化酶种类最多的消化液是________。
6. 口腔内最重要的机械性消化为________。
7. 吞咽是一种复杂的________动作，它使食团从口腔进入________。
8. 胃液的主要成分有________、________、________、________。
9. 胃黏膜对盐酸的屏障机能，一是________，二是________。
10. 壁细胞分泌 H^+ 需细胞内小管膜上________的作用，分泌 Cl^- 需小管膜上________的作用。
11. 胃蛋白酶发挥作用的最适 pH 值为________，当 pH 值升至________以上时，该酶会失活。
12. 小肠内多种消化酶作用的最适 pH 值一般为________。
13. 胆汁分泌是不断进行的，但在非消化期进入________储存。
14. 糖类吸收的主要形式是________，蛋白质吸收的主要形式是________，脂肪吸收的主要形式是________、________、________。
15. 大肠内的细菌可合成对人体有营养作用的维生素________和________。

三、选择题

A 型题

16. 人唾液中除含有唾液淀粉酶外，还含有(　　)。
   A. 凝乳酶　　B. 麦芽糖酶　　C. 溶菌酶
   D. 蛋白水解酶　　E. 肽酶
17. 关于唾液的生理作用，下列哪项是错误的？(　　)
   A. 可湿润与溶解食物，使食物便于吞咽，并引起味觉
   B. 可清除口腔中的食物残渣
   C. 可中和、清除进入口腔的有害物质
   D. 可使蛋白质初步分解
   E. 可使淀粉分解为麦芽糖
18. 下列哪一项不是唾液的生理作用？(　　)
   A. 部分消化淀粉　　B. 部分消化蛋白质　　C. 湿润与溶解食物
   D. 清洁和保护口腔　　E. 杀灭食物中细菌
19. 关于消化道运动作用的描述，哪项是错误的？(　　)
   A. 磨碎食物　　B. 使食物与消化液充分混合
   C. 使食物大分子水解成小分子　　D. 向消化道远端推送食物
   E. 使消化管内保持一定压力
20. 关于胃酸的生理作用，下列哪项是错误的？(　　)
   A. 能激活胃蛋白酶原，供给胃蛋白酶所需的酸性环境
   B. 有利于食物中蛋白质的分解
   C. 可杀死随食物进入胃内的细菌
   D. 可促进维生素 B_{12} 的吸收

E. 盐酸进入小肠后，可促进胆汁、胰液、小肠液的分泌

21. 关于胃排空的叙述，下列哪一项不正确？(　　)

A. 胃的蠕动是胃排空的动力

B. 混合性食物在进餐后 4～6 h 完全排空

C. 液体食物排空速度快于固体食物

D. 糖类食物排空最快，蛋白质最慢

22. 胃酸的生理作用不包括哪一项？(　　)

A. 激活胃蛋白酶原，并为胃蛋白酶提供一个酸性作用环境

B. 杀死进入胃内的细菌

C. 促进胰液和胆汁的分泌

D. 促进维生素 B_{12} 的吸收

E. 促进钙和铁的吸收

23. 由胃排空，速度最慢的物质是(　　)。

A. 糖　　B. 蛋白质　　C. 脂肪

D. 糖与蛋白质的混合物　E. 糖、蛋白质和脂肪的混合物

24. 消化力最强的消化液是(　　)。

A. 唾液　B. 胃液　C. 胆汁　D. 胰液　E. 小肠液

25. 使胰蛋白酶原活化的最重要物质是(　　)。

A. 糜蛋白酶　　B. 胰蛋白酶本身　　C. 肠致活酶

D. 盐酸　　E. HCO_3^-

26. 使糜蛋白酶原活化的物质是(　　)。

A. 糜蛋白酶自身　　B. 胰蛋白酶　　C. 肠致活酶

D. 盐酸　　E. HCO_3^-

27. 对蛋白质消化力最强的消化液是(　　)。

A. 唾液　B. 胃液　C. 胰液　D. 小肠液　E. 胆汁

28. 胰液中不含(　　)。

A. HCO_3^-　　B. 胰蛋白酶原　　C. 糜蛋白酶原

D. 淀粉酶和脂肪酶　　E. 肠致活酶

29. 胆汁的生理作用不包括(　　)。

A. 中和一部分胃酸　　B. 乳化脂肪

C. 促进蛋白质的吸收　　D. 促进脂肪酸的吸收

E. 促进维生素 A、维生素 D、维生素 E、维生素 K 的吸收

30. 下列哪类食物引起胆汁排放最多？(　　)

A. 淀粉　B. 肉类　C. 蔬菜　D. 水果

E. 以上所有食物均无作用

31. 关于胆汁的生理作用，下列哪项是错误的？(　　)

A. 胆盐、胆固醇、卵磷脂都可乳化脂肪

B. 胆汁酸可与脂肪酸结合，促进脂肪酸的吸收

C. 胆汁可促进脂溶性维生素的吸收

D. 胆汁的消化酶可促进脂肪的消化

E. 胆汁在十二指肠中可中和一部分胃酸

32. 关于脂肪的吸收，下列哪项叙述是错误的？（　　）

A. 需水解为脂肪酸、甘油三酯和甘油后才能吸收

B. 吸收过程需要胆盐协助

C. 进入肠上皮细胞的脂肪水解产物绝大部分在细胞内又合成甘油三酯

D. 长链脂肪酸可直接扩散入血液

E. 细胞内合成的甘油三酯与载脂蛋白形成乳糜微粒后通过淋巴吸收

33. 胆盐可协助下列哪一种酶消化食物？（　　）

A. 胰蛋白酶　B. 糜蛋白酶　C. 胰脂肪酶

D. 胰淀粉酶　E. 肠致活酶

34. 营养物质的吸收主要发生于（　　）。

A. 食道　B. 胃　C. 小肠　D. 结肠　E. 小肠和结肠

35. 糖吸收的分子形式是（　　）。

A. 淀粉　B. 多糖　C. 寡糖　D. 麦芽糖　E. 单糖

36. 蛋白质主要按下列哪种形式吸收？（　　）

A. 蛋白质　B. 多肽　C. 寡肽　D. 二肽和三肽　E. 氨基酸

37. 小肠黏膜吸收葡萄糖时，同时转运的离子是（　　）。

A. Na^{+}　B. Cl^{-}　C. K^{+}　D. Ca^{2+}　E. Mg^{2+}

B 型题

A. 口腔　B. 胃　C. 十二指肠

D. 空肠　E. 回肠

38. 乙醇的吸收部位是（　　）。

39. 胆盐的吸收部位是（　　）。

40. 维生素 B_{12} 的吸收部位是（　　）。

X 型题

41. 唾液中除了含有大量的水分和唾液淀粉酶以外，还含有（　　）。

A. 溶菌酶　B. 无机盐　C. 黏蛋白　D. 尿素　E. 凝乳酶

42. 盐酸具有多种功能，其中包括（　　）。

A. 促进胃蛋白酶原的激活

B. 有利于唾液淀粉酶继续发挥作用

C. 为胃蛋白酶提供适宜的酸性环境

D. 有利于脂肪分解

E. 有利于小肠对铁的吸收

43. 在消化道内，蛋白质的消化与哪几种酶有关？（　　）

A. 胰蛋白酶　　B. 淀粉酶　　C. 糜蛋白酶
D. 羧基肽酶　　E. 转氨酶

44. 下列哪些物质的吸收需要钠泵的参加？(　　)
A. 葡萄糖　　B. 脂溶性维生素　　C. 水
D. 氨基酸　　E. 钠离子

45. 胆汁中含有(　　)。
A. 胆色素　　B. 血浆中的所有无机盐　　C. 胆盐
D. 淀粉酶　　E. 脂肪酶

练习八　呼吸系统

一、名词解释

1. 肺通气　　2. 肺活量

二、填空题

3. 呼吸的全过程包括三个相互联系的环节，即________、________、________。其中外呼吸包括________和________，内呼吸包括________和________。
4. 肺通气的阻力包括________和________两种。
5. 正常成人腹式呼吸与胸式呼吸同时存在，但以________为主；小儿主要是________呼吸，妊娠后期的妇女则以________呼吸为主。
6. 肺活量是________、________和________之和。
7. O_2和CO_2在血液中的运输方式有两种，即________和________，以________为主。O_2主要以________的形式运输，CO_2的化学结合的形式主要是________和________。

三、选择题

A 型题

8. 肺通气是指(　　)。
A. 肺与血液之间的气体交换　　B. 外界环境与气道间的气体交换
C. 肺与外环境之间的气体交换　　D. 外界O_2进入肺的过程
E. 肺泡中CO_2排至外环境的过程

9. 有关平静呼吸的叙述，错误的是(　　)。
A. 吸气时肋间外肌收缩　　B. 吸气时膈肌收缩
C. 呼气时肋间内肌收缩　　D. 呼气时胸廓自然回位
E. 吸气是主动的过程

10. 有关胸膜腔内压的叙述，正确的是(　　)。
A. 胸膜腔内存有少量气体　　B. 有利于胸膜腔内静脉血回流
C. 在呼吸过程中胸膜腔内压无变化　　D. 胸膜腔内压大于肺回缩力
E. 气胸时胸膜腔内压为负压

11. 胸膜腔内负压形成的主要原因是(　　)。

A. 肺回缩力　　B. 肺泡表面张力　　C. 气道阻力
D. 吸气肌收缩　　E. 无效腔的存在

12. 关于气体在血液中运输的叙述，下列哪项是错误的？（　）
A. O_2和CO_2都以物理溶解和化学结合两种形式存在于血液中
B. O_2的结合形式是氧合血红蛋白
C. O_2与血红蛋白结合快、可逆、需要酶催化
D. CO_2主要以 HCO_3^- 形式运输
E. CO_2和血红蛋白的氨基结合不需酶的催化

B 型题

A. 肋间内肌和膈肌收缩　　B. 肋间内肌收缩和膈肌舒张
C. 肋间外肌和膈肌收缩　　D. 肋间外肌舒张和膈肌收缩
E. 肋间外肌、膈肌、肋间内肌均舒张

13. 平静吸气时（　）。
14. 平静呼气时（　）。
15. 用力呼气时（　）。

X 型题

16. Hb 与 O_2结合的特征为（　）。
A. 以物理溶解的形式的量极少　　B. HbO_2是主要运输形式
C. 与 O_2是疏松的结合　　D. 肺部 P_{O_2}高，HbO_2量大
E. 对 O_2亲和力受 pH 值和 P_{CO_2}的影响

练习九　泌尿系统

一、名词解释

1. 肾单位　2. 肾小球滤过率

二、填空题

3. 尿生成包括________、________和________三个基本过程。
4. 肾小球有效滤过压＝________－（________＋________）。
5. 肾小囊超滤液中的葡萄糖浓度与血浆中的________。滤过的葡萄糖均在________被重吸收。
6. 静脉注射甘露醇引起的利尿称为________利尿，大量饮清水引起的利尿称为________利尿。

三、选择题

A 型题

7. 通过下列哪项可完成肾脏的泌尿功能？（　）
A. 肾小体和肾小管的活动

B. 肾小体、肾小管和集合管的活动

C. 肾小体、集合管和输尿管的活动

D. 肾单位和输尿管的活动

E. 以上都不是

8. 肾小球滤过率是指(　　)。

A. 一侧肾脏每分钟生成的超滤液量

B. 两侧肾脏每分钟生成的超滤液量

C. 两侧肾脏每分钟生成的尿量

D. 一侧肾脏每分钟生成的尿量

E. 两侧肾脏每分钟的血浆流量

9. 对肾小球滤过起决定性作用的结构是(　　)。

A. 肾小球毛细血管内皮细胞　　B. 肾小囊壁层上皮细胞　　C. 基膜

D. 肾小囊脏层上皮细胞　　E. 以上都不是

10. 正常终尿量占原尿量的(　　)。

A. 1%　　B. 2%　　C. 5%　　D. 10%　　E. 20%

11. 正常人摄 K^+ 多,由肾脏排出也多,其主要原因是(　　)。

A. 肾小球滤过率增加

B. 近端小管重吸收 K^+ 减少

C. 远曲小管和集合管分泌 K^+ 增多

D. 髓袢重吸收 K^+ 减少

E. 醛固酮分泌减少

12. 糖尿病患者尿量增多的原因是(　　)。

A. 肾小球滤过率增加　　B. 渗透性利尿　　C. 水利尿

D. 血管升压素分泌减少　　E. 醛固酮分泌减少

13. 关于肾单位的叙述,下列哪项是错误的?(　　)

A. 是肾的基本功能单位

B. 与集合管共同完成尿的生成过程

C. 可分为皮质肾单位和近髓肾单位

D. 近髓肾单位数量多于皮质肾单位

E. 近髓肾单位在尿的浓缩与稀释过程中起重要作用

X 型题

14. 尿生成的基本过程包括(　　)。

A. 肾小球的滤过　　B. 肾小管和集合管的重吸收

C. 肾小管和集合管的分泌与排泄　　D. 集合管的浓缩和稀释

E. 经输尿管输送到膀胱储存

15. 下列哪些物质可以通过肾小球滤过膜?(　　)

A. 水　　B. 电解质　　C. 蛋白质　　D. 葡萄糖　　E. 脂肪酸

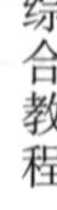

16. 正常尿液中不应该出现哪些物质？(　　)

A. NaCl　B. 红细胞　C. 葡萄糖　D. 蛋白质　E. 尿素

17. 肾小球的有效滤过压取决于(　　)。

A. 肾小球毛细血管血压　B. 血浆晶体渗透压　C. 肾小囊内压
D. 血浆胶体渗透压　E. 全身动脉血压

18. 肾小管可主动重吸收(　　)。

A. 尿素和 H^+　B. 葡萄糖和氨基酸　C. Na^+
D. K^+　E. 水

19. 尿液浓缩与稀释取决于(　　)。

A. 肾小球滤过率　B. ADH 释放量　C. 肾血浆流量
D. 血浆胶体渗透压　E. 肾髓质渗透压

20. 使尿量增多的方法有(　　)。

A. 大量饮水　B. 静脉输入大量生理盐水　C. 注射利尿剂
D. 注射垂体后叶素　E. 静脉注射大量高渗葡萄糖

练习十　神经系统

一、名词解释

1. 神经冲动　2. 突触　3. 神经递质　4. 反射　5. 牵涉痛

二、填空题

6. 神经纤维传导兴奋的特征主要有________、________、________和________。

7. 经典的突触是由________、________和________三部分组成的。

8. 能与肾上腺素和去甲肾上腺素结合的受体称为________受体。该种受体又分为________和________两型，其中________受体与递质结合引起的平滑肌效应以兴奋为主。

9. 突触传递的特征是________、________、________、________、________和________。

10. 自主神经系统的主要递质是________和________。

三、选择题

A 型题

11. 下列关于突触传递的叙述，正确的是(　　)。

A. 双向传递　B. 不易疲劳　C. 突触延搁
D. 不能总和　E. 刺激停止后，传出冲动也立即停止

12. 交感神经和副交感神经节前纤维释放的递质是(　　)。

A. 肾上腺素　B. 去甲肾上腺素　C. 乙酰胆碱
D. 肾上腺素和去甲肾上腺素　E. 乙酰胆碱和去甲肾上腺素

13. 下列哪一项是内脏痛的特点？(　　)

A. 刺痛　B. 定位不明确　C. 必有牵涉痛

D. 牵涉痛的部位是内脏在体表的投影部位 E. 对电刺激敏感

14. 牵涉痛是指(　　)。
A. 内脏痛引起体表特定部位的疼痛或痛觉过敏
B. 伤害性刺激作用于皮肤痛觉感受器引起的痛觉
C. 伤害性刺激作用于内脏痛觉感受器引起的痛觉
D. 肌肉和肌腱受牵拉时所产生的痛觉
E. 内脏及腹膜受牵拉时所产生的感觉

15. 交感神经兴奋时可引起(　　)。
A. 瞳孔缩小 B. 逼尿肌收缩 C. 消化道括约肌舒张
D. 汗腺分泌 E. 支气管平滑肌收缩

16. 副交感神经兴奋的表现是(　　)。
A. 心跳加快加强 B. 支气管平滑肌舒张 C. 胃肠运动加强
D. 瞳孔散大 E. 胰岛素分泌减少

17. 下列哪种反射为条件反射?(　　)
A. 吸吮反射 B. 眨眼反射 C. 屈肌反射
D. 见到酸梅出现唾液分泌反射 E. 对侧伸肌反射

18. 化学性突触传递的特征,下列哪一项是错误的?(　　)
A. 双向性传递 B. 兴奋节律的改变 C. 对内环境变化敏感
D. 总和 E. 后发放

19. 关于神经递质的叙述,不正确的是(　　)。
A. 是化学传递的物质基础 B. 由突触前神经元合成
C. 在突触小泡内储存 D. 其释放与 Ca^{2+} 的转移有关
E. 发挥完效应后主要经酶解失活

20. 关于条件反射的叙述,下列哪一项是不正确的?(　　)
A. 形成的基本条件是强化 B. 是后天经过学习训练形成的
C. 数量无限 D. 使机体具有更大的适应性
E. 不容易消退

X 型题

21. 化学性突触的结构特点是(　　)。
A. 由突触前膜、突触间隙和突触后膜三部分构成
B. 突触前膜内含有大量囊泡
C. 囊泡中含神经递质
D. 突触后膜上有受体

22. 对内脏痛的主要特点的叙述,错误的是(　　)。
A. 疼痛缓慢、持久
B. 对痛的定位不精确
C. 对机械性牵拉、痉挛、缺血、炎症、切割及烧灼等刺激敏感

D. 可以引起某些皮肤区域发生疼痛或痛觉过敏

E. 与皮肤痛一样,有快痛和慢痛之分

练习十一　内分泌系统

一、选择题

A 型题

1. 不属于生长激素作用的是(　　)。

A. 促进蛋白质合成　B. 升高血糖　C. 促进脂肪分解

D. 促进软骨生长发育　E. 促进脑细胞生长发育

2. 幼年时生长激素分泌过多会导致(　　)。

A. 肢端肥大症　B. 黏液性水肿　C. 向心性肥胖

D. 侏儒症　E. 巨人症

3. 成年人生长激素分泌过多会导致(　　)。

A. 肢端肥大症　B. 巨人症　C. 黏液性水肿

D. 侏儒症　E. 向心性肥胖

4. 人幼年时生长激素缺乏会导致(　　)。

A. 呆小症　B. 侏儒症　C. 黏液性水肿

D. 糖尿病　E. 肢端肥大症

5. 对于生长激素作用的叙述,错误的是(　　)。

A. 不能直接促进软骨分裂和生长

B. 可促使肝脏产生生长激素介质

C. 对婴幼儿期神经细胞生长发育有促进作用

D. 可促进蛋白质合成

E. 可促进脂肪分解

6. 关于甲状腺激素的叙述,下列哪一项是错误的?(　　)

A. 碘是甲状腺激素合成的重要原料

B. 用药物抑制合成后,血中甲状腺激素水平在1～2日内即下降

C. 对婴幼儿脑的发育有促进作用

D. 可增加组织耗氧量,增加产热

E. 交感神经兴奋可使其合成分泌增加

7. 下列哪一项不是甲状腺激素的生理作用?(　　)

A. 抑制糖原合成　B. 促进外周细胞对糖的利用

C. 适量时促进蛋白质合成　D. 提高神经系统兴奋性

E. 减慢心率和减弱心肌收缩力

8. 下列有关甲状腺激素的叙述,错误的是(　　)。

A. 储存于细胞内且储存量大

B. T_3分泌量小,但生物活性是T_4的5倍

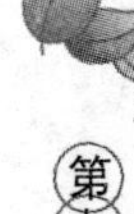

C. 游离的甲状腺激素在血液中含量甚微

D. T_4脱碘变成 T_3是 T_3的主要来源

E. 甲状腺激素的作用机制十分复杂

9. 治疗呆小症应在出生后何时补充甲状腺激素才有效？(　　)

A. 3 个月左右　　B. 6 个月左右　　C. 8 个月左右

D. 10 个月左右　　E. 12 个月左右

10. 成年人甲状腺激素分泌过少会导致(　　)。

A. 肢端肥大症　　B. 巨人症　　C. 黏液性水肿

D. 侏儒症　　E. 水中毒

11. 可产生有活性的维生素 D_3的部位是(　　)。

A. 皮肤　　B. 肝脏　　C. 肾脏　　D. 小肠　　E. 骨骼

12. 糖皮质激素对代谢的作用是(　　)。

A. 促进葡萄糖的利用,促进肌肉组织蛋白质分解

B. 促进葡萄糖的利用,抑制肌肉组织蛋白质分解

C. 促进葡萄糖的利用,促进肌肉组织蛋白质合成

D. 抑制葡萄糖的利用,抑制肌肉组织蛋白质分解

E. 抑制葡萄糖的利用,促进肌肉组织蛋白质分解

13. 关于糖皮质激素的作用,下列哪一项是错误的？(　　)

A. 使淋巴细胞减少　　B. 使红细胞数目增加

C. 增加机体抗有害刺激的能力　　D. 对正常血压的维持很重要

E. 对水盐代谢无作用

14. 关于糖皮质激素作用的叙述,错误的是(　　)。

A. 有抗胰岛素作用,抑制葡萄糖消耗

B. 促进蛋白质分解

C. 促进脂肪分解,加速脂肪酸在肝内的氧化过程,有利于糖异生

D. 对水的排出有促进作用,有很强的储钠排钾作用

E. 使红细胞、血小板和中性粒细胞数目增加

15. 关于胰岛素对代谢的调节,下列哪一项是错误的？(　　)

A. 促进组织对葡萄糖的摄取和利用　　B. 促进糖原合成

C. 促进糖异生　　D. 促进蛋白质的合成

E. 促进脂肪合成与储存

16. 降低血糖的激素是(　　)。

A. 胰岛素　　B. 糖皮质激素　　C. 胰高血糖素

D. 甲状旁腺激素　　E. 生长激素

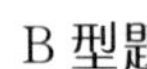

B 型题

A. 呆小症　　B. 侏儒症

C. 巨人症　　D. 肢端肥大症

E. 黏液性水肿

17. 幼年时生长激素分泌过多可导致(　　)。

18. 幼年时生长激素缺乏可导致(　　)。

19. 成年人生长激素分泌过多可导致(　　)。

20. 成年人甲状腺激素分泌过少可导致(　　)。

21. 婴幼儿甲状腺激素分泌过少可导致(　　)。

X 型题

22. 关于激素间相互作用的叙述,正确的是(　　)。

A. 可有协同作用　　B. 可有拮抗作用

C. 协同作用只发生在受体水平　　D. 拮抗作用只发生在受体后水平

E. 可有允许作用

23. 关于生长激素的叙述,正确的是(　　)。

A. 促生长作用主要是通过类胰岛素一号增长因子(IGF-1)介导的

B. 加速蛋白质的合成

C. 促进脂肪分解

D. 抑制外周组织对葡萄糖的利用

E. 对脑的发育有重要的作用

24. 肾上腺皮质分泌的激素有(　　)。

A. 盐皮质激素　　B. 糖皮质激素　　C. 性激素

D. 肾上腺素　　E. 去甲肾上腺素

25. 关于糖皮质激素作用的叙述,正确的是(　　)。

A. 促进蛋白质分解

B. 促进脂肪分解,加速脂肪酸在肝内的氧化过程,有利于糖异生

C. 对水的排出有促进作用,有较弱的储钾排钠作用

D. 可增强血管平滑肌对儿茶酚胺的敏感性

E. 促进胃酸分泌和胃蛋白酶的生成。

26. 有关胰岛素作用的叙述,正确的是(　　)。

A. 促进肝糖原和肌糖原的合成

B. 促进组织对葡萄糖的摄取利用

C. 促进脂肪合成并抑制其分解

D. 减少蛋白质合成和储存

E. 促进组织蛋白质分解

(杨琼娃)

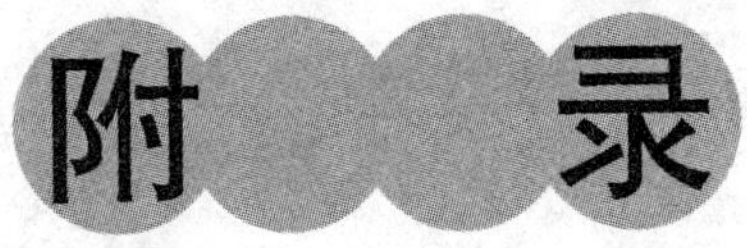

附录

附录 A
练习题参考答案（选择题）

练习一　基础理论

17. C　18. E　19. A　20. A　21. D　22. C　23. E　24. E　25. D　26. C　27. A　28. B　29. C　30. E　31. E　32. A　33. E　34. ABC　35. ABDE　36. ABCE　37. ABC　38. ABCDE　39. ABCE

练习二　细胞

14. E　15. E　16. B　17. B　18. E　19. B　20. A　21. C　22. E　23. A 24. D　25. C　26. E　27. C　28. A　29. B　30. D　31. A　32. E　33. A　34. C 35. B　36. E　37. ACE　38. ABD　39. ABCDE　40. ABCD　41. AC

练习三　基本组织

8. D　9. B　10. B　11. B

练习四　血液

15. C　16. A　17. C　18. C　19. C　20. B　21. A　22. D　23. D　24. C　25. C　26. A　27. A　28. A　29. B　30. ABC　31. BDE　32. ABC　33. ABCD　34. ABCDE　35. ABCDE　36. ABCDE　37. ACE

练习五　运动系统

1. A　2. B　3. B

练习六　脉管系统

10. D　11. C　12. B　13. E　14. E　15. B　16. C　17. B　18. C　19. C　20. B　21. A　22. C　23. E　24. A　25. D　26. C　27. E　28. B　29. A　30. C　31. E　32. B　33. ABCE　34. BDE　35. ABCDE　36. ACE　37. ACD

练习七　消化系统

16. C　17. C　18. B　19. C　20. D　21. D　22. D　23. C　24. D　25. C　26. B　27. C　28. E　29. C　30. D　31. D　32. D　33. C　34. C　35. E　36. E　37. A　38. B　39. E　40. E　41. ABCD　42. ACE　43. ACD　44. ACDE　45. ABC

练习八　呼吸系统

8. C　9. C　10. B　11. A　12. C　13. C　14. E　15. B　16. ABCDE

练习九　泌尿系统

7. B　8. B　9. C　10. A　11. C　12. B　13. D　14. ABC　15. ABD　16. BCD　17. ACD　18. BCD　19. BE　20. ABCE

练习十　神经系统

11. C　12. C　13. B　14. A　15. D　16. C　17. D　18. A　19. E　20. E　21. ABCD　22. CE

练习十一　内分泌系统

1. E　2. E　3. A　4. B　5. C　6. B　7. E　8. A　9. A　10. C　11. C　12. E　13. D　14. D　15. C　16. A　17. C　18. B　19. D　20. E　21. A 22. ABE　23. ABCD　24. ABC　25. ABDE　26. ABC

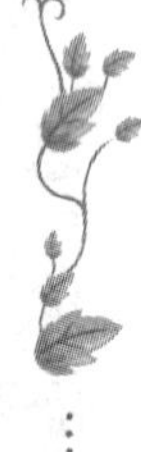

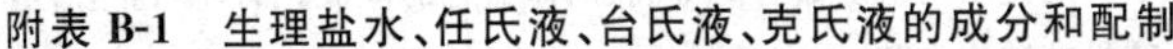

附录 B 常用生理溶液的成分和配制

附表 B-1　生理盐水、任氏液、台氏液、克氏液的成分和配制

成分及储备液浓度	每 1000 mL 所需量			
	生理盐水	任氏液	台氏液	克氏液
NaCl	9 g（哺乳类）；6.5 g（两栖类）	6.5 g	8 g	6.9 g
10%的 KCl	—	1.4 mL(0.14 g)	2.0 mL(0.20 g)	3.5 mL(0.35 g)
10%的 $MgSO_4 \cdot 7H_2O$	—	—	2.6 mL(0.26 g)	2.9 mL(0.29 g)
5%的 $NaH_2PO_4 \cdot 2H_2O$	—	0.13 mL(0.0065 g)	1.3 mL(0.065 g)	—
10%的 KH_2PO_4	—	—	—	1.6 mL(0.16 g)
$NaHCO_3$	—	0.2 g	1 g	2.1 g
$CaCl_2$(1 mol/L)	—	1.08 mL(0.12 g)	1.8 mL(0.20 g)	2.52 mL(0.28 g)
葡萄糖	—	2 g	1 g	2 g

注：

(1) 生理盐水用于哺乳类小量静脉注射；任氏液用于蛙类器官；台氏液用于哺乳类肠肌等；克氏液用于哺乳类及鸟类的各种组织。

(2) 本表编写的主要依据是 The Staff of the Department of Pharmacology, University of Edinburgh: Pharmacological Experiments on Isosated Preparations, Livingstone, Edinburgh and London, 1970.

(3) 配制含氯化钙的溶液时，要先将其他成分溶解到 1000 mL 蒸馏水中，然后边搅拌边逐滴加入氯化钙，否则可能导致碳酸钙或磷酸钙沉淀析出。

(4) 葡萄糖应在使用前加入，以免细菌滋生。

附表 B-2　林格溶液、乐氏液、蒂罗德溶液的成分和配制

成　分	林格溶液	乐　氏　液	蒂罗德溶液
20%的 NaCl/mL	32.5	45.0	40.0
10%的 KCl/mL	1.4	4.2	2.0
10%的 $CaCl_2$/mL	1.2	2.4	2.0
5%的 $NaHCO_3$/mL	4.0	3.0	20.0
1%的 NaH_2PO_3/mL	1.0	—	5.0
5%的 $MgCl_2$/mL	—	—	2.0
葡萄糖/g	2.00(可不加)	1.0	1.0
蒸馏水加至	1000 mL	1000 mL	1000 mL

注：

(1) 林格溶液：适用于两栖类动物组织器官的湿润、离体器官的灌流；加入葡萄糖后适用于离体蛙心。

(2) 乐氏液：适用于哺乳类动物心脏、子宫等。

(3) 蒂罗德溶液：适用于哺乳类动物的组织器官，特别是小肠。

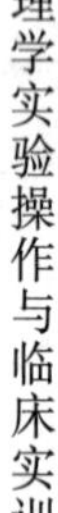

附录C
常用实验动物的生理常数

指　标	小白鼠	大白鼠	豚　鼠	家　兔
适用体重/kg	0.018～0.025	0.12～0.20	0.3～0.5	1.5～2.5
平均体温/℃	37.4	38.0	39.5	39.0
呼吸频率/(次/分)	216～236	100～150	100～150	55～90
心率频率/(次/分)	400～600	250～400	180～250	150～220
血量/(mL/100 g)	7.8	6.0	5.8	7.2
寿命/年	1.5～2.0	2.0～2.5	6～8	5～7
性成熟年龄/月	1.2～1.7	2～8	4～6	5～6
孕期/日	20～22	21～24	65～72	30～35

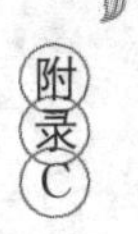

附录 D
几种动物不同给药途径的常用注射量

给药途径	小白鼠注射量/(mL/10g)	大白鼠注射量/(mL/100g)	豚鼠注射量/(mL/kg)	家兔注射量/(mL/kg)	狗注射量/(mL/kg)
腹腔	0.1～0.2	0.5～1.0	2～5	3～5	5～10
肌肉	0.05～0.1	0.2～0.5	0.2～0.5	0.5～1.0	2～5
静脉	0.1～0.2	0.5～1.0	1～5	3～5	5～10
皮下	0.1～0.3	0.5～1.0	0.5～2	1～3	3～10

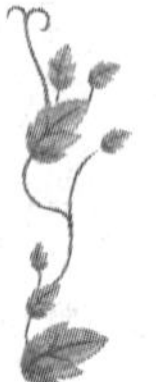

附录E

常用非挥发性麻醉药的剂量

药物及常用的溶液浓度	剂量/(mg/kg)					麻醉持续时间与特点
	蛙	小白鼠	大白鼠	豚鼠	家兔	
乌拉坦(20%)	400~600 mg/只(淋巴囊)	1500~2000(ip)	1500~2000(ip)	1500~2000(ip)	700~1000(ip) 1000~1500(iv)	2~4 h 对呼吸和神经反射影响小,但可降低血压
戊巴比妥钠(2%~3%)	—	45~50(ip)	45~50(ip)	45~50(ip)	25~30(iv) 30~40(ip)	2~4 h 注射后作用迅速,一般最常用,肌肉松弛不够完全
硫喷妥钠(2%~4%)	—	15~20	40	—	25~50(iv)	约0.5 h 常用于手术动物
苯巴比妥钠(10%)	—	200(ip)	—	—	200(iv) 100~150(ip)	8~12 h 需经15~20 min才进入麻醉,麻醉较稳定

注:ip 腹腔注射,iv 静脉注射,以上各种溶液最好都在临用前用0.9%生理盐水配制。

附录 F 几种药物溶液的配制与保存

1. 氯化乙酰胆碱

氯化乙酰胆碱在一般水溶液中易水解失效，但在 pH 值为 4 的溶液中则比较稳定，所以可用 5％的 NaH_2PO_4 溶液配成 0.1％的氯化乙酰胆碱储存液，用小瓶分装，密封冷藏，可保存约 1 年。实验前用生理盐水稀释到所需浓度即可。

2. 盐酸肾上腺素

盐酸肾上腺素在溶液中易氧化失效。若溶液为碱性，则失效更快。所以只能用生理盐水稀释，不能用任氏液或台氏液稀释。如要增加盐酸肾上腺素的稀释液的稳定性，可以在溶液中添加微量(10～4 mol/L)抗坏血酸，效果显著。

3. 肝素

肝素的抗凝作用很强，常作为体内抗凝剂使用。用于试管内(体外)抗凝血时，可配成 1％肝素生理盐水溶液，取 0.1 mL 加入试管内，慢慢旋转试管使溶液黏附在管壁上，加热烘干。每管能使 5～10 mL 血液不凝固。用于动物体内抗凝血时，一般剂量为：大白鼠，10～12 mg/kg 体重；家兔，10 mg/kg 体重；狗，5～10 mg/kg 体重。如果肝素纯度不高或已过期，所用的剂量应增大 2～3 倍。

附录G
人和动物及不同动物间药物剂量换算方法

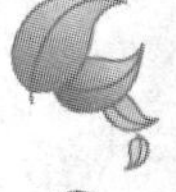

1. 动物用药量换算

人与动物对同一药物的耐受性是有很大差别的。一般来说，动物的耐受性要比人大，也就是单位体重的用药量动物比人要大。人的各种药物用药量可以很容易查到，但动物用药量比较难查到。因此，必须将人的用药量换算成动物的用药量。一般按以下比例换算：按每千克体重人用药量为1，大白鼠、小白鼠为25～50，家兔、豚鼠为15～20，狗、猫为5～10。

此外，还可以采用人与动物的体表面积计算法来换算，具体方法如下。

(1) 人体体表面积计算法　在我国，一般认为许文生公式比较适用，即：体表面积(m^2)＝0.0061×身高(cm)＋0.0128×体重(kg)－0.1529。

(2) 动物的体表面积计算法　由动物体重推算其体表面积时，一般认为Meeh-Rubner公式较为适用，即

$$体表面积(m^2)=K\times(W^{2/3}/10000)$$

式中：W为体重，以克为单位；K为常数，随动物种类不同而不同，小白鼠和大白鼠为9.1、豚鼠为9.8、家兔为10.1、猫为9.8、狗为11.2、猴为11.8、人为11.6。应当指出，这样计算出来的体表面积是一种粗略的估计值，不一定完全符合实际。

2. 人与不同种类动物之间药物剂量的换算

(1) 直接计算法：

某利尿药大白鼠灌胃给药时的剂量为200 mg/kg左右，试粗略估计家兔灌胃给药时可以试用的剂量。

① 实验用大白鼠的体重一般在0.2 kg(200 g)左右，其体表面积为$9.1\times(200^{2/3}/10000)\approx0.0311\ m^2$。

② 200 mg/kg＝(200×0.2)/0.0311 $mg/m^2\approx1286\ mg/m^2$。家兔体重一般在2 kg左右，其体表面积为$11.2\times(2000^{2/3}/10000)\approx0.1778\ m^2$。因此，家兔的适宜试用剂量为1286×0.1778/2 mg≈114.5 mg。

(2) 按mg/kg折算mg/m^2转换因子计算：例子同上。

① 按[剂量(mg/kg)×甲动物转换因子]/乙动物转换因子。

② 计算出家兔的适宜试用剂量。mg/kg的转换因子可由附表G-1查得(即为按

mg/m² 计算的剂量)。

(3) 按每千克体重占有体表面积相对比值计算　各种药物的"每千克体重占有体表面积相对比值(简称体表面积比值)"(见附表 G-1)。[200×0.24(家兔的体表面积比值)]/0.47(大白鼠的体表面积比值)mg/kg≈102 mg/kg(家兔的适宜试用剂量)。

(4) 按人和动物间体表面积折算的等效剂量比值表计算(见附表 G-2)　1.5 kg 家兔的体表面积为 0.2 kg 大白鼠的 3.9 倍。该药大白鼠需给药 200×0.2 mg=40 mg。因此,家兔的适当试用剂量为 40×3.9/2 mg/kg=78 mg/kg(试用剂量)。

(5) 按人与各种动物以及各种动物之间用药剂量换算:

① 已知 A 种动物每千克体重用药量,欲估 B 种动物每千克体重用药剂量时,可查附表 G-3,找出折算系数(W),再按下式计算:B 种动物的剂量(mg/kg)=W×A 种动物的剂量(mg/kg)。

② 例如,已知某药对小白鼠的最大耐受量为 20 mg/kg(20g 小白鼠用 0.4 mg),需折算为家兔耐受量。查 A 种动物为小白鼠,B 种动物为家兔,交叉点为折算系数(W=0.37),故家兔用药量为 0.37×20 mg/kg=7.4 mg/kg,1.5 kg 家兔用药量为 11.1 mg。

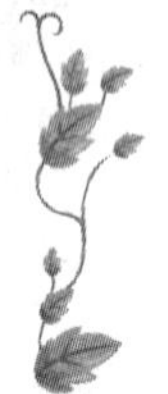

附表 G-1　进行不同种类动物间剂量换算时的常用数据

动物种类	Meeh-Rubner 公式的 K 值	体重/kg	体表面积/m²	mg/kg 折算 mg/m² 转换因子	每千克体重占有体表面积相对比值
小白鼠	9.1	0.018	0.0063	2.9	1.0 (0.02 kg)
		0.020	0.0067	3.0 (粗略值 3)	
		0.022	0.0071	3.1	
		0.024	0.0076	3.2	
大白鼠	9.1	0.10	0.0196	5.1	0.47 (0.02 kg)
		0.15	0.0257	5.8 (粗略值 6)	
		0.20	0.0311	6.4	
		0.25	0.0461	6.9	
豚鼠	9.8	0.30	0.0439	6.8	0.40 (0.40 kg)
		0.40	0.0532	7.5 (粗略值 8)	
		0.50	0.0617	8.1	
		0.60	0.0697	8.6	

续表

动物种类	Meeh-Rubner公式的 *K* 值	体重/kg	体表面积/m^2	mg/kg 折算 mg/m^2 转换因子	每千克体重占有体表面积相对比值
家兔	10.1	1.50	0.1323	11.3	0.24 (2.0 kg)
		2.00	0.1608	12.4（粗略值 12）	
		2.50	0.1860	—	
		—	—	—	
		—	—	—	
人	10.5	40.00	1.2398	42.2	0.08 (50.0 kg)
		50.00	1.4386	34.8（粗略值 35）	
		60.00	1.6246	36.9	

附表 G-2　动物按体表面积折算的等效剂量比值表

动　物	小白鼠 (20 g)	大白鼠 (200 g)	豚鼠 (400 g)	家兔 (1.5 kg)	人 (70 kg)
小白鼠 (20 g)	1.0	7.0	12.25	27.8	387.9
大白鼠 (200 g)	0.14	1.0	1.74	3.9	56.0
豚鼠 (400 g)	0.08	0.57	1.0	2.25	31.5
家兔 (1.5 kg)	0.04	0.25	0.44	1.0	14.2
人 (70 kg)	0.0026	0.018	0.031	0.07	1.0

附表 G-3　动物与人体的每千克体重剂量折算系数表

折算系数(W)		A 种动物或成人				
	动物及其规格	小白鼠 (0.02 kg)	大白鼠 (0.2 kg)	豚鼠 (0.4 kg)	家兔 (1.5 kg)	成人 (60 kg)
B 种动物或成人	小白鼠 (0.02 kg)	1.0	1.4	1.6	2.7	9.01
	大白鼠 (0.2 kg)	0.7	1.0	1.14	1.88	6.25
	豚鼠 (0.4 kg)	0.61	0.87	1.0	1.65	5.55
	家兔 (1.5 kg)	0.37	0.52	0.6	1.0	2.30
	猫 (2.0 kg)	0.30	0.42	0.48	0.81	2.70
	狗 (12 kg)	0.21	0.28	0.34	0.56	1.88
	成人 (60 kg)	0.11	0.16	0.18	0.304	1.0

（杨琼娃）

参考文献

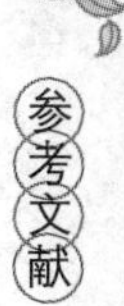

[1] 郭少三.人体解剖生理学[M].北京:人民卫生出版社,2009.

[2] 岳利民.人体解剖生理学[M].北京:人民卫生出版社,2007.

[3] 楚德昌.人体解剖生理学实验[M].北京:化学工业出版社,2010.

[4] 艾洪滨.人体解剖生理学实验教程[M].北京:科学出版社,2009.

[5] 徐峰.人体解剖生理学实验[M].北京:中国医药科技出版社,2008.

[6] 王小红.机能实验教程[M].西安:第四军医大学出版社,2007.

[7] 胡还忠.医学机能学实验教材[M].北京:科学出版社,2005.

[8] 陆源.生理科学实验教程[M].杭州:浙江大学出版社,2004.

[9] 傅建华.人体解剖生理学实验[M].北京:中国医药科技出版社,1999.

[10] 徐叔云.药理学实验方法学[M].北京:人民卫生出版,2002.

[11] 杨宝峰.药理学[M].北京:人民卫生出版社,2010.

[12] 鹿怀兴.药理学[M].北京:科学出版社,2008.